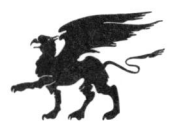

SABINE BODE

FRIEDEN
SCHLIESSEN MIT
DEMENZ

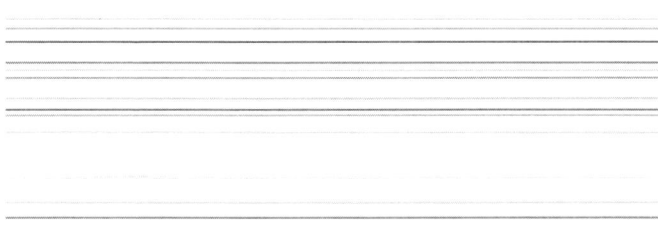

Klett-Cotta

Dem Gedenken
an Alex Fricke
gewidmet

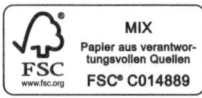

Klett-Cotta
www.klett-cotta.de
© 2014 by J. G. Cotta'sche Buchhandlung
Nachfolger GmbH, gegr. 1659, Stuttgart
Alle Rechte vorbehalten
Printed in Germany
Schutzumschlag: Rothfos & Gabler, Hamburg
Gesetzt von r&p digitale medien, Echterdingen
Gedruckt und gebunden von Friedrich Pustet GmbH &
Co. KG, Regensburg
ISBN 978-3-608-94806-6

Zweite Auflage, 2014

Bibliografische Information der Deutschen Nationalbibliothek
Die Deutsche Nationalbibliothek verzeichnet diese Publikation in der
Deutschen Nationalbibliografie; detaillierte bibliografische Daten sind
im Internet über <http://dnb.d-nb.de> abrufbar.

INHALT

VORWORT UND DANK

Nachdem ich mich in vier Büchern mit den Folgen von NS-Zeit und Krieg in unserer heutigen Zeit – vor allem in den Familienbeziehungen – beschäftigt hatte, empfand ich zunehmend, dass mein Arbeitsschwerpunkt ein anderer werden sollte. Es folgte ein Abschied, der mir leicht fiel. In meiner journalistischen Arbeit wollte ich mich nicht länger auf die Auswirkungen der deutschen Vergangenheit konzentrieren. Für ein neues Buchprojekt konnte mir nur ein Zukunftsthema vorstellen. Gesucht habe ich danach nicht. Das Thema Demenz hat mich gefunden. Auch der Titel »Frieden schließen mit Demenz« war eines Tages einfach da, und damit die Neugier, eine mir völlig unbekannte Welt zu erforschen. Für dieses Thema habe ich eineinhalb Jahre recherchiert. An eine schönere Arbeitsphase kann ich mich nicht erinnern.

Allen Menschen, die in diesem Buch zu Wort kommen, danke ich von Herzen für ihre Offenheit, auch für ihren Realitätssinn, für ihre Risikobereitschaft und Begeisterungsfähigkeit, für Liebe und Respekt im Umgang mit Demenzerkrankten. Unsere Gespräche verhalfen mir zu wesentlichen Einblicken in den Alltag der Patienten und derer, die sie als Angehörige und Helfer begleiten und umsorgen. (Geänderte Namen wurden mit einem * gekennzeichnet.)

Wie auch bei meinen früheren Büchern fand ich in meinem Verlag Klett-Cotta große Unterstützung, für die ich mich bedanke, ganz besonders bei meinem Lektor Heinz Beyer und Frau Rosel Müller. Auch meinem Mann Georg Bode bin ich dankbar, weil er das schwere Thema nicht abwies, sondern wir uns gemeinsam auf den Weg machten, um uns vorzustellen, was die Lebensphase Demenz für unser Alter, für unsere Beziehung bedeuten könnte. Wir fühlten uns ermutigt durch die Haltung einer 15 Jahre älteren und durch Krankheit sehr eingeschränkten Freundin. Sie sagte: »Man kann sich viel ersparen, wenn man die Wahrheit kennt.«

Köln, im Januar 2014
Sabine Bode

EINFÜHRUNG

Wie gut funktionieren doch Scheuklappen!

Es ging mir nicht anders als so vielen Menschen. Ich wollte mir nicht ausmalen, was es für mich bedeuten würde, eines Tages alt und gebrechlich zu sein, die Erinnerung an meine Vergangenheit zu verlieren, meine Lieben und mich selbst nicht mehr zu kennen. Die Fernsehauftritte von prominenten Alzheimerpatienten beunruhigten mich so sehr, dass ich unmittelbar danach wieder die Scheuklappen anlegte.

Zeitungsberichte über Skandale in Altenheimen las ich nicht zu Ende. Immer dasselbe, dachte ich, eher ermüdet als empört. Das wissen wir doch alle schon so lange: dass erstens die Pflege- und Betreuungskräfte keine gesellschaftliche Wertschätzung erfahren, dass sie zweitens überfordert, immer schlechter ausgebildet und unterbezahlt sind, und sie drittens aller Voraussicht nach in der Altersarmut landen werden. Nie führte ich gezielt Gespräche über Altenpflege, ich speicherte eher zufällig Informationen, forschte nicht weiter nach. Mehr wollte ich darüber nicht wissen. In meiner Familie hatte es keine Hochbetagten gegeben. Niemand im Freundeskreis war über einen langen Zeitraum pflegebedürftig gewesen und hatte meinen Beistand gebraucht. So konnte ich mein ganz persönliches Tabu bis zu meinem 65. Lebensjahr aufrechterhalten.

Dann änderte sich mein Fokus. Ich begriff Demenz nicht länger als ein Elendsthema, mit dem man am besten klarkam, wenn man es sich so lange wie möglich vom Leib hielt. Stattdessen entdeckte ich vor allem eins: ein großes Beziehungsthema für Familien, eine Reifeprüfung für die ganze Gesellschaft. Seitdem ist mir klar, wie sinnlos die im Fernsehen üblichen kontroversen Pflegediskussionen sind. Wir brauchen eine Wertediskussion. Ein Satz, der verlässlich immer wieder auftaucht, lautet: »Die Altenpflege in Deutschland hat keine Lobby.« Wie ist es möglich, dass sie überhaupt eine Lobby braucht? Ist es nicht selbstverständlich, dass die Pflege und Begleitung alter Menschen – sprich die Zukunft jedes einzelnen von uns – allen in der Gesellschaft ein zentrales Anliegen sein muss, elementar wichtig wie sauberes Wasser und funktionierende Ampelanlagen? Und warum nehmen wir es als unveränderbar hin, dass die Deutschen im Hinblick auf das Altern vor nichts mehr Angst haben, als den Verstand zu verlieren. Man hält das hierzulande für normal, man glaubt, es sei in anderen Ländern genauso. Stimmt aber nicht. In einer Studie wurden Brasilianer, Amerikaner und Deutsche gefragt, welche Aspekte des Alters sie man meisten fürchten. Heraus kamen drei völlig unterschiedliche Ergebnisse: Bei den Brasilianern ist es in erster Linie der Verlust des sexuellen Antriebs, bei den Amerikanern das Übergewicht und bei den Deutschen die Demenz.[1]

»Die unheimliche Geißel des Alters«

Das Bild, das in der Öffentlichkeit von der Alzheimerkrankheit verbreitet wird, hat auch mich geprägt. Die meisten Schlagzeilen machen Angst und nicht wenige schüren Panik. Von der »unheimlichen Geißel des Alters« ist die Rede. Eine typische Bildunterschrift lautet: »Der zunehmende Verlust des Gedächtnisses und anderer kognitiver Fähigkeiten macht die Patienten hilflos und einsam.« Überrascht es irgendjemanden, wenn der Blick in eine so hoffnungslose Zukunft gemieden wird? Mein Interesse am Thema »Älterwerden« verließ mich immer knapp bevor die Frage aufkam: Wie wird mein Leben sein, wenn ich meine Autonomie verloren habe und auf fremde Hilfe angewiesen bin? Das wollte ich mir nicht vorstellen.

Natürlich kannte ich entsprechende Berichte von Angehörigen. Für das, was die Frauen – immer waren es Frauen! – leisteten, habe ich sie, wie es vermutlich jeder Mensch tut, bewundert. Ich sah auch, wie sehr sie darunter litten, wenn eine Entscheidung zur Heimunterbringung anstand. Es entlastete sie sichtlich, darüber zu reden, aber für mich überstiegen die Details manchmal die Grenze des Erträglichen. Und ich dachte: Meine Güte, wenn es mir schon beim Zuhören schlecht geht, wie erbärmlich würde ich als pflegende Tochter oder Ehefrau versagen! Sehr viel später erst begriff ich, dass die Übelkeit, die in mir hochstieg, Angst war.

Nein, ich habe noch nie, noch nicht einmal über wenige Stunden, einen verwirrten Menschen versorgt. Ich habe keinen Urin weggewischt und keine falschen Beschuldigungen ausgehalten, im Sinne von. Sie haben meine Uhr geklaut. Ich weiß nicht, wie es mir ginge, wenn mein Mann Nacht für Nacht, Stunde um Stunde, nach irgendetwas suchend in der Wohnung umherirren würde. Aber ich weiß inzwischen, wo ich mir im Ernstfall Hilfe holen könnte. Ich weiß, wer mir den Rücken stärken würde, und ich gehe davon aus, dass mein Mann es weiß, falls eines Tages ich diejenige bin, die zum Pflegefall wird. Inzwischen besitze ich Kriterien für eine gute oder eine schlechte Unterstützung in der häuslichen Pflege. Das erfuhr ich vor allem durch meine Besuche bei pflegenden Angehörigen. (Die Anonymisierung ihrer Namen wurde mit einem * hinter dem Namen gekennzeichnet.) Ich kann unterscheiden zwischen einer guten und einer schlechten Einrichtung für Menschen mit Demenz. Denn ich habe aufgehört wegzuschauen. Es hat viele Jahre gedauert, bis es so weit war.

Wen interessiert der psychosoziale Faktor?

Dass es letztlich doch geschah, verdanke ich einer immer wiederkehrenden beruflichen Situation. Seit 2004, seit ich zu Lesungen aus meinen Büchern über die Langzeitfolgen des Zweiten Weltkrieges eingeladen werde, taucht beim anschließenden Austausch regelmäßig die Frage auf: »Wissen Sie etwas über den Zusammenhang von Kriegstrauma und Demenz?« Meine Antwort war immer die gleiche: »Es gibt dazu keinerlei Studien. Der psychosoziale Faktor ist für die Demenzforschung ohne Bedeutung. Hier geht es um die Entwicklung neuer Medikamente und Untersuchungsmethoden.« Ich hätte die Frage als einen Auftrag zur Recherche sehen können, tat es aber nicht. Ich war noch nicht bereit, über meinen Schatten zu springen.

Schließlich, 2011, siegte meine journalistische Neugier. Ich beschloss, dem Thema »Kriegstrauma und Demenz« für eine Hörfunksendung nachzugehen und besuchte dazu Alteneinrichtungen. Und dann? Nicht Schrecken und Ohnmachtsgefühle überfielen mich, sondern etwas völlig anderes geschah. Ich begann zu staunen. Nirgendwo habe ich so viel Kreativität angetroffen wie in der Fürsorge für Menschen mit Demenz. Es kam mir vor wie eine stille Revolution.

Wie war das möglich? Ohne Zweifel hatte ich es bei meinen Gesprächspartnern mit Ausnahmepersönlichkeiten zu tun. Dies ergab sich aus der Thematik: Kriegstrauma, Alter, Demenz, gleich drei Tabus. Nur wenige Menschen sind dafür empfänglich. Sie müssen in der Lage sein, einen Traumatisierten, der sich sprachlich nicht mehr ausdrücken kann, in seinen Ängsten und seiner Traurigkeit wirklich wahrzunehmen. Sensibilität allein reicht nicht. Auch biografisches und historisches Wissen ist erforderlich. Vor allem aber Zeit. Es muss im Berufsalltag auch Phasen des Verweilens, des Innehaltens geben. Menschen, die in der häuslichen oder stationären Altenpflege, in Krankenhäusern, in Arztpraxen oder in der Seelsorge arbeiten, brauchen Zeit, um auszuprobieren, in welcher Weise ein verwirrter Mensch in einer bestimmten Situation beruhigt und getröstet werden kann.

Ein lösbares Problem

Meine Gespräche und meine Besuche in Alteneinrichtungen vermittelten mir vor allem eines: Es gibt unzählige gute Erfahrungen im Umgang mit Menschen mit Demenz. Wir haben es hier keineswegs mit einem unlösbaren Problem zu tun. Die Richtung ist bekannt. Wir müssen ihr nur folgen. Die Forschungsergebnisse machen Mut. »Es mangelt uns nicht an Wissen darüber, was Menschen mit Demenz brauchen, was ihre Bedürfnisse sind, was ihnen gut tut«, sagt der Pflegeexperte Christian Müller-Hergl. »Aber die Rahmenbedingungen der Langzeitpflege machen es kaum möglich, dieses Wissen in die Praxis zu überführen. Die Schere zwischen dem, was man weiß und dem, was üblicherweise machbar ist, geht immer weiter auseinander.«

Dies ist ein Buch über Beziehungen. Es geht hier nicht um die Organisation und die Kosten in der Pflege und Begleitung altersverwirrter Menschen. Es geht nicht um die Vor-

und Nachteile von Heimen, Wohngruppen oder Einrichtungen der Tagespflege. Es wird kein Kriterienkatalog aufgestellt. Wer dazu Informationen braucht, findet sie in örtlichen Beratungsstellen, im Internet, bei der Deutschen Alzheimer Gesellschaft und vielen anderen Netzwerken.

Die meisten Menschen, die in meinem Buch zu Wort kommen, kennen sich aus mit guten Arbeitsbedingungen: wenig Zeitdruck, viel Teamgeist, gute Fortbildungen und Supervision. Sie halfen mir, mich in der Parallelwelt einer guten Demenzpflege zurechtzufinden. Es waren überwiegend Menschen mit Visionen. Sie überzeugten mich vor allem durch ihren Mut Neues auszuprobieren, auf die Gefahr hin zu scheitern. Dass es sich bei ihnen um Ausnahmen in der Altenpflege handelt, muss nicht so bleiben. Aus Exoten können Vorbilder werden – das kennen wir aus anderen gesellschaftlichen Bewusstseinsprozessen.

Von Pionieren lernen

Auch das Engagement für Aidskranke hat klein angefangen, mit einer Handvoll Leute. Das war in den 1980er Jahren, auf dem Höhepunkt der Aidshysterie und der Angst vor Ansteckung. Damals gab es ernst gemeinte Vorschläge, wonach HIV-Infizierte tätowiert oder in Lager gesteckt werden sollten. Es wurde der flächendeckende Aidstest für alle deutschen Erwachsenen gefordert. Bekanntlich kam es ganz anders.

Eine neue gesellschaftliche Formation, die Aidshilfe, rückte die Menschenrechte in den Vordergrund und beendete die Diskriminierung von Aidskranken. Aufklärung, neue Medikamente, ein Umdenken im Gesundheitswesen, das Entstehen von Selbsthilfegruppen führten zu einem Ergebnis, auf das wir heute stolz sein können. In Hinblick auf den Umgang mit Demenzkranken könnte Ähnliches geschehen. In absehbarer Zeit könnte sich eine weitere starke Bürgerbewegung entwickelt haben, und es würde sich herausstellen, dass meine Gesprächspartner zu den Pionieren gehören.

ERSTES KAPITEL

»DAS RECHT DER ALTEN AUF EIGENSINN«

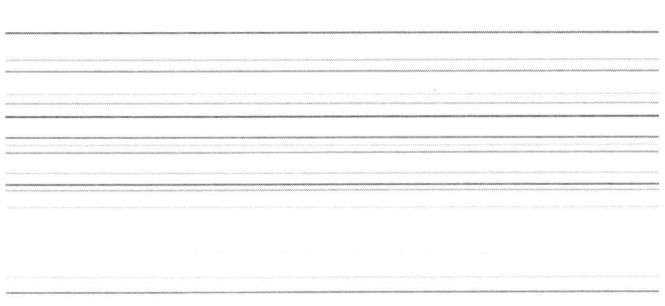

Wurstscheibe als Brillentuch

Mit seinem Gedicht »Stufen« schrieb sich Hermann Hesse in die Herzen der Deutschen. Es wird viel zitiert, besonders die letzten beiden Zeilen: »Des Lebens Ruf an uns wird niemals enden … Wohlan denn, Herz, nimm Abschied und gesunde!« – Des Lebens Ruf hört auch dann nicht auf, wenn einem Menschen alles abhandengekommen ist, was unserem Verständnis nach zu einem erfolgreichen Leben gehört: Autonomie, Kompetenz, Rationalität, Mobilität, Sprache.

Was brauchen Menschen mit Demenz? Erich Schützendorf, seit 35 Jahren als Aufklärer, Impulsgeber und Ausbilder in der Altenpflege unterwegs, sagt: »Den Begriff Demenz mag ich eigentlich nicht. Die Menschen entwickeln sich vom Verstande weg und entdecken neue Welten.« Er schrieb Bücher mit so schönen Titeln wie »Das Recht der Alten auf Eigensinn« und »In Ruhe verrückt werden dürfen«. Eine seiner Lieblingsgeschichten, erzählt im weichen rheinischen Tonfall, geht so: Er sitzt mit einer alten Heimbewohnerin am Esstisch und beobachtet, wie sie mit einer Wurstscheibe ihre Brille putzt. Frau Schmitz ist sich ihrer Sache sicher, aber sie will für das, was sie tut, auch anerkannt werden. Das verrät ihr kurzer Blick auf den Mann neben ihr. Alles in Ordnung, der schaut sie bewundernd an. Also putzt sie das zweite Glas. Dann setzt sie die verschmierte Brille auf die Nase – und strahlt vor Freude. Was ihre Mimik deutlich macht: Frau Schmitz benutzt die von ihr neu erfundene Brille als Kaleidoskop, in dem sich das Licht bricht.

»Die meisten Pflegekräfte haben natürlich etwas ganz anderes im Blick«, sagt Schützendorf. »Sie denken: Um Gottes Willen, das ist würdelos. Das darf ich doch nicht zulassen, wenn die einer so sieht! Also wird die Scheibe Wurst sofort entsorgt, die Brille geputzt, auf die Nase gesetzt: So, Frau Schmitz, jetzt können Sie wieder gucken. – Aber Frau Schmitz will so nicht gucken!«

Es gibt viele Missverständnisse im Umgang mit Menschen mit Demenz. Schützendorf erinnert an das Entsetzen, das vor einigen Jahren durch die Medien ging, als bekannt wurde, dass der berühmte Tübinger Rhetorik-Professor Walter Jens nun, als altersverwirrter Mann, hocherfreut war, wenn ihm die Metzgereiverkäuferin ein Stück Wurst reichte. »Es wurde als entwürdigend empfunden. Im Sinne von: Kann ein bedeutender Mann tiefer sinken …« erläutert Schützendorf. »Niemand schaute auf die Frau hinter der Wursttheke«. Aber genau dieser Blick wäre aufschlussreich gewesen. Sie hatte das Herz auf dem rechten Fleck und erfasste intuitiv, womit sie ihrem betagten Kunden eine Freude machen konnte.

Es gibt das Umfeld, es gibt die Einrichtungen, es gibt die Familien, wo Alte in Ruhe verrückt werden dürfen und glückliche Phasen im Lebensabend genießen. Günstige Bedingungen herrschen dann, wenn Angehörige und Pflegekräfte den Fokus auf Defizite abgelegt und sich auf die Person, so wie sie ist, eingestellt haben. Und wenn sie ihre Arbeiten relativ entspannt erledigen können. Auf diese Weise entsteht ein Milieu, das täglich kleine Wunder ermöglicht – ein Klima, in dem sogar Familienbeziehungen heilen können. Ein Ehemann entwickelt eine wirkliche Fürsorge für seine Frau; ein Sohn entdeckt eine neue, tiefe Zuneigung zu seinem altersverwirrten Vater.

Brücken zu einer anderen Welt

Manchmal schenken uns Künstler berührende Einblicke. Der Film »Vergiss mein nicht« von David Sieveking über seine Mutter gehört dazu oder das Buch »Der alte König in seinem Exil« von Arno Geiger über seinen Vater. Menschen mit Demenz haben ihre eigene Sprache. Ob verbal oder nonverbal, sie reden »dementisch«, wie die Japaner sagen. Bei Familienmitgliedern geht es also darum, eine neue Sprache zu erlernen. »Da mein Vater nicht mehr über die Brücke in meine Welt gelangen kann, muss ich hinüber zu ihm gehen« schreibt Arno Geiger. Was ihn dort auf der anderen Seite erwartet und womit der Sohn nie gerechnet hätte, sind Geschenke der besonderen Art, es sind Reifeschritte. »Es gibt etwas zwischen uns, das mich dazu gebracht hat, mich der Welt weiter zu öffnen. Das ist sozusagen das Gegenteil von dem, was der Alzheimerkrankheit normalerweise nachgesagt wird – dass sie die Verbindungen kappt. Manchmal werden Verbindungen geknüpft.«

Die Arbeiten des Schriftstellers Geiger und des Dokumentarfilmers Sieveking machen Mut, denn sie zeigen, wie Angehörige Zugang zur Welt der Altersverwirrten finden können. Der Musiker Purple Schulz ging noch einen Schritt weiter. Mit seinem Song und dem Video »Fragezeichen« versetzte er sich selbst in die Welt eines Mannes, der seine Orientierung in der Gegenwart verloren hat. Purple Schulz übernahm die Gestalt des Kranken, seine Verwirrtheit und seinen inneren Monolog, der eine grenzenlose Einsamkeit offenbart.

Was können wir Demenzpatienten geben, damit sie nicht in Leid und Apathie versinken? Was tun, damit sie sich weitgehend geborgen fühlen? Was mildert ihre Ängste, was tröstet sie?

Diese Menschen leiden vor allem dann, wenn sie in ihrem Anderssein nicht verstanden werden. Und sie blühen auf, wenn sie sich beachtet und respektiert fühlen, und wenn sie liebevoll begleitet werden. Bedarf es besonders glücklicher Umstände für entspannte, bereichernde Beziehungen, die es erlauben, gut miteinander in Kontakt zu sein? Hat die eine Familie Glück und die andere nicht? Oder ist es möglich, Einfluss zu nehmen? Wenn ja, wie können Familien auf andere Weise als bisher unterstützt werden? Ließe sich ein entsprechendes stationäres Pflegemilieu schaffen? Wenn ja, wer wäre dafür zuständig?

Gesundheitspolitiker und Pflegekassen können es offenbar nicht richten. Sie treten auf der Stelle, ihnen fehlt die Rückenstärkung aus der Bevölkerung. Zu viele Menschen weigern sich hinzuschauen. Die Solidarität mit Demenzerkrankten drückt sich vor allem in guten Worten für die Angehörigen aus. Das reicht aber nicht. Das gesellschaftliche Verantwortungsgefühl ist zu schwach. Es ist blockiert. Die Bevölkerung fühlt sich überfordert im Umgang mit einer Problematik, für die angeblich keine Lösung in Sicht ist. Doch die Blockade lässt sich auflösen, indem wir die Schreckensszenarien in unseren Köpfen nach und nach durch Bilder und Informationen ersetzen, die uns die übermächtige Angst vor Alzheimer nehmen.

Arbeitsauftrag Verwöhnen

Dabei hilft, wenn wir Menschen wie Carmen Hörter bei ihrer Arbeit zusehen. Nennt sie ihren Beruf, versteht kaum jemand, was sie macht. Sie ist Demenz-Clownin und tritt unter dem Namen Rosa auf. Rheinländer denken sofort an Karneval und stellen sich vielleicht vor, sie würde altersverwirrten Menschen Konfetti auf die Hand streuen. Gestandene Pflegekräfte aus Altenheimen reagieren skeptisch, wenn sie von ihr hören. Ihre Haltung dazu: Was hätten unsere Bewohner davon, wenn man sie bespaßt? Wir nehmen sie ernst – es handelt sich doch nicht um Kinder!

Carmen Hörter macht keine Spaßprogramme. Sie kommt nicht mit Tusch und Klamauk daher, wie wir es aus dem Zirkus kennen. »Ich bin dazu da, um die Heimbewohner zu verwöhnen«, sagt sie schlicht. In ihrer Rolle als Clownin Rosa versucht sie auf eine unglaublich ruhige, feinfühlige Art zu Menschen Kontakt aufzunehmen, deren Beziehungsfähigkeit Schaden genommen hat. Sie hat gelernt, auf die kleinsten Signale zu achten.

Als erste Deutsche hat sie sich über 14 Monate an der Theaterakademie »Stichting miMakkus« im niederländischen Eindhoven zur Demenz-Clownin ausbilden lassen. »Es gab eine sehr schwierige Aufnahmeprüfung«, erzählt sie. »Jeder der Bewerber musste sich auf die Bühne stellen, ganz allein, seinen Namen nennen, und sich fünf Minuten lang von wildfremden Menschen anstarren lassen.« Eine Gruppe von 20 blieb übrig. Nach der Abschlussprüfung bekamen nur sechs Demenz-Clowns ein Zertifikat. Alle zwölf Monate steht eine weitere Prüfung an. Es wird festgestellt, ob die erlernten Standards beibehalten wurden. Wenn nicht, geht das Zertifikat wieder verloren.

Carmen Hörter ist eine große dunkelhaarige Frau von Anfang dreißig, kinderlos. Sie hat ein offenes Gesicht mit einem schönen Lächeln. Lebhaft und völlig natürlich gibt sie Auskunft – selbst über eine Phase, in der sie sich in ihrer Arbeit als Clownin nicht wohl fühlte und keinen guten Kontakt zu Demenzerkrankten herstellen konnte. Das lag an ihrer seelischen Verfassung und hatte private Gründe. Über einige Wochen litt sie unter einer gedämpften Stimmungslage, die sich erst auflöste, als sie sich mit anderen Clowns darüber austauschte. Die kannten das Problem. Fazit: »Wir können die Heimbewohner nur erreichen, wenn wir mit uns selbst in einem guten Kontakt sind«.

»Auch Helden brauchen eine Pause«

In ihrem Arbeitsvertrag steht: Mitarbeiterin im sozialen Dienst. Ich erfahre, ihr erster Beruf als medizinisch-technische Assistentin in einer Arztpraxis habe sie nicht glücklich gemacht. Daher der Wechsel zu den katholischen Alten- und Pflegeheimen St. Josef im niederrheinischen Selfkant, der westlichsten Gemeinde Deutschlands. »Mein Chef hat mich eines Tages darauf angesprochen, ob ich nicht Clownin werden wolle«, erzählt sie. »Er meinte, das könnte etwas für mich sein«.

Auf den firmeneigenen Fahrzeugen wird mit dem Satz geworben: »Auch Helden brauchen eine Pause«. Dahinter steckt der Gedanke, dass alte Menschen ein Recht darauf haben, sich nach einem arbeitsreichen Leben auszuruhen. Eine Selbstverständlichkeit, sollte man denken, aber womöglich war es der Heimleitung wichtig, sich gegen die Folgen eines Mobilisierungskonzepts abzugrenzen, das in den 1980er Jahren die Alteneinrichtungen nachhaltig erschütterte. Deren Bewohner mussten sich anstrengenden Fitnessprogrammen unterziehen. Inzwischen ist man davon wieder abgerückt. Aber vielleicht hat es sich in der Bevölkerung noch nicht herumgesprochen, wie altersgerechte Bewegung aussehen sollte. »Auch Helden brauchen eine Pause« könnte man also als einen Appell an die Kinder von Alten verstehen, die ihre Eltern mit falschen Vorstellungen bedrängen. Pflegeexperte Schützendorf gibt zu bedenken: »Viele glauben wirklich, dass Fitness davor schützt, alt und gebrechlich zu werden. Im Sinne von: Turne, turne – bis zur Urne!«

Aber natürlich brauchen Helden Abwechslung. Carmen Hörters Arbeitstag beginnt damit, dass sie jeden einzelnen der 80 Heimbewohner begrüßt. Dann nennt sie die Angebote, die an diesem Wochentag anstehen. Tanzen oder Bingo, Kegeln oder Singen, Sitzgymnastik, Gedächtnistraining, Aromatherapie, ein Konzert oder ein Ausflug.

Ein riesengroßes kleines Mädchen

Einmal in der Woche verwandelt sich Carmen Hörter in die Clownin Rosa – gezielt für die Menschen auf Demenzstationen. Rosa kommt überraschend. Ihr Erscheinungsbild ist das eines riesengroßen kleinen Mädchens in einem riesengroßen Kinderkleid, das einen riesengroßen Puppenwagen schiebt. Woran erinnert mich das? Nach einer Weile fällt es mir ein: an das Riesenkaninchen aus »Alice im Wunderland«. Klar, dass Rosas Kleid rosa ist; auf dem Rücken kleine Flügel, einer Libelle nachempfunden. Das geschminkte Gesicht hat melancholische Clownsaugen und natürlich eine rote Nase.

Das wichtigste Gebot eines Clowns in der Demenzpflege lautet: Auf keinen Fall einen Plan haben, wenn man einen Raum mit Heimbewohnern betritt. »Sie haben uns in der Ausbildung eingeschärft, nie dort fortzufahren, wo man beim letzten Mal gute Erfolge hatte«, sagt Carmen Hörter. »Im Sinne von: Frau M. hat gut reagiert auf diese bunten Schals, das probier ich heute wieder.« Stattdessen darauf achten, welcher alte Mensch – wie versteckt auch immer – ihren Auftritt bemerkt.

Der erste Mann, der sich als Demenzclown einen Namen machte, war der Schweizer Marcel Briand. Von ihm stammt der Satz: »Menschen mit Demenz und Clowns sind Seelenverwandte. Auch der Clown verhält sich auffällig und hat Probleme mit der Rationalität.« Die erste deutsche Clownin definiert ihr Rollenverständnis so: »Ich sehe mich als die gute Freundin, die mit den alten Menschen eine gute Zeit haben möchte. Die Freundin, die überlegt, was ihnen Freude machen könnte.«

Aber nicht überall, und schon gar nicht zu jeder Zeit, ist eine gute Freundin erwünscht. Die erste Frau, mit der Rosa stumm den Kontakt sucht, ist schlecht gelaunt. Sie hat ihrer Wohngruppe den Rücken gekehrt und sich in der Sitzecke neben dem Etagenaufzug niedergelassen. Sie ruft: »Geh fort! Du sollst hier nicht bleiben«. Die Clownin mit der roten Nase und den melancholischen Augen bewegt sich langsam. Ihre Behutsamkeit erinnert daran, wie man sich einem Vogel nähern sollte, ohne ihn aufzuschrecken.

Rosa nimmt auf der anderen Seite des niedrigen Tisches Platz, mit viel Abstand. Doch ihrem Gegenüber ist auch das zu nah. Sie wiederholt, diesmal rabiater: »Geh fort!« Rosas Oberkörper weicht ein wenig zurück, dann holt sie aus ihrem Kinderwagen eine kleine Dose, öffnet den Deckel. In der Dose liegen Bonbons. Rosa stellt sie auf die Mitte des Tisches, mit einem Gesichtsausdruck, der sagt: »Gucken Sie mal, was ich hier Schönes für Sie mitgebracht habe …« Die Frau beugt sich vor, begutachtet die Bonbons in der Dose, dann weist sie das Angebot angewidert zurück. Das Gleiche geschieht mit einer Apfelsine. Fünf, vielleicht auch sieben Minuten dauert diese Szene. Rosa kommt keinen Schritt weiter. Sie verabschiedet sich.

Sanfte Magie verscheucht den Alltag

Nebenan in der Wohngruppe ist es eng, der überdimensionierte Puppenwagen eckt überall an. Zehn Frauen und zwei Männer sitzen an Tischen in einem nüchtern möblierten Raum. Doch mit dem Auftauchen der Clownin verändert sich seine Atmosphäre; eine sanfte Magie hat den Alltag verscheucht. Es wird ruhiger, die Mitarbeiterinnen senken die Stimmen, sie bewegen sich langsamer, bleiben stehen, lächeln. Zeit des Innehaltens. Einige Bewohnerinnen begrüßen Rosa, durchaus mit Zeichen des Wiedererkennens, andere schauen überhaupt nicht hin.

Die Clownin setzt sich an den größten Tisch. Die Frau rechts neben ihr erweist sich als wohlwollend und gesprächig. Sie unterhält sich mit dem Stoffhund, einer Handpuppe aus dem Fundus in Rosas Puppenwagen. Die Frau fragt: »Weißt du, wo wir hier Wurst herkriegen?« Der Hund schüttelt den Kopf. »Nein?« Der Hund schüttelt erneut den Kopf. »Tja, dann haben wir beide keine Ahnung.«

Danach wendet sich Rosa einer Bewohnerin zu, die ohne Pause im Raum hin und her geht. Eine Frau mit »Lauftendenz«, wie es in der Fachsprache der Demenzpflege heißt. Blickkontakt ist nicht möglich. Die alte Dame hat eine Tischdecke bei sich, die hält sie an einem Zipfel fest. Als sie in Rosas Nähe kommt, ergreift diese einen anderen Zipfel und steht auf. Tatsächlich, die Frau findet Gefallen an dem Kontakt. Sie zieht die Clownin an der Tischdecke hinter sich her, kreuz und quer durch den Raum, so lange, bis sie keine Lust mehr hat und die Tischdecke loslässt.

Der Fuchs sagt: »Zähme mich!«

Rosa sucht nun die Nähe zu einem Mann im Rollstuhl. Der Bewohner bewegt sich nicht, wirkt wie aus Stein gemeißelt. Sein Oberkörper ist eingefallen. Er blickt auf den Boden. Keine Reaktion auf die achtsamen Angebote, nicht auf den Hund, nicht auf einen bunten, durchsichtigen Schal. Sein Kopf bleibt gesenkt. Es zeigt sich, dass die »gute Freundin« alle Zeit der Welt zu haben scheint. Sie harrt an seiner Seite aus, unaufdringlich und geduldig.

»Der kleine Prinz« geht mir durch den Sinn – seine Begegnung mit dem Fuchs. Der hatte sagt: »Wenn du einen Freund willst, so zähme mich!« »Was muss ich da tun?« fragte der kleine Prinz. »Du musst sehr geduldig sein«, antwortete der Fuchs.

Schließlich legt Rosa die Walze einer kaputten Spieluhr auf den Tisch. Mit dem Finger erzeugt sie Töne, leise Töne, immer wieder. Damit stößt sie zum ersten Mal auf Resonanz. Der Mann horcht, seine Mundwinkel heben sich ganz leicht. Der Hauch eines Lächelns, das langsam, ganz langsam deutlicher wird. Man kann dabei zusehen, wie er Vertrauen fasst. Rosa will ihm helfen, selbst Töne zu erzeugen. Behutsam führt sie seine Hand, seinen Finger. Es ist die erste körperliche Berührung. Alles geschieht bedächtig. Man hat ja Zeit. Und schließlich ist es soweit: Der Mann im Rollstuhl wird aktiv. Nun schafft er es ganz allein, der Spieluhr Töne zu entlocken. Das macht er wieder und wieder. Er lächelt froh, sein Oberkörper beginnt sich aufzurichten. Sein Blickfeld erweitert sich, er erkennt den Hund und streichelt ihn. Nun wirkt er völlig wach. Er schaut Rosa froh in die Augen. Und als die sich irgendwann anderen Bewohnerinnen zugewandt hat, bewegt er den Rollstuhl zum Tisch und blättert dort in einer Zeitschrift. Er macht einen zufriedenen Eindruck.

Grimassen schneiden

Die Clownin hat sich zu einer Gruppe von drei Frauen gesellt. Stumm reagiert sie auf die Tischdekoration, eine einzelne, schon etwas angewelkte Blume. Sie hält die Vase den Frauen vor die Nase, keine mag an der Blume riechen. Eine Bewohnerin empfindet das Angebot als Zumutung und schneidet eine Grimasse. Rosa schneidet ebenfalls eine Grimasse. Die Frau schneidet wieder eine Grimasse. So geht es eine Weile hin und her. Plötzlich fängt Rosa an zu singen: »Wenn alle Brünnlein fließen …« Sie singt schräg, grässlich anzuhören – die Frauen am Tisch sind empört. Auch sie wollen singen, aber doch nicht so! Die Clownin zeigt sich einsichtig und holt ihre »schöne« Stimme hervor. Sie singen gemeinsam und schaffen drei Strophen. Weitere Lieder folgen.

Schließlich ist es Zeit zu gehen und Rosa stimmt »Auf Wiedersehen« an. Während sie ihren sperrigen Puppenwagen in Richtung Ausgang schiebt, schenkt ihr eine Frau noch ein Abschiedslied: »Muss i denn zum Städele hinaus«. Und der Mann im Rollstuhl winkt ihr hinterher.

Nach ihrem Auftritt, als aus der Clownin wieder Carmen Hörter geworden ist, haben wir Gelegenheit zum Austausch. Wie hat sie gespürt, dass der alte Bewohner trotz seiner Versunkenheit ansprechbar war? »Herr G. hatte Weitblick«, erklärt sie mir. »Er hielt zwar den Kopf gesenkt, aber nicht ganz, er hat seitlich zu mir hingeschaut. Manchmal blicken Menschen auf ihre Füße, und manchmal stelle ich einen Fuß in ihre Nähe. Ich spiele ein bisschen damit, und dann kann es gelingen, dass eine Reaktion kommt. – Wenn jemand nach und nach den Kopf hebt und Blickkontakt aufnimmt, dann habe ich ihn.«

Wir kommen auf ihre Einstellung zu Nähe und Distanz zu

sprechen. »Körperliche Nähe geschieht nur dann, wenn eine Vertrauensbasis geschaffen ist«, sagt sie. »Bei Frau P. war das so. Erinnern Sie sich? Sie saß in einer Ecke, war sehr traurig, weinte, sie hat sich ein altes Fotoalbum angeschaut und die Trennseite zerknüllt. Aber sie hat mich wahrgenommen, als ich auf sie zukam. Ich habe sie in den Arm genommen, weil sie weinte. Es hat ihr gut getan.«

Eine erstaunliche Parallelwelt

Ich hatte durchweg inspirierende Begegnungen, mit Pflegekräften, Ehrenamtlichen, Beratern, Ausbildern, mit einzelnen Angehörigen. Auch Künstler, die mir ihre Projektarbeiten erläuterten, gehörten dazu. Sie alle öffneten mir die Augen. Sie verhalfen mir zu Einblicken in eine erstaunliche Parallelwelt, an der sie täglich weiterbauen. Hier hat die Zukunft einer guten Demenzpflege schon begonnen. Wir haben es keineswegs mit einer unlösbaren gesellschaftlichen Aufgabe zu tun.

Natürlich fragte ich mich, warum ich bis dato kaum etwas davon wusste. War ich blinder gewesen als der Rest der Bevölkerung? Oder gehörte ich mit meiner Haltung des Vermeidens zur Mehrheit? Dass es diese Parallelwelt gibt, wird ja keineswegs verschwiegen, nur wird es nicht an die große Glocke gehängt. Auf Seite eins der Tageszeitungen steht darüber nichts. Weiter hinten allerdings, im Lokalteil, wird umfangreich über die Aktivitäten der Netzwerke von Angehörigen, Ehrenamtlichen, Nachbarschaftshilfen und Beratungsstellen berichtet. Es wird geworben für Benefizveranstaltungen, man erfährt von Konzerten und anderen Kulturangeboten für Betroffene. Die Nachmittagsprogramme des Fernsehens senden kluge und vor allem einfühlsame Kurzbeiträge über neue Ansätze in der Demenzpflege, über die Beratung von Angehörigen. Alles in Allem gute Nachrichten.

Erleben wir das Thema in den großen Talkshows der Abendprogramme, wird der Zuschauer am Ende mit einer völlig anderen Botschaft entlassen: Die Lage ist hoffnungslos! 1,4 Millionen Demenzkranke sind es heute – 2030 werden es schon 2,5 Millionen sein. Eine Lawine kommt auf uns zu.

Nicht immer mit dem Schlimmsten rechnen

Bleibt etwas anderes als Resignation? Durchaus. Wer weiß denn heute so genau, wie die Lebensbedingungen und Einstellungen im Jahr 2030 sein werden? Innerhalb von 15 Jahren könnte sich vieles zum Guten gewendet haben. Wir hätten vielleicht gelernt, besser mit Altersverwirrten umzugehen. Die Alzheimer Gesellschaft und andere Netzwerke wären mit ihren Angeboten flächendeckend in allen Gemeinden anzutreffen, so selbstverständlich wie Kindergärten. Genauso ist es möglich, dass wir als Gesellschaft unser überdrehtes Lebenstempo gedrosselt und uns dadurch den Menschen mit Demenz etwas angenähert hätten.

Die öffentliche Debatte heute beschreibt eine Zukunft, vor der man offenbar schon jetzt kapituliert hat. Unsere Gesellschaft wird von einem Feind überrollt. Sein Name beginnt mit einem A. Er kesselt uns ein. Wir sitzen in der Falle. Egal, in welche Richtung wir schauen, überall ist die Not groß und wird immer größer. Es fehlen die Pflegekräfte, es fehlen die finanziellen Mittel, die Strukturen sind verkrustet, neue Konzepte greifen nur in Einzelfällen. Zukunftsbeschreibungen bewegen sich zwischen Verzweiflung und Skandal. Muss Oma in die Slowakei? Muss Opa nach Thailand?

Stets geht es in Fernsehdiskussionen auch um die Belastungen der häuslichen Pflege, meistens ist es die Tochter oder Schwiegertochter eines Alzheimerpatienten, die sich dazu äußert. Die Angehörige erfährt Anerkennung, ja, Bewunderung durch die anderen Studiogäste. Fragt sich nur, was sie davon hat. Eine Bewunderung, aus der kein Ansporn erwächst, Missstände zu beheben, klingt hohl. Oft ist die Frau selbst schon Rentnerin, sie trägt die Hauptlast trotz der Unterstützung durch ambulante Dienste. Und als Zuschauer fragt man sich, wie lange sie noch durchhalten wird, ohne die eigene Gesundheit zu ruinieren.

Ich habe viele solcher Frauen auf meiner Suche nach Gesprächspartnerinnen kennen gelernt. Nicht selten stieß ich auf Misstrauen, denn in ihren Augen fehlte mir die Qualifikation. Wer dies alles nicht selbst mitgemacht hat, der hat keine Berechtigung, etwas zum Thema zu veröffentlichen. »Kommen Sie wieder, wenn Sie einen Verwandten in seiner Demenz bis zum Tod begleitet haben«, empfahl mir eine 65-jährige Tochter, die zu diesem Zeitpunkt ihre an Alzheimer erkrankte Mutter und einen gehbehinderten und schlecht gelaunten Vater in den eigenen vier Wänden umsorgte.

Bloß nicht über Pampers reden!

Andere Frauen sagten, ich möge bitte ihre Ablehnung verstehen, aber sie hätten nun mal so gut wie keine Freizeit und verspürten überhaupt keine Lust, in den wenigen Stunden, die ihnen blieben, ihre Gedanken zu Pflegestufen und Pampers auszubreiten. Höflich hatten sie sich vorher mein Buchkonzept angehört, aber es war klar, es interessierte sie nicht.

Ich befürchte, auch die Angehörigen, die zur Standardbesetzung in Talkshows gehören, werden sich nicht dafür interessieren. Sie sind der guten Worte müde. Sie sind mehr oder weniger verbittert. Sie sind am Ende. Dennoch sagen sie, jedenfalls die meisten, sie würden den Schwiegervater oder die Mutter nie ins Heim geben, weil diese Einrichtungen eben so sind, wie in der Talkrunde beschrieben – stets mit dem Hinweis, es gebe auch gute Einrichtungen. In Prozentzahlen wird es nicht ausgedrückt. Offenbar sind sie nicht die Mehrheit.

Warum können gute Heime und Wohngruppen nicht ausreichend angeboten werden? Wer ist schuld? Der schwarze Peter wird rumgereicht: die Politik, die Pflegekassen, die Pflegestufen, das enge Zeitkorsett eines herzlosen Minuten-Taktes, die Ökumenisierung der Pflege, Profitdenken, das Festhalten an veralteten Strukturen.

Seit Jahrzehnten hören wir, nur ein Durchbruch von Seiten der Pharmaindustrie könne Abhilfe schaffen. Aber entsprechende Medikamente sind nicht in Sicht. 60 Millionen Euro werden in Deutschland jährlich für die Pharmaforschung ausgegeben, und nur 6 Millionen Euro gehen in die Pflegeforschung. Vielleicht wäre es humaner, die Mittel umzuschichten, geleitet von der Frage: Was brauchen Menschen mit Demenz? Jeder der Studiogäste weiß: Diese Gruppe der Alten erträgt keinen Zeitdruck in ihrer Umgebung. Es setzt sie unter Spannung. Und wer Stress erzeugt, muss mit Widerstand rechnen. Im Pflegedeutsch heißt das: »herausforderndes Verhalten« oder Rückzug und Apathie, die Kooperation verweigern. Jeder der Studiogäste weiß, dass ein entspanntes, stressfreies Arbeiten in der stationären Pflege selten anzutreffen ist.

Das muss nicht so bleiben, das ließe sich ändern. Doch spätestens hier steht die Frage im Raum: »Wer soll das bezahlen?« Ich meine, wir sollten diese Frage für eine Weile beiseitestellen. Sie ist ein Totschlagargument. Menschen mit Visionen sollen mundtot gemacht werden. In Wahrheit handelt es sich nicht um eine Frage, sondern um eine Feststellung mit der banalen Aussage: Dafür ist kein Geld da, basta. Es wird ja nicht weiter gefragt, wie andere Länder es machen, die gute Lösungen in der Altenversorgung gefunden haben. Eigentlich müsste uns ziemlich peinlich sein, mit welchem Unverständnis die schweizer oder niederländischen Nachbarn auf unsere deutschen Verhältnisse schauen.

Eine Gesellschaft braucht Visionen

Mit der Frage, »Wer soll das bezahlen?«, soll die Wertediskussion vermieden werden. Die Menschenrechte, so scheint es, spielen bei der Pflege von Altersverwirrten keine Rolle.

Wer darauf pocht – und dies verständlicher Weise immer verzweifelter – wird als Querulant eingestuft. Die guten Erfahrungen in der Demenzpflege werden als Einzelfälle abgetan und sind daher ohne Überzeugungskraft. Querdenker mit Zuversicht und Erfindungsgeist sollen als Spinner entlarvt werden. Wir kennen das aus den früheren Debatten über erneuerbare Energien. Eine Gesellschaft braucht aber Visionen. Ohne Visionen würde ein Gemeinwesen auf der Stelle treten, Innovationskraft würde nicht genutzt und schlimmer, wichtige Errungenschaften gingen wieder verloren. Unsere Erfahrungen in den vergangenen Jahrzehnten in Deutschland zeigen: ohne Visionen kein Mauerfall, ohne Visionen kein Atomausstieg.

Es ist nicht so, dass in den anderen Ländern, von denen wir lernen könnten, paradiesische Verhältnisse herrschen, aber

die Altenversorgung ist eindeutig besser als bei uns. Es mangelt also nicht an Wissen und den Möglichkeiten, Wissen zu erwerben. Jeder Dritte, vielleicht sogar jeder Zweite von uns wird aller Voraussicht nach im Alter dement sein. Also bitte …
Was hindert uns, beherzt und geschlossen weiterzugehen? Wir müssen nicht in jedem Problemfeld die Suppentasse neu erfinden. Vor allem aber können wir die guten Erfahrungen, die in der deutschen Parallelwelt der Demenzpflege gemacht wurden, aufgreifen und anwenden.

Hier lernte ich Menschen kennen, denen sofort mein Vertrauen zuflog. Ihre Arbeitshaltung war aufmerksam und liebevoll. Sie waren einfach gern mit den ihnen anvertrauten Alten zusammen und nannten mir auch die Gründe: weil diese ehrlich und direkt sind, weil sie keine Fassade hochhalten, weil sie auf originelle Ideen kommen, weil es so oft Grund für ein gemeinsames Lachen gibt. Und weil diese Menschen in ihren Gefühlen hellwach sind. Sie, die ihre Orientierung in der Gegenwart und weitgehend ihr Gedächtnis verloren haben, spüren genau, wenn jemand es nicht gut mit ihnen meint, auch wenn er das Gegenteil sagt. In dieser Beziehung kann man ihnen nichts vormachen. Und sie ertragen keinen Druck. Der Versuch, sie zu erziehen oder gar einzuschüchtern, produziert akut oder längerfristig Gegendruck und damit häufig eine Menge zusätzlicher Arbeit.

Eine ständig wachsende Gruppe der Alten gut und damit menschenwürdig zu umsorgen verlangt Entschleunigung. Die Betroffenen fordern unseren Respekt. Sie wollen empathisch behandelt und nicht abgefertigt werden. Sie wollen schlichtweg wertgeschätzt werden. Status und Konventionen haben keinerlei Bedeutung. Sie wollen nicht vegetieren, sie wollen beachtet und verwöhnt werden.

ZWEITES KAPITEL

VERWÖHNEN

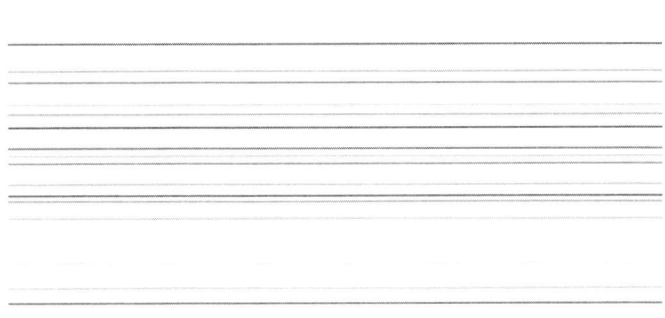

Musik, die tief berührt

Das Konzertprogramm versprach nichts Vertrautes. Wer mit der Qualitätsstufe »classic light« gerechnet hatte, war womöglich irritiert. Mitglieder des WDR Sinfonieorchesters spielten das Streichquartett Es-Dur der Komponistin Fanny Hensel Mendelssohn und Clara Schumanns Klaviertrio op. 16. Das Konzert für Menschen mit Demenz im Dezember 2012 gehörte zu einer Veranstaltungsreihe, die in Köln bestens bekannt ist. Sie wird finanziert von Sponsoren und organisiert von ehrenamtlichen Helfern. Die Karten waren schon Wochen vorher vergriffen.

Als ich das Programm in der Hand hielt, fragte ich mich, ob der Beginn 15 Uhr günstig für ältere Herrschaften sei? Würden sie nicht auf diese Weise um ihren Mittagsschlaf gebracht? Eine überflüssige Sorge, wie sich herausstellte. Der Sendesaal im Westdeutschen Rundfunk füllte sich bis auf den letzten seiner 150 Plätze. Ehepartner begleiteten ihre Männer oder Frauen. Töchter, Enkel und Freiwillige kümmerten sich liebevoll-routiniert um ihre Alten, alle durchweg gut gelaunt. Die Energie im Raum stieg, wie immer, wenn Menschen sich auf ein besonders schönes Erlebnis eingestimmt haben.

Vorher hatte es an der Garderobe das übliche Gedränge gegeben. Zum Teil lag das an den Rollatoren, die man an einer eigens dafür ausgewiesenen Ecke parken musste. Ein älteres Ehepaar fiel mir auf. Sie half ihm aus dem Mantel. Dass ihn der Menschenandrang überforderte, war auch für mich als Außenstehende zu erkennen. Die Ehefrau, mit Wintermänteln bepackt, führte ihren Mann zu einem Sessel und bat ihn, dort auf sie zu warten. Doch für ihn bedeutete es ein Dilemma. Seine Frau in einer fremden Umgebung aus den Augen zu verlieren, war für ihn genauso unerträglich wie die erdrückende Nähe anderer Menschen. Immer wieder verließ der Mann seinen Sessel. Immer wieder führte seine Frau ihn dorthin zurück. Ihr Gesicht wurde immer unglücklicher.

Hilfe von einer fremden Frau

Da schaltete sich eine andere Konzertbesucherin ein. »Wenn Sie nichts dagegen haben«, sagte sie zu der Ehefrau, »kann ich gern hier bei Ihrem Mann bleiben, bis Sie die Mäntel abgegeben haben.« Dann wandte sie sich lächelnd an den älteren Herrn: »Es würde mir eine Freude machen, hier mit Ihnen zusammen zu warten.« Der Mann war einverstanden. Offenbar mochte er die fremde Frau auf Anhieb. Sie war herzlich, eine hübsche Blondine, 30 Jahre jünger als er.

Zufällig saßen sie und ich später im Konzert nebeneinander, und bis zum Beginn ergab sich die Gelegenheit zu einem Gespräch. Während meiner Recherchen hatte ich immer wieder erfahren, wie einfach es ist, in der »Demenz-Szene« Kontakt zu bekommen. Man ist neugierig und versucht herauszufinden, welche Gemeinsamkeiten es gibt. Meine Nachbarin erzählte mir, sie arbeite am Empfang eines großen Krankenhauses. Dort habe sie es zunehmend mit desorientierten Patienten zu tun. Manchmal sei es aufgrund ihrer eigenen Hilflosigkeit zu unguten Situationen gekommen. Deshalb habe sie bei der Alzheimer Gesellschaft einen Kurs besucht, wo ihr beigebracht wurde, wie man mit Menschen mit Demenz umgeht und wie man Angehörige entlastet. Ich sagte ihr, wie sehr es mich überrasche, dass eine solche Fortbildung nicht in ihrer Klinik angeboten würde, und sie antwortete, gewiss werde es eines Tages geschehen. Inzwischen hätten sie dort wenigstens eine Demenzbeauftragte.

Knapp eine Stunde dauerte das Konzert. Zu lange? Offenbar nicht. Die Musik schien die Menschen mit Demenz zu beruhigen. Hätte Clara Schumann dabei sein können, sie wäre vermutlich nicht einmal überrascht gewesen. Als Ehefrau eines psychisch kranken Mannes wird sie gewusst haben, welche Art von Musik eine Seele entlastet, damit sie wieder Freude empfinden kann. Robert Schumann hatte eine bipolare Störung; früher nannte man es eine manisch-depressive Erkrankung.

Küsse, die beruhigen

Ich hatte sehr viel mehr Unruhe im Konzertsaal erwartet. Doch selbst diejenigen Besucher, zu deren Behinderung es gehört, dass sie ihren Redefluss nicht stoppen können, senkten ihre Stimmen. In der Reihe vor mir saßen zwei Ehepaare. Eine Frau mit ihrem kranken Mann, etwa 80 Jahre alt, und ein Ehemann mit seiner kranken Frau, unter 70 Jahre. Der von Demenz betroffene Ehemann wurde von seiner Frau immer wieder ermahnt, sich still zu verhalten. Sie legte ihren Finger quer auf die Lippen oder versuchte, seine gestikulierenden Hände einzufangen, ohne nennenswertes Ergebnis. Ganz anders der Ehemann der demenzkranken Frau. Sie war erregt, schwitzte, stöhnte manchmal laut. Der Ehemann hielt sie im Arm und gab ihr von Zeit zu Zeit einen Kuss auf den Mund. Sie wurde mit der Zeit ruhiger.

Nach Ende des Konzerts stellte ich mich an den Ausgang, so dass mir die Besucher entgegenkamen. Fast alle Gesichter hatten sich entspannt. Die Augen schauten wach. Ich konnte nicht mehr erkennen, wer dement war und wer nicht. Die Musik ist eben, genau wie die Natur, eine große Trösterin.

Von klassischen Konzerten weiß man, dass sich dort überwiegend ältere und häufig auch erkennbar kranke Besucher einfinden, deren Gesichter sich dann in der Pause aufgehellt haben. Kultur und Kunst vermögen viel, auch und besonders für Menschen mit Demenz.

Der Pionier Tom Kitwood

Mich interessiert die Qualität der Beziehungen, das menschliche Miteinander, die Solidarität. Für das Verständnis der Erkrankten ist es wichtig, die jeweilige Stufe ihrer Beeinträchtigungen in Betracht zu ziehen. Der Sozialpsychologe Tom Kitwood bietet eine überschaubare Einteilung an: In der allgemeinen Diskussion gilt eine Demenz als *leicht,* wenn eine Person noch immer die Fähigkeit hat, allein zurechtzukommen. Bei *mittlerer* Demenz bedarf es gewisser Hilfe bei der Bewältigung der gewöhnlichen Lebensführung, und eine *schwere* Demenz besteht, wenn dauerhaft Hilfe und Unterstützung erforderlich sind.

Die Definition stammt aus dem Standardwerk »Demenz – der person-zentrierte Ansatz im Umgang mit altersverwirrten Menschen«. Es erschien 1997 in England, ein Jahr vor Tom Kitwoods Tod.

Der Sozialpsychologe kam in den achtziger Jahren zufällig in Kontakt mit Alzheimerpatienten. Wie damals üblich glaubte auch er: Demenz ist »ein Tod, der den Körper zurücklässt«. Doch das ist heute Geschichte. Es kam zu einem Paradigmenwechsel, an dem der Brite maßgeblich beteiligt war: »Es ist heute klar, dass die früheren, extrem negativen und deterministischen Ansichten über den Prozess der Demenz nicht richtig waren.«

Tom Kitwood nutzte seine Begabung des guten Beobachtens. Je mehr er sich mit altersverwirrten Menschen beschäftigte, desto weiter entfernte er sich von der vorherrschenden rein medizinischen Sichtweise: Die Ärzte hatten nicht die Person im Blick, sondern ausschließlich die Krankheit. Auffälliges Verhalten wurde – wie es heute noch uninformierte Angehörige tun dem Abbau im Gehirn zugerechnet. Kaum jemand kam auf die Idee, Aggressionen oder Apathie könnten andere Ursachen haben: etwa, dass ein verzweifelter Mensch sein inneres Chaos nicht vermitteln konnte – auch nicht seine Ängste, seine Bedürfnisse. Pflegekräfte und viele Angehörige sahen nicht die Möglichkeit, über die Brücke hinüber auf die andere Seite zu gehen, um sich mit dem Kranken zu verständigen.

Heute herrscht kein Mangel an Texten, die vom Einfühlen in die Welt der Altersverwirrten zeugen. Aber als Kitwood versuchte, den Betroffenen eine Stimme zu geben, betrat er Neuland. Wie richtig er lag, bestätigt die Tatsache, dass seine Beschreibung noch heute auf vielen Webseiten zum Stichwort »Demenz« zu finden ist.

Du stehst in einem wirbelnden Nebel und im Halbdunkeln. Du gehst umher an einem Ort, der entfernt vertraut scheint, und weißt dennoch nicht, wo du bist. Du vermagst nicht zu erkennen, ob es Sommer ist oder Winter, Tag oder Nacht. Bisweilen lichtet sich der Nebel ein wenig, und du bist in der Lage, ein paar Gegenstände wirklich klar zu sehen. Aber sobald du dich zu orientieren beginnst, wirst du überwältigt von einer Art Dumpfheit und Stupidität; dein Wissen schwindet, und abermals bist du aufs Äußerste verwirrt. Während du im Nebel herumstolperst, hast du den Eindruck, als umeilten dich Menschen, schnatternd wie Paviane. Sie scheinen so energiegeladen und zielgerichtet, aber was sie beabsichtigen, bleibt unverständlich. Hin und wieder schnappst du Bruchstücke einer Unterhaltung auf und hast den Eindruck, dass sie über dich sprechen. Bisweilen erblickst du ein vertrautes Gesicht, aber sobald du dich darauf zu bewegst, verschwindet es oder verwandelt sich in einen Dämon. Du fühlst dich verzweifelt, verloren, allein, bestürzt, verängstigt. In diesem furchtbaren Zustand stellst du fest, dass du deine Blase oder deinen Darm nicht unter Kontrolle hast. Du verlierst völlig den Halt. Du fühlst dich schmutzig, schuldig, beschämt. Es gleicht so wenig dem, was du einmal warst, dass du dich nicht einmal selbst kennst.[2]

In seinen umfassenden Kontakten mit Angehörigen stellte der Sozialpsychologe fest, dass jene, die ausreichend seelischen Beistand und praktische Hilfe erhielten, nur äußerst selten glaubten, das kranke Familienmitglied habe eine andere Persönlichkeit angenommen oder der frühere Mensch, der Mensch aus gesunden Zeiten, sei nicht mehr existent. »Vielleicht«, vermutete Kitwood, »haben sie Wege gefunden, Beziehung und Kommunikation aufrechtzuerhalten und können präziser mit ihren eigenen Gefühlen von Verlust und Bestürzung zurecht kommen.«

Tortur im Pflegeheim

Ihm und anderen Pionieren ist es zu verdanken, dass sich in vielen Familien, in vielen Einrichtungen die Versorgungsmentalität in Beziehungsqualität verwandelt hat. Tom Kitwood musste gegen heftigen Gegenwind ankämpfen, auch deshalb, weil, wie er schrieb, »Pflege relativ billig ist, wenn Personsein gründlich missachtet wird.« In seinem Buch berichtete er von einem Besuch in einem amerikanischen Heim für Demenzkranke. Dort bestanden einige Sitzgelegenheiten aus niedrigen, mit Bohnen gefüllten Säcken. Sie verhinderten, dass die Bewohner aus eigener Kraft aufstehen konnten. Wer also unruhig umherlief, wurde mit sanfter Gewalt dort abgesetzt. Der Sozialpsychologe zitierte eine alte Dame, die ihm in vollkommen klarer Sprache mitteilte: »Es ist eine grausame geistige Tortur. Sie machen es ständig mit mir.«[3] Die Heimleitung fand diese Praxis human, weil sie es erlaubte, auf einschränkende Maßnahmen wie das Fixieren zu verzichten.

Am Ende seines Buches äußerte sich Tom Kitwood verhalten optimistisch: Die neue Kultur lade uns ein, jene, deren geistige Kräfte versagen, als unsere Mitmenschen und nicht als Fremde oder Aliens zu betrachten. Er sah eine win-win-Situation, denn: »Wir erlangen das Gefühl von Gemeinschaft zurück, das lange in den Tiefen unseres kollektiven Unbewussten verborgen war: einen Ort, an dem Menschen einander mit Realismus und zu gleichen Bedingungen akzeptieren können.«[4] Dies alles, hoffte er, würde zudem unsere eigenen Ängste verringern – auch die Angst, eines Tages selbst zu den Altersverwirrten zu gehören.

Wenn Menschen nicht mehr für sich selbst sorgen können, und vor allem dann, wenn sie keine Sprache mehr haben, dann gehört es zu den großen Aufgaben der Begleitung und der Pflege, ihre Bedürfnisse dennoch zu erfassen und ernst zu nehmen. Ihnen Respekt zu erweisen steht in der Ausbildung an erster Stelle. Theoretisch kein Problem. Doch wenn man nicht aufpasst, geraten in der Praxis Wissen und gute Absichten schnell unter die Räder.

»Hallo Schätzchen!«

Eine Heimleiterin aus dem Ruhrgebiet berichtete mir, dass sich in ihrem Haus wieder das Duzen ausgebreitet habe. Statt: »Guten Abend Frau Köhler, ich bringe Ihnen Ihr Essen«, hört sie immer häufiger: »Hallo Schätzchen, hier kommt dein Essen.« Die Heimleiterin führt es auf Stress und auf zunehmend schlecht ausgebildetes Personal zurück. Mit »Hallo Schätzchen« muss man sich den Namen einer bestimmten Bewohnerin nicht mehr merken. Mit »Hallo Schätzchen« bildet man sich ein, mit der alten Frau im herzlichen Einvernehmen zu sein. Tatsächlich ist es ein oberflächlicher Kontakt. Demenzkranke brauchen das Gegenteil. Sie sind darauf angewiesen, dass sie wirklich wahrgenommen werden. Die aufrichtige Aufmerksamkeit eines kurzen Moments gibt ihnen Sicherheit. Sie wissen dann: Diese Beziehung trägt.

Ein Gegenprogramm zu »Hallo Schätzchen« könnte die Entdeckung der Langsamkeit sein. Pflegeexperte Erich Schützendorf plädiert in seinen Vorträgen und Seminaren eindringlich für das Innehalten. Sein beruflicher Hintergrund ist nicht die Altenpflege, sondern die Erwachsenenbildung. Er leitet die Volkshochschule in Viersen und ist als Ausbilder für Menschen aus Pflegeberufen an der Niederrheinischen Fachhochschule tätig. Seit 40 Jahren, seit seinem Pädagogikstudium, widmet er sich dem Thema »Älter werden«. Er studierte in Köln bei Ursula Lehr, die sich als Altersforscherin und als Bundesministerin einen Namen machte. Die von ihr propagierte aktive Pflege wurde in den Altenheimen Standard: viel Sport, gesunde Ernährung, Gedächtnistraining, Kreuzworträtsel etc. Man ging davon aus, mit diesem Programm werde es erst gar nicht zu Gebrechlichkeit und Altersverwirrung – von Demenz sprach damals noch keiner – kommen, was sich bekanntlich als großer Irrtum erwies. »Wir haben ja damals alle gedacht, jetzt haben wir den Stein der Weisen gefunden. Man muss gar nicht alt werden!«, erinnert sich Schützendorf. »Es war die Zeit der Machbarkeit. Ich denke immer, es lag daran, weil wir 1969 auf dem Mond waren. Und danach dachte man: Jetzt kriegen wir *alles* in den Griff. Alter, Sterben, alles kein Problem. Es war die Phase des grenzenlosen Optimismus, eine verrücke Zeit.«

Die Treppe mit den Lebensstufen

Später, als er längst davon abgerückt war, traf er in einem Altenheim eine betagte, desorientierte Bewohnerin, die er noch als Verfechter der aktiven Langzeitpflege kennen gelernt hatte. Und die alte Dame versuchte immer noch zu tun, was er ihr damals nahegelegt hatte – Kreuzworträtsel lösen. »Da habe ich gedacht: Eigentlich müsstest du dich jetzt schämen. Da sitzt sie und hält sich an dieser Illusion fest. Das fand ich unwürdig.«

In seinen Fortbildungen erinnert er gern an das Bild, das in früheren Jahrhunderten den Lebenslauf symbolisierte. Eine Treppe, vier Stufen aufwärts, vier Stufen abwärts. Auf der ersten Stufe unten links ist ein Baby zu sehen, auf der letzten Stufe unten rechts ein Greis, tief gebeugt, mit Stock. »Aber heute will niemand mehr die Stufen hinabgehen«, sagt Schützendorf. »Wenn die höchste Stufe erreicht ist, will man die Zeit dort oben möglichst lange ausdehnen, um dann irgendwann, wenn es nicht mehr geht, direkt in den Sarg zu rutschen.«

Seine Vorträge sind überwiegend unterhaltsam. Doch wenn er die Lebensstufen anhand der Sprachentwicklung erläutert, versiegt das Lachen. Im Publikum herrscht betroffene Stille. Auf der Lebenstreppe aufwärts sieht es so aus: Der Säugling gibt Geräusche und Töne von sich, später Silben, die mit Entdeckerfreude wiederholt werden: Mamamama. … Es folgen die Ein-Wort-Sätze, die Zwei-Wort-Sätze, die ganzen Sätze. Das Schulkind entwickelt das abstrakte Denken.

Auf der obersten Stufe sind die kognitiven Fähigkeiten auf ihrem Höhepunkt. Dann die Treppe abwärts: Hier beginnt, wenn man lange genug lebt, die Rückentwicklung der Sprache. Zwei-Wort-Sätze, die Ein-Wort-Sätze, wiederholte Silben, einzelne Silben, Töne und Geräusche.

Kein Kind, aber kindhaft

»Ich werde nicht wie ein Kind, wenn ich dement bin«, betont Schützendorf. »Ich befürchte nur, man wird mich wie ein Kind behandeln.« Man wird ihn vielleicht duzen, seine Bedürfnisse nicht verstehen – sich auch keine Mühe geben, sie zu verstehen – und behaupten, man wisse, was gut für ihn sei. So verhalten sich unaufmerksame Erwachsene einem Kind gegenüber. »Wir bleiben ja in unserm Innern unter anderem auch Kinder. Im Alter kommt dieses Kindhafte wieder sehr stark durch. Es ist wichtig, dass man niemanden wie ein Kind behandelt, aber dieses Kindhafte sehr ernst nimmt.« Es gibt gravierende Parallelen zwischen dem Säugling und dem altersverwirrten Greis. Hilflosigkeit und das Gefühl des Ausgeliefertseins sind gleich stark, sie unterscheiden sich nicht.

»Warum«, fragt Schützendorf, »erschreckt uns bei Menschen mit Demenz, was uns bei Kindern rührt?« Ein Baby bekommt in der Regel das, was es braucht, um sich geborgen zu fühlen. Und ein Mensch mit schwerer Demenz? Bei einem

Säugling ist klar, dass er sich allein fühlt und große Angst bekommt, wenn ihm die Mutter oder der Vater aus dem Blickfeld geraten. Er wird anfangen zu schreien, und dann wird hoffentlich bald jemand kommen. Man wird ihn streicheln, man wird ihn beruhigen. Und wenn er sich allzu sehr aufgeregt hat, wird man ihn halten, bis die Angst vorbei ist. Wird die Parallele im Umgang mit Demenzkranken immer verstanden? Die Antwort ist ein typischer Schützendorf-Satz: »Es wird doch keine Mama zu ihrem Baby sagen: Du musst keine Angst haben, es ist immer jemand da. Du brauchst nur zu klingeln.«

Bei einem Auftritt auf einer Pflegetagung in Tirol verblüffte er mit der Aussage, er habe keine wirkliche Angst, sich vom Verstand weg zu entwickeln. »Vorausgesetzt«, so fügte er hinzu, »ich habe dann wieder Menschen um mich wie meine Oma in den fünfziger Jahren. Sie schätzte sehr die Passivitäten des täglichen Lebens. Stille, Langsamkeit, Warten, Innehalten, Bedächtigkeit, Achtsamkeit, Behutsamkeit.« Seine Großmutter hatte ihm in seiner Kindheit Geborgenheit gegeben. Sie begleitete ihn mit Ruhe und Gelassenheit. Dazu war sie aufgrund ihres Alters und ihrer Haltung dem Leben gegenüber in der Lage. Originell muss sie auch gewesen sein. »Meine Oma betete abends immer: Oben Licht und unten dicht.«

Schützendorf erinnerte die Tagungsteilnehmer an die achtziger Jahre, als sich die aktivierende Pflege durchgesetzt hatte. Heute herrschen diesbezüglich mildere Standards. Tatsächlich, sagt er, brauchen Menschen mit Demenz das Gegenteil von aktiver Pflege – sie brauchen die passive Pflege: Innehalten, abwarten können, Mütterlichkeit. Einmal sah er an der Wand eines Heimzimmers ein Herz mit der Aufschrift: Alte Frau ist kein D-Zug. Das hat ihm gefallen. Es hat ihm gezeigt: Hier sind die Mitarbeiter aufmerksam.

Eine Frau mit Demenz tritt aus dem Schatten

Eine gute Beobachtungsgabe, Empathie und Geduld helfen, die Bedürfnisse von altersverwirrten Personen zu erkennen. Aufschlussreich sind auch Bücher, die Menschen mit Demenz geschrieben haben, solange ihnen Sprache und Reflexionsvermögen noch zur Verfügung standen. Es sind bewegende Selbstauskünfte, zum Beispiel die von Helga Rohra in ihrem Buch »Aus dem Schatten treten.« Mit 54 Jahren erhielt sie die Diagnose Lewy-Body-Demenz. Sie fiel in eine Depression, aus der sie sich nur mühsam befreite. Als ihr Buch 2011 erschien, reiste sie zu internationalen Kongressen, um als Betroffene für die Anliegen von Menschen mit Demenz zu werben. »Wir sind keine Kinder«, schreibt sie. »Wir blicken auf ein langes Leben mit Erfahrungen und Erinnerungen zurück, in dem wir Werte und Haltungen entwickelt haben. Neben einfachen Vorlieben und Abneigungen, die auch Kinder unzweifelhaft besitzen, haben wir uns im Laufe der Zeit einen Lebensstil angeeignet, der weit komplexer ist als der eines Kindes.«[5]

Auch die Amerikanerin Diana Friel McGowin war eine Frau in den mittleren Jahren, als sich bei ihr der Beginn einer Demenz zeigte. Die Anwältin vergaß Namen und Termine, was sie sich nicht erklären konnte. Während einer Autofahrt geriet sie in sonderbare Zustände. Eigentlich wollte sie nur eine vertraute Strecke von 20 Minuten zurücklegen. Doch die Zeit kam ihr abhanden. Sie hatte das, was man einen Filmriss nennt. Später stellte sich heraus, sie war drei Stunden unterwegs gewesen und hatte den Tank leer gefahren. Innerhalb kürzester Zeit wurde sie arbeitsunfähig. Ihr Leben geriet aus den Fugen. Die zentralen Botschaften ihres Buches »Wie in einem Labyrinth« lauten: Lasst Menschen wie uns nicht im

Stich! Wir haben Empfindungen und Sehnsüchte wie alle anderen auch. Wir sind keine leeren Hüllen.

> Wenn ich nicht länger eine Frau bin, warum fühle ich mich dann noch immer so? Wenn ich nicht mehr wert bin, gehalten zu werden, warum sehne ich mich danach? Wenn ich nicht länger empfindsam bin, warum freue ich mich an der Weichheit von Seide auf meiner Haut? Wenn ich nicht länger sensibel bin, warum lassen bewegende lyrische Lieder eine Saite in mir erklingen? Jedes Molekül in mir scheint zu schreien, dass es mich wirklich gibt, und dass diese Existenz von irgendjemandem gewürdigt werden muss! Wie kann ich den Rest dieser Reise ins ungeplante ertragen ohne jemanden, der dieses Labyrinth an meiner Seite durchwandert, ohne die Berührung eines Mitreisenden, der mein Bedürfnis nach Selbstwert versteht.

Bei meinem Gespräch mit Erich Schützendorf erfahre ich viel über das Bedürfnis nach Zärtlichkeit bei Menschen mit Demenz. »Zunächst einmal: Das passiert überall in Pflege« schickt er voraus. »Die Mitarbeiter spüren ja, dass da ein Mensch ist. Sie merken: Da giert jemand nach Gestreicheltwerden, nach Kuscheln und Wärme. Und es ist überraschend, wie viele Mitarbeiter – meistens sind es ja Mitarbeiterinnen – ihm Zärtlichkeiten geben.« Sie tun es aus einem mütterlichen Impuls heraus, und das ist in den Augen des Pflegeexperten auch gut so. Allerdings geraten sie damit nicht selten in Konflikt mit ihrem Berufsverständnis. Darf ich das überhaupt? Habe ich Grenzen überschritten? War ich vielleicht übergriffig? Wir erinnern uns: Das wichtigste Gebot ist Respekt gegenüber den Heimbewohnern. »Das Perverse ist eigentlich«, sagt der Pflegeexperte, »dass die Mitarbeiter nicht wissen, ob sie das dürfen, also jemanden in den Arm nehmen und ihn streicheln. Mancherorts werden die Mitarbeiter auch ausdrücklich ermahnt, es zu unterlassen.«

Kuschelecke mit Wasserbett

Um Unsicherheiten zu beseitigen, müssten dafür Standards in der Pflege geschaffen werden. Also ist Schützendorf auch auf diesem Feld tätig. »Ich beschäftige mich im Moment mit der Frage, wie man Menschen im Alter verwöhnen kann. Expertenstandard: lieb haben – so lautet meine Überschrift. Das heißt: Die, die zu kurz gekommen sind, die müsste man ja eigentlich verwöhnen.« Er erzählt von einer experimentierfreudigen Einrichtung, die er in einem solchen Prozess begleitete. »Wir haben das Ganze ritualisiert und mit Wasserbetten Kuschelecken eingerichtet. Die Damen genießen das, die Herren tun sich natürlich etwas schwer mit Kuscheln.«

Sein Ansatz in der Demenzpflege lautet: Wir müssen Biotope schaffen, sprich, einen Lebensraum für Menschen mit Demenz und jene, die sie umsorgen. Beide Seiten müssen sich wohl fühlen. Dabei, glaubt er, sei das Ambiente für die Mitarbeiter von größerer Bedeutung als für die Bewohner. »Wie muss in Hausgemeinschaften die Küche aussehen? Da gibt es diesen biografischen Ansatz: Man will durch Möbelstücke aus den fünfziger Jahren die Erinnerung anregen, durch einen alten Herd zum Beispiel.« Aber in seinen Augen ist etwas anderes wichtiger. Er fragt die Mitarbeiter, welche Kücheneinrichtung ihnen am besten gefällt. Schließlich müssen sie in dieser Wohnküche täglich viele Stunden acht bis zwölf Menschen betreuen – eine anstrengende und anspruchsvolle Arbeit. Schützendorf vertritt die Haltung, den Bewohnern sei die Möblierung egal, solange immer ein Gesunder für sie da sei und ihnen Sicherheit gebe.

Lange Flure stiften Verwirrung

Fragen der Einrichtung sind also für Bewohner womöglich von geringerer Bedeutung als eine Heimleitung annimmt. Dagegen spielt die räumliche Gliederung eines Hauses eine große Rolle. Früher glaubte man, den Aufgaben in Altenheimen am besten gerecht zu werden, wenn man sie, wie bei Krankenhäusern, in Stationen aufteilte. Aber lange Flure, das hat sich inzwischen herumgesprochen, stürzen desorientierte Menschen in zusätzliche Verwirrung. Wer die Welt nicht mehr mit dem Verstand erfassen kann, fühlt sich in langen Fluren verloren. Die moderne Heimarchitektur hat sie abgeschafft. Hausgemeinschaften und Wohngruppen sind im Trend, eine Transformation hat begonnen. Ob und wann in großer Zahl Biotope entstehen – wie Schützendorf es sich wünscht – bleibt abzuwarten.

Biotope zu schaffen setzt Kreativität voraus, und den Mut Neues auszuprobieren. Zum Beispiel der Umgang mit Bewohnern, die nachts nicht schlafen sondern, wie es in der Fachsprache heißt, »nachtaktiv« sind. Schützendorf weiß von Heimen, wo gelegentlich mit Medikamenten versucht wird, diese Tag- Nachtumkehr wieder umzudrehen. Häufig geschieht auch etwas anderes, und zwar mit großem Aufwand: Nachtaktive Bewohner werden tagsüber immer wieder mobilisiert. Wenn sie einnicken, macht man sie wach.

Es geht allerdings auch anders. »Die Menschen sind ja auf der Suche. Sie suchen Geborgenheit«, stellt Schützendorf fest.

Aber weil es für sie keine räumliche Geborgenheit mehr gibt, brauchen sie einen Gesunden, der ihnen Halt bietet. Wenn jemand nachts durchs Haus irrt, sucht er jemanden, der einfach da ist und ihn zum Verweilen einlädt. Ideal wäre ein Nachtcafé. Es eignet sich aber auch jeder Raum, es reicht eine Ecke. Hier muss kein Programm stattfinden. Es muss einfach nur immer jemand anzutreffen sein. Die Nachtwache kann es nicht zuverlässig leisten, dafür ist sie zu viel im Haus unterwegs.

Bei seinen Vorträgen verweist Erich Schützendorf am Schluss gern auf seine, wie er es nennt, »Lebensverfügung«, die er der Innentasche seines Blazers entnimmt und vorliest. Darin steht, wie er als Mensch mit Demenz behandelt werden möchte. Einzelheiten sind aufgeführt, zum Beispiel dies: Man soll ihn beim ersten Hochsommerregen entkleiden und nach draußen bringen, damit er den warmen Regen auf seiner nackten Haut spürt. Und dann heißt es in der Lebensverfügung: »Sollte ich mir dadurch eine Lungenentzündung zuziehen und daran sterben, übernehme ich dafür die volle Verantwortung.«

Die Freude an der Freude der anderen

Menschen mit Demenz zu verwöhnen setzt voraus, dass man sie ernst nimmt und, falls nötig, regelrecht nach ihren Bedürfnissen forscht. Wenn Mitarbeiter das tun und fündig werden, kommt es ihnen manchmal so vor, als seien sie auf eine Goldader gestoßen. Das klingt maßlos übertrieben, wird aber verständlich, wenn man sich vor Augen führt, dass sie wie alle Menschen Höhepunkte in ihrem Alltag brauchen. Den Wunsch, anderen eine große Freude zu machen, kann man schon bei Kindern beobachten. Er gehört offenbar zu den menschlichen Grundbedürfnissen. Haben Pflege- und Betreuungskräfte Erfolg, ist auch bei ihnen die Freude groß. Das geschieht überall und jeden Tag – der folgende Fall ist nur einer von vielen. Er stammt aus der aufschlussreichen Dokumentation »Demenz braucht Kompetenz«, die einen Blick hinter die Kulissen einer Alteneinrichtung erlaubt. Es handelt sich um das »Haus im Park« in Bremerhaven. Bevor die engagierte Heimleiterin Jenny Sauerwald in den Ruhestand ging, hatte sie in der Region immer wieder mit ungewöhnlichen Aktionen auf sich aufmerksam gemacht. Zum Beispiel gelang es ihr, stadtbekannte Persönlichkeiten – Männer! – davon zu überzeugen, in ihrem Haus zu hospitieren.

Das Besondere an der Dokumentation ist, dass hier die Mitarbeitenden selbst zu Wort kommen. Ein Beitrag trägt den Titel »Schwimmen ist mein Leben, oder: Wie komme ich ins Wasser?« von Beate Vetter, Wohnbereichsleiterin, und Annette Hellberg, Altenpflegehelferin. Die beiden Frauen hatten herausgefunden, wie wichtig Wasser im Leben einer Bewohnerin gewesen war. Jahrelang hatte sie Kindern das Schwimmen beigebracht. Das war's! Eine Idee war geboren: Auf ins Schwimmbad! Und dann häuften sich die Hindernisse … Frau P. war körperlich sehr eingeschränkt, ein normales Schwimmbad kam gar nicht infrage. Ein Bewegungsbad musste es sein, mit dem entsprechenden Fachpersonal. Bis alles Erforderliche mit Ärzten abgesprochen und von der Krankenkasse genehmigt war, bis ein geeignetes Therapiebad für Senioren gefunden und schließlich auch die Transportfrage geklärt war, verging ein halbes Jahr. Was aber dann geschah, als Frau P. endlich ins Wasser durfte, machte alle Beteiligten glücklich. »Die Bewohnerin war in ihrem Element«, heißt es in dem Bericht. »Sie konnte im Wasser freie Bewegungen durchführen, was ihr sonst nicht möglich war. Eine Hirnblutung hatte bei ihr zu Immobilität geführt. Die Schwerelosigkeit im Wasser und der Einsatz von Schwimmflügeln oder einer Schwimmnudel ermöglichten ihr die freie Bewegung. Dieses und ihr strahlendes Gesicht machten unsere Mühen augenblicklich wieder wett.«[6]

Einmal in der Woche erlebte Frau P. eine glückliche halbe Stunde beim Schwimmen. Über ein Jahr ging es gut. Dann teilte die Krankenkasse mit, sie werde die Behandlung nicht länger bezahlen.

Werbung mit einer Badewanne

Angesichts massiver struktureller Widerstände hat der Pflegeexperte Christian Müller-Hergl, Dortmund, festgestellt: »Aus meiner Sicht hängt eine gute Demenzpflege immer von einem ›Lucky Fit‹ ab, sprich von einem Zusammentreffen günstiger Umstände. Es muss also die richtige Leitung sein, mit den richtigen Mitarbeitern, mit dem richtigen Träger unter den richtigen Rahmenbedingungen, dann kann etwas Gutes entstehen.« Es ist ein anfälliges System. Was wir brauchen, sind Rahmenbedingungen, die auch dann eine gute Pflege sichern, wenn in einem Haus nicht alle Mitarbeiter mit gleicher Kraft an einem Strang ziehen. Dies alles ging mir wieder einmal durch den Kopf, als ich auf dem Weg zu Renate Kettner in Frankfurt war. Zuvor hatte ich dutzende von Webadressen aufgerufen und die Internetpräsentation von Alteneinrichtungen miteinander verglichen. Zum Beispiel interessierte mich, auf welche Extras hingewiesen wurde. Der Frankfurter Altenheimkomplex Aja Textor-Goethe wirbt mit einem »Badezimmer ohne Ecken und Kanten, dazu eine pflegegerechte Badewanne.« Was ich nicht ahnen konnte: Es ist genau der Ort, an dem sich Renate Kettner während ihrer Arbeit mit am liebsten aufhält. Sie gehörte zur Leitung von »Ajas Gartenhaus«, in dem die Bewohner und Bewohnerinnen in Hausgemeinschaften leben. Aja, so hieß die Mutter von Johann Wolfgang von Goethe. Spätestens wenn man das Gelände betritt, ist klar, dass dieses Milieu von Anthroposophen gestaltet wurde. Ich besuchte den Ort an einem Herbsttag. Der bunt gefärbte Garten mit seiner Fülle, seinen verwunschenen Ecken, den kleinen Anhöhen und Senken, dem Wasserlauf, den Gebäuden, die sich harmonisch in das Ganze einfügten – das alles bezauberte mich.

Die Betreuungsangebote im Haus Aja umfassen Altenwohnungen, Langzeitpflege, ambulante Pflege. Vor einigen Jahren wurden sie durch »Ajas Gartenhaus« mit vier Wohngruppen erweitert, überwiegend für Menschen mit Demenz. Jeweils acht Kranke leben wie in einer großen Familie zusammen. Sie werden umsorgt von »Lebensbegleitern«, eine Qualifikation, die auch Renate Kettner erwarb. Was hat man sich darunter vorzustellen? »Die Lebensbegleiterin«, so informiert ein Flyer, »ist das eigentliche Herzstück jeder Hausgemeinschaft: Sie ist für eine tragfähige Atmosphäre von Sicherheit und Geborgenheit zuständig. Sie sorgt dafür, dass so viel ›normaler Alltag‹ wie möglich stattfinden kann, der den Orientierungsnöten der Bewohner entgegenwirkt.« Und an anderer Stelle heißt es: »Sie hält unauffällig die Fäden in der Hand. Sie ist ein hauswirtschaftliches Allround-Talent, das in eine herzliche Beziehung zu den alten Menschen treten kann und ihnen so Geborgenheit vermittelt.«

Entspannung pur

»Ajas Gartenhaus« gilt als vorbildlich und wurde mit einer Reihe von Preisen ausgezeichnet. Jede Woche Mittwoch ist Badetag. Verwöhnung pur. Während die Lebensbegleiterin mir davon erzählt, denke ich, das würde ich auch gern einmal ausprobieren, und zwar in beiden Rollen, als jemand, der verwöhnt, und als jemand, der verwöhnt wird. Eine Stunde Zeit nimmt sie sich für jeden ihrer »Badegäste« – für die meisten ein Höhepunkt der Woche. Wenn Annegret Kluge* von ihrer Schwester oder ihrer Tochter Besuch bekommt, dann stellt sie ihnen Renate Kettner mit den Worten vor: »Das ist die Frau, die macht doch immer mit mir …« Genauer kann sie sich nicht mehr ausdrücken, aber Schwester oder Tochter wissen dann: Sie spricht von einem immer wiederkehrenden Ereignis, das sie glücklich macht. Es beruht auf Gegenseitigkeit, denn während Renate Kettner mir davon erzählt, strahlt ihr Gesicht. »Wenn ich sage, Frau Kluge, wir haben heute Mittwoch, dann weiß sie sofort Bescheid.«

In dem »Badezimmer ohne Ecken und Kanten« sind die Wände, die Decke und die Wanne von einem Künstler gestaltet, damit auch optisch die Botschaft klar ist: Hier geht es um weit mehr als um Körper- und Gesundheitspflege, man soll sich entspannen, man soll es sich gut gehen lassen. In einem sogenannten Öldispersionsbad wird ätherisches Öl aus verschiedenen Heilpflanzen durch eine spezielle Apparatur zerstäubt. Auf diese Weise verbindet es sich mit dem Wasser – was Öl üblicherweise nicht tut – und verteilt sich als feiner Schutzmantel auf der gesamten Haut. »Am Anfang, wenn Frau Kluge in der Wanne liegt, ist ihr Körper angespannt, wie auch ihre Hand, wenn ich sie mit den Bürsten massiere«, erzählt Renate Kettner. »Aber schon, wenn ich bei der zweiten

Hand angelangt bin, merke ich, sie wird lockerer. Mit der Zeit ist ihr Körper lang, sie liegt ganz entspannt da.« Das ist ihre gemeinsame Zeit. Die genießen sie beide. Da darf niemand stören. Da sind sie wie zwei Verschworene. »Wir reden natürlich miteinander, aber schweigen auch viel, und es gibt so eine Übereinstimmung beim Schweigen. Auch beim Haare waschen, wenn sie laut und langsam ausatmet. Da halte ich dann inne, damit wir beide den Moment voll auskosten können.«

Eine Frau, die ihre Berufung fand

Renate Kettner ist eine kleine Frau von Anfang 60, erheblich jünger aussehend. Ruhe strahlt sie aus, obwohl sie lebhaft spricht und sich auch so bewegt. Während ich sie beobachte, wie sie in der geräumigen Wohnküche hin und her geht, denke ich, sie müsste jemand sein, der gern tanzt, was sich im Lauf unseres Gesprächs auch bestätigt. Sie ist eine Quereinsteigerin. Etliche Jahre war sie Sekretärin, hat in einem Reisebüro gearbeitet, was ihr ermöglichte, viel von der Welt zu sehen. Zufrieden hat sie der Job nicht gemacht. Zusammen mit einer Bekannten eröffnete sie einen Secondhandladen für Kinder und Erwachsene. »Dann kam relativ spät der richtige Mann als Vater für meine Kinder in mein Leben. Zwei Söhne wurden geboren«, berichtet sie. »Mein Mann wurde krank, eine jahrelange Krebserkrankung. 1995 starb er. Da waren die Kinder noch klein.« Der Laden im Frankfurter Viertel Sachsenhausen entwickelte sich zum Treffpunkt, wo man gern mal vorbeischaute, Kaffee trank, Neuigkeiten austauschte. Später machte Renate Kettner sich als Farbberaterin für Innenräume selbständig. Damit begannen bewegte, erfolgreiche Jahre. Die Farbberatung brachte sie in Kontakt mit mehreren Kindergärten. Sie wurde angeworben, mit den Kleinen zu malen. Es sprach sich herum, sie wurde weiter empfohlen mit der Folge, dass sie zusätzlich mit Kindern in Kreativprojekten arbeitete.

Sie sagt von sich, sie sei eine Gegnerin der weißen Wände. Als Farbberaterin konnte sie irgendwann in Kindergärten keine neuen Erfahrungen mehr machen, also suchte sie weitere Betätigungsfelder. Sie wollte wissen: Wie sieht es in Krankenhäusern aus, in Alteneinrichtungen? Was brauchen diese Menschen, damit sie sich wohl fühlen? Für Demenz interessierte sie sich noch nicht, und sie wusste nur wenig darüber. Von ihrem Arzt erfuhr sie, dass eine anthroposophische Einrichtung dringend Leute suche. Dort fing sie mit einem 400-Euro-Job an. Sie absolvierte mit einem hilfsbereiten Kollegen einen Crashkurs und arbeitete als ganz normale Pflegehelferin. 2006, beim Weihnachtsfest, teilte der Heimleiter mit, man werde im kommenden Jahr ein Haus für Wohngruppen eröffnen. Es würden Pioniere gesucht. Renate Kettner meldete sich sofort.

Der Tod ihres Mannes war für sie der Anlass gewesen, sich zur Sterbebegleiterin ausbilden zu lassen. Und heute ist sie Lebensbegleiterin. Dabei handelt es sich um eine interne Berufsbezeichnung. Über ein Jahr dauerte die Ausbildung, die sie parallel zur Arbeit absolvierte.

Im großen See der Ressourcen fischen

Die Frau, die früher kreativ mit Kindern gearbeitet hat, weiß heute: Sie arbeitet viel lieber mit Menschen mit Demenz. Auch hier ist Kreativität gefragt. Zwar hat sie die Wissensbegierde der Kleinen immer gern gefördert. »Die Kinder«, sagt sie, »habe ich einen Schritt weitergebracht. Aber hier mit den alten Menschen bin ich jemand, der erntet. Ich erfahre etwas über mich selber – Demenz als Entwicklungschance.«

Ähnliches war schon bei Arno Geiger herauszuhören, er schrieb, die Beziehung zu seinem kranken Vater habe ihn dazu gebracht, sich der Welt weiter zu öffnen (s. Kapitel 1). Für Renate Kettner wiederholt sich diese Erfahrung täglich. »Wir neigen ja schnell dazu, zu sagen: Ach, der alte Herr kann das nicht mehr. Und dann stelle ich fest, er kann sich nur bei bestimmten Dingen nicht mehr verständlich machen.« Doch wenn sie auf eine andere Weise mit ihm kommuniziert, wenn sie sich in seine Welt hineinversetzt, und wenn es ihr gelingt, ihn zu verstehen, dann ist das für sie wie eine Ernte. »Es ist wie in einem großen See der Ressourcen zu fischen.«

Sie erzählt von Kolleginnen, die über das Singen gut mit den Bewohnerinnen in Kontakt kämen. Aber ihre Sache ist das leider nicht. Sie tanzt. Manchmal lastet auf der ganzen Wohngemeinschaft eine schwere Stimmung. Da ist es gut, Musik zu machen. Darauf reagiert Renate Kettners Körper unwillkürlich. Sie geht dann nicht mehr auf einzelne Bewohnerinnen zu, sie tanzt auf sie zu. Gelegentlich macht sie auch mit einer alten Dame einen Rollstuhl-Tanz. Sie tue es nicht, weil sie denke, jetzt müsse sie mal wieder tanzen, erklärt sie mir, sondern es komme einfach aus ihr heraus und dann tanze sie eben.

Der Mittelpunkt der Wohngemeinschaft ist der große Tisch in der Wohnküche. Ihr schließt sich ohne Übergang ein Wohnzimmer an, möbliert mit Sesseln und einer Couch aus dem privaten Besitz der Hausbewohnerinnen. Die Attraktion ist eine Ofenbank. Der großzügig geschnittene Wohnraum grenzt an die Einzelzimmer. Es ist Nachmittag. Vier alte Frauen trinken Kaffee. Renate Kettner und ich setzen uns dazu.

Sie stellt mir eine Bewohnerin als »unsere Künstlerin« vor. Bis vor kurzem hat sie noch Akkordeon gespielt, bei Sommerfesten im Garten zum Beispiel. Die Lebensbegleiterin, die alle Fäden in der Hand hält, verwickelt die Frauen in ein kleines Gespräch. Dabei entstehen viele Pausen. Ob sie sich einen »Lover« wünsche, wird die Künstlerin gefragt. Die gibt zu verstehen, sie sei nicht abgeneigt. »Wofür ist denn ein Lover gut«, will Renate Kettner wissen. »Wozu braucht man den?« Antwort: »Damit der für mich sorgt, nicht was du denkst!« Und wieder schweigt man zusammen. Eine andere Bewohnerin sagt: »Mein Mann hat mich doch manchmal geküsst. Aber an seine Küsse kann ich mich gar nicht erinnern. Das ist doch schade.« Es wird darauf nicht direkt eingegangen, aber nach einer Weile fragt Renate Kettner die Frauen, ob ihnen ein Küsschen recht sei. Sie sind einverstanden und werden der Reihe nach umarmt und geküsst.

Hände arbeiten oft besser als der Kopf

Acht Menschen leben einen ganz normalen Alltag miteinander: beim Kochen helfen oder einfach nur zugucken, Äpfel schälen, Kuchenteig rühren, Plätzchen ausstechen, in der Zeitung blättern, auf dem Balkon Luft schnappen. Im Flyer heißt es dazu: »Das Brutzeln des Schnitzels zu hören, die Kartoffeln zu schälen, sich an der kleinen Feuerstelle im Garten an das Kartoffelfeuer aus der Kindheit zu erinnern oder sich mit Schraubenzieher und Zange an einer defekten Schublade zu schaffen machen – all dies ermöglicht Vertrautheit im Alltag. Oft finden sich die Hände noch viel besser zurecht als der Kopf.«

Wie in anderen Einrichtungen auch ist das Personal ein

Mix aus examinierten und angelernten Kräften. Sie werden unterstützt von Angehörigen und einer festen Gruppe von 32 ehrenamtlichen Helfern, darunter eine Klavierspielerin, die einmal wöchentlich zum gemeinsamen Singen anregt. Auch Schulkinder kommen vorbei, mitunter bringen sie ihre eigenen Spiele mit. Eine Scheu vor Menschen mit Demenz kennen sie nicht. Die wiederum freuen sich sehr über den Besuch, und einige beteiligen sich am Mensch-ärgere-dich-nicht-Spiel.

Es ist ein langes Gespräch, das Renate Kettner und ich über ihre Arbeit und ihre Haltung zu den ihr anvertrauten Menschen führen. Weil sie die Parallelwelt der Demenzpflege und den Umgang mit den Bewohnerinnen anschaulicher und persönlicher darstellt, als ich es könnte, möchte ich sie gern persönlich zu Wort kommen lassen. Ich habe ihre Aussagen nur mit Stichworttiteln versehen.

✎ Ehrlichkeit

Die Ehrlichkeit dieser Menschen mit Demenz empfinde ich als eine ihrer ganz großen Qualitäten. Ich selber bemühe mich, im Umgang mit ihnen aufrichtig zu sein und habe hier meine Lehrmeister gefunden. Sie sind immer ehrlich! Sie können gar nicht anders. Wenn sie zu uns kommen, ist die Demenz in der Regel weit fortgeschritten. Da sagt eine der Bewohnerinnen: Ein Küsschen, das würde sie jetzt freuen. Dieselbe könnte zehn Minuten später, wenn ich mich umdrehe, sagen: Du blöde Kuh! Es ist ihr egal, ob ich das höre oder nicht. In dem Moment habe ich sie verärgert – vielleicht aufgehört, mich ihr zu widmen. Jedenfalls ist sie auf mich nicht mehr gut zu sprechen. Und weitere zehn Minuten später kann ihre Stimmung noch einmal ins Gegenteil umgeschlagen sein.

Was erinnert wird

Wenn eine Bewohnerin ganz zu Anfang mit mir eine positive Erfahrung gemacht hat und sich das wiederholt, dann merkt sie sich das. Das hat sie dann auf der Gefühlsebene gespeichert. Und dann kann ich auch mal etwas machen, was ihr nicht so gut gefällt, das verzeiht sie mir. Aber wenn ich mich mehrmals hintereinander wie ein Klops verhalte, dann habe ich erst mal verloren. Dann muss ich lange an mir arbeiten, bis diese Bewohnerin mich wieder akzeptiert.

Der Umgang mit der Wahrheit

Einmal sagte eine Frau, als ich sie zu Bett begleitete: Wann kommen denn endlich meine Eltern? Sag doch mal, wo sind denn meine Eltern?

Wenn ich konkret gefragt werde, dann antworte ich auch auf die Frage. Dann sage ich nicht: Ich glaube, wir werden morgen gutes Wetter haben. Sondern dann antworte ich: Wenn Sie mich so fragen, ich glaube, die sind im Himmel und zeige mit dem Finger nach oben.

Wie? Sind die denn schon so alt?

Wie alt sind Sie denn?

Neunzig … ach so, dann sind meine Eltern schon tot!

Sehen Sie – das denke ich auch.

Gestern gab es eine Situation, da war es anders. Eine Bewohnerin äußerte keine Frage, sondern einen Wunsch: Ach, wenn doch meine Eltern kämen. Da fragte ich sie, was würden die Eltern denn machen? Was würden Sie sich von denen wünschen?

Ach ja, das einfach mal einer nach mir guckt. Meine Mutter, die könnte doch mal nach mir gucken. Aus Erfahrung wissen wir: Es geht um den Wunsch und das Bedürfnis, geborgen und angenommen zu sein. Und da sage ich: Wissen Sie was?

Darf ich Sie mal in den Arm nehmen? Vielleicht tut uns beiden das gut.

Eine andere Situation. Eine Bewohnerin sagt verärgert: Wann kommen denn endlich meine Eltern, die müssten doch mal kommen! Dann gehe ich mit, dann sage ich: Das ist ja was! Die müssten ja wirklich jetzt mal kommen! Denen müsste man ehrlich mal Bescheid sagen! Und ich frage: Wie war das eigentlich? Was haben Sie denn Sonntagabend mit den Eltern immer gemacht? Erst zusammen Abendbrot gegessen, und wie ging's dann weiter? – Und schon sind wir woanders. Aber ich gebe ihr das Gefühl, ich nehme sie ernst im Sinne von: Das, was sie sich wünscht, ist berechtigt.

Oder es geht um den Ehemann: Warum kommt der nicht? Der war schon so lange nicht hier. Und ich stimme ein: Das geht wirklich nicht, das würde ich mir auch nicht gefallen lassen. Und das nächste Mal sagt dieselbe Frau: Mein Mann, der ist tot, oder? Und da sage ich: Ja, Ihr Mann ist tot, 20 Jahre schon.

Sexualität

Da war doch die Frau heute am Tisch, die sich nicht an die Küsse ihres Mannes erinnern konnte – ein lebendiger Beitrag zum Thema, dass das Bedürfnis nach Sexualität nicht einfach aufhört. Die Sehnsucht danach. Zu wissen: Da gab es mal was. Das kann eine schöne Erinnerung sein oder eine schlechte Erinnerung. Das Interesse erlischt nicht zwangsläufig. Wenn es früher eine positive Bedeutung hatte, dann lebt es auch positiv weiter.

Es gab eine Begebenheit beim Baden, das warme Wasser, die intime Situation, das ist ja alles dienlich. Ein Mann, der das noch formulieren konnte, sagte: Soll mir das jetzt peinlich sein? Und ich sagte: Bestimmt nicht. Machen Sie sich bitte keinen Kopf, das ist nur natürlich. Und ein anderer, ein sehr alter Mann, bei dem löste die schöne Situation im Warmwasser den Wunsch nach Selbstbefriedigung aus. Der wollte nichts von mir. Ich habe ihn gewähren lassen, mich diskret zur Seite gewandt, und irgendwann war es dann wieder gut. – Die Menschen haben eben einen Impuls und dem geben sie nach.

Eifersucht und Zärtlichkeit

Am Anfang geschieht es immer mal wieder, dass wir Lebensbegleiterinnen von den Ehefrauen als Konkurrentinnen gesehen werden. Wenn wir zum Beispiel sagen: Wir haben heute ein liebevolles Lächeln von Ihrem Mann gekriegt, dann heißt es: Sie sprechen aber jetzt nicht von meinem Mann! Das kann gar nicht sein! Das habe ich doch ewig nicht mehr bei ihm gesehen! – Also, das ist durchaus eine Form von Eifersucht, die spürbar wird, wenn sich ihr Mann uns gegenüber liebevoller verhält. Wir kennen das auch von Beziehungen zwischen Müttern und Töchtern, wo Zärtlichkeit mitunter nicht üblich war. Hier in der Wohngruppe entsteht jedoch eine andere Nähe. Wir sind unbelastet im Umgang mit den Bewohnerinnen, können Herzlichkeit austauschen, wir haben diesen ganzen spannungsreichen Hintergrund nicht. Je weiter die Krankheit voranschreitet, umso größer ist das Bedürfnis nach Herzenswärme, nach körperlicher Zuwendung. Wenn man hier arbeitet, sollte man diese körperliche Nähe zulassen können. Eine Kollegin blieb nur drei Tage, denn sie hatte genau damit Probleme. Sie wurde immer ganz steif, wenn jemand sie berührte. Die Bewohnerinnen brauchen aber diesen Körperkontakt, sie brauchen sensible Berührung. Das ist ganz elementar. Sie zeigen uns auch oft sehr deutlich, wenn sie Berührung und Nähe brauchen.

Autonomie und Bedürfnisse erfüllen

Ich helfe den Bewohnerinnen, ihre Bedürfnisse zu erfüllen und damit unterstütze ich sie in ihrer Autonomie. Möchte jetzt Frau Meier tatsächlich mitsingen oder ist sie zufriedener, einfach nur zuhören zu können. Möchte Frau Müller jetzt schon ins Bett gehen oder möchte sie den Abend so lange wie möglich auskosten. Einen gewissen Spielraum haben wir, aber dennoch ist die Schicht irgendwann zu Ende und es muss mir gelingen, das richtige Schlüsselwort zu finden, so dass sie dann eben doch ins Bett geht. Wir haben Bewohnerinnen gehabt, die ziehen sich fünfmal am Tag um. Andere ziehen das Unterhemd als Unterhose an. Natürlich werden wir von den Angehörigen angesprochen: Da müssen Sie doch für Ordnung sorgen. Und ich sage: Das ist die Ordnung dieser Bewohnerin, auch eine Form der Autonomie, die wir respektieren.

Konflikte

Wie es in jeder Familie geschehen kann, hängt auch bei uns manchmal der Haussegen schief. Eine Bewohnerin ist morgens mit schlechter Laune aufgestanden und lässt dies die anderen und auch uns spüren. Je nachdem unterstütze ich sie in ihrem Ärger oder versuche auch, sie vielleicht mit einem guten Frühstück aufzumuntern. Und wenn eine andere Frau schimpft, man hätte sie beklaut, dann unterstütze ich sie und sage: Das ist ja ein Ding – eine Unverschämtheit ist das! Wer wagt sich denn so was! Wenn ich den erwische!

Doch wenn jemand sich über eine Mitbewohnerin aufregt, weil diese stark hustet oder laut schreit, dann stelle ich mich schützend vor sie: Das tut mir sehr leid, aber Frau T. kann sich im Moment nicht besser ausdrücken und bitte um Verständnis. Diskussionen bringen da gar nichts. Alle Bewohner sind Teil einer Gemeinschaft. Im normalen Leben kann man sich die Nachbarn ja auch nicht immer aussuchen.

Die Grenze einer Lebensbegleiterin

Ich glaube, der Weg der Lebensbegleiterin – ohne die drei jährige Ausbildung zur Pflegefachkraft – hat einen eigenen Schwerpunkt. Unsere Aufgabe besteht besonders darin, für Präsenz und Kontinuität, für eine gute Atmosphäre im Wohnbereich zu sorgen. Unsere Pflegefachkräfte – sie sind auch Lebensbegleiter und Lebensbegleiterinnen – tragen darüber hinaus die pflegerische Verantwortung für unsere 32 Bewohner. Ich muss nicht erkennen: Ist das jetzt ein Schlaganfall? Ein Herzinfarkt? Aber die Pflegefachkräfte müssen diese Verantwortung tragen. Ich finde meinen Job daher um einiges leichter und habe großen Respekt vor dieser Arbeit.

Die eigene Ernte

Es mag an manchen Tagen einfach noch so stressig sein – diese Begegnungen, wenn man mir ein Lächeln schenkt oder fragt »Wann kommst du wieder?«, das ist eine große Anerkennung, gerade weil diese Menschen das mit Worten nur noch selten ausdrücken können. Man kennt ja die Bewohnerinnen und weiß, wie sie sich verhalten, wenn sie schlecht gelaunt oder unzufrieden sind. Aber wenn Frau F. plötzlich sagt: »Das ist doch richtig schön hier!« dann denke ich: Dafür hat sich der Tag gelohnt. ✐

Natürlich macht sich Renate Kettner auch Gedanken über das eigene Altwerden. »Meine Generation, geboren in den 1950er Jahren, sagt oft: Wenn wir in die Pflegebedürftigkeit kommen, wird manches anders sein, wir werden anstrengend für die nachfolgende Generation sein.« Die heutigen Alten sind mit Entsagung groß geworden. Die meisten älteren Menschen haben ihre Jugend für den Krieg hergeben müssen, und dieses Defizit lebt fortwährend in ihnen. Mit Mangel kennen sie sich aus. Zum Beispiel: Das Gartenhaus zu beziehen, als es noch teilweise eine Baustelle war, bereitete ihnen keinerlei Schwierigkeiten. Sie haben improvisiert und das Geschirr in der Plastikschüssel gespült. Darin sahen sie kein Problem. Stress hatten nur wir Mitarbeiter.

»Die Generation der uns anvertrauten Menschen heute ist genügsam, zum Beispiel was das Essen anbelangt – wir sind es nicht« stellt Renate Kettner abschließend fest. »Wir, die 68er, haben eine völlig andere Sozialisation. Wir sind anspruchsvoller, nicht nur beim Essen, sondern auch im Miteinander und der gegenseitigen Wertschätzung, in der Annahme meines Wesens, meiner Andersartigkeit. Die Generation, die uns einmal pflegen wird, die wird ihre Freude an uns haben.«

DRITTES KAPITEL

LIEBE

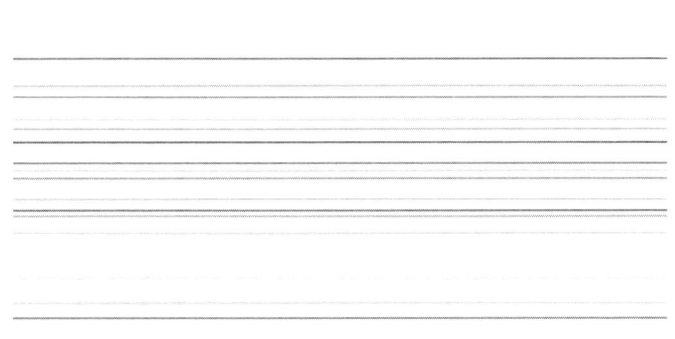

»Wer ist der Mann?«

Der Befund Demenz und was dann? Wie geht es in der Ehe weiter? Geht es überhaupt weiter? Oder nur bergab? Was nach der Diagnose folgt, kann selbst Angehörige, die frei von Pflegeverpflichtungen sind, überfordern, allein deshalb, weil sie alt sind und eine gravierende Änderung der Alltagsumstände sie enorm unter Stress setzt. Womöglich wehren sie sich dagegen, ihr bisheriges Leben völlig auf den Kopf gestellt zu sehen. Sie akzeptieren die Krankheit des Partners nicht – und damit auch nicht die Fremden in der eigenen Wohnung, die Pflegekräfte. Ein ehemals eingespieltes Eheleben kann sich in ein Minenfeld verwandeln, wie es Martina Rosenberg in ihrem Buch »Mutter, wann stirbst du endlich?« schonungslos am Beispiel ihres Vaters beschreibt. Bei ihm sind Wutausbrüche an der Tagesordnung. Das ständige Fragen seiner Frau – »Wann komme ich nach Hause?« – lässt ihn explodieren. »Du bist hier zu Hause! Hör endlich auf mit deiner blöden Fragerei!« Worauf die Frau ihre Tochter fragt: »Wer ist der Mann?«[7]

Bei Marianne Rehm* und ihrem Mann Holger geschah das Gegenteil. Der Befund Alzheimer brachte wieder Frieden in die Beziehung. »Verzweifelt war ich *vor* der Diagnose«, sagt die Ehefrau. Ihr Mann, früher zugewandt und rücksichtsvoll, jemand, den nichts aus der Ruhe bringen konnte, hatte sich völlig verändert. Er behandelte sie oft ungerecht. Es gab viel Streit. Seine Frau dachte an Trennung. Als sie 2004 erfuhr, er leide unter Alzheimer, zog es ihr den Boden unter den Füßen weg – doch gleichzeitig kam wieder etwas ins Gleichgewicht. Sie fand ihre Liebe wieder. »Ich begriff: Sein Verhalten richtet sich nicht gegen mich. Er kann es nicht anders!« Für die meisten Angehörigen ist die Diagnose Demenz keine Überraschung. Irgendwann lässt die Summe der Defizite kaum eine andere Vermutung mehr zu. Marianne Rehm dagegen, von ihrem Mann »Mary« genannt, war völlig ahnungslos.

Weihnachten stand vor der Tür. Die Tochter war schon eingetroffen, der Sohn würde Heiligabend kommen. Drei Tage vor dem Fest, als das Paar – wie üblich im Beziehungsstress – nach dem Frühstück das Geschirr in die Spülmaschine räumte, fiel Holger plötzlich um. Schnell kam er wieder zu sich, dennoch, seine Frau war alarmiert. Schlaganfall? Sie machte einen Termin beim Neurologen. Der ordnete umgehend Untersuchungen an. Zwei Tage später, am 23. Dezember, stand die Diagnose fest. Alzheimer. Holger Rehm war zu dem Zeitpunkt 64 Jahre alt. Als Beamter einer Landesbehörde konnte er in den vorzeitigen Ruhestand gehen. Der Jurist entschloss sich dazu, weil ihn sein berufliches Pensum immer mehr unter Druck setzte, weshalb er dazu übergegangen war, Unerledigtes mit nach zu Hause zu nehmen und dort weiter zu arbeiten.

Keine Lust mehr, etwas zu entscheiden

Auch seiner Frau waren die Konzentrationsschwächen aufgefallen und seine Unlust, Entscheidungen zu treffen. Aber sie hatte sich deshalb keine großen Sorgen gemacht. Etwas ganz anderes stand im Vordergrund, und das ließ sie regelrecht verzweifeln: Sie verstanden einander nicht mehr. Früher wurde in dieser Ehe mit Respekt und Fairness gestritten. Nun aber kam es bei Auseinandersetzungen immer häufiger zu Entgleisungen. »Holger machte seinem Ärger mit einem Gassenjargon Luft. Das kannte ich überhaupt nicht bei ihm«, sagt

Marianne Rehm. »Und ich dachte: Was ist denn jetzt los! Wenn das so weitergeht, trenne ich mich!«

Bei unserem ersten Kontakt, als ich sie um ein Gespräch bat, sagte sie: »Mein Mann und ich hatten sehr schwere Zeiten. Aber jetzt geht es uns richtig gut.« Viereinhalb Jahre hat er als Demenzkranker noch zuhause gewohnt. Während der ersten vier Jahre lief alles gut, dann, im August 2008 begannen die tätlichen Aggressionen seiner Frau gegenüber.

Marianne Rehm ist eine schlanke, agile Person mit blondem Kurzhaarschnitt, geboren 1946. In jungen Jahren hatte sie die Hotelfachschule besucht und an der Rezeption eines renommierten Hauses gestanden. Als sie Mutter wurde, gab sie die Stelle auf, aber bis heute kommt sie gelegentlich zurück an ihren alten Arbeitsplatz, wenn sie gebeten wird auszuhelfen. Sie hat die schwäbische Region, in der sie geboren wurde, nie verlassen. Man hört ihr an, woher sie kommt. Über die Kontinuitäten ihrer Lebensumstände ist sie froh. Freundschaften und Zugehörigkeiten sind daraus erwachsen. Man kennt sich, man ist füreinander da. Marianne Rehm ist jemand, der auf Chancen achtet, im Sinne von: Wenn ihr das Leben ein gutes Angebot macht, kann sie es erkennen und zugreifen. Ihr offenes Wesen wirkt anziehend, und so hat sie immer wieder die Erfahrung gemacht, zum richtigen Zeitpunkt von den richtigen Menschen angesprochen zu werden.

Vorbereitung auf ein Leben mit Alzheimer

Als sie und ihr Mann nicht wussten, wie es nach der Diagnose Alzheimer weitergehen sollte, ergab sich ein Klinikaufenthalt speziell für Demenzerkrankte und ihre Angehörigen. Zu diesem Zeitpunkt wurde das Modell in Deutschland nur an einem Ort, in Bad Waiblingen, angeboten. Tagsüber waren die Ehepartner getrennt. Für Angehörige gab es gezielte Beratung und Informationsveranstaltungen, für die Kranken Bewegungsangebote, Musik- und Kunsttherapie. Aber gemeinsam wurden die Eheleute auf ihr neues Leben vorbereitet – ein Glücksfall, wie Marianne Rehm im Rückblick meint. Während der Wochen in der Klinik bereitete sie sich auf ihre neue Rolle als Ehefrau eines Mannes mit Demenz vor. Sie ist dankbar dafür, dass es ihr gelang. Sie kennt andere Frauen, die noch nach vielen Jahren mit ihrem Schicksal hadern. Sie fragen: Womit habe ich das verdient? Eine solche Frage käme Marianne Rehm nicht in den Sinn. Sie ist Christin, sie denkt oft an die Geschichte von Hiob.

»Das ist meine Geschichte!« erklärt sie mir. »Wir können nicht davon ausgehen, dass alle anderen Menschen auf der Welt von Hunger, Krankheit, Krieg und Elend betroffen sind – und wir nicht. Leben schließt alles mit ein. Für Holger, für mich. Das Leben ist so.« Dann fällt der Satz, der mich begreifen lässt, warum sie heute mit ihrem Leben zufrieden ist: »Ich bin empathisch, aber ich leide nicht mit ihm. Und ich denke, das ist ein Segen.« Man wachse in so vieles hinein, ganz langsam, fügt sie hinzu. Ihr Mann und sie hätten die guten Zeiten gehabt – richtig gute Zeiten! Es sei ihnen alles in den Schoß gefallen. Keine Dramen. Keine Schicksalsschläge. »Alles ist immer mühelos gegangen, auch bei unseren Kindern in der Schule. Wir wussten: Die machen ihren Weg. Und sie haben ihren Weg gemacht.« Die Tochter und der Sohn leben schon lange weit entfernt in anderen Städten. Genau wie ihre Mutter waren sie ahnungslos, was die Krankheit ihres Vaters betraf. Sie erkannten nicht, wie sehr er unter Beeinträchtigungen litt. Sie wussten nur, dass die Ehe ihrer Eltern Schaden genommen hatte und es zwischen ihnen starke Spannungen gab.

Ich lernte Marianne Rehm kennen, als ich in der Nähe von Stuttgart eine Wohngruppe besuchte. So vertrauensvoll, wie sie mit einem der Bewohner umging, konnte es sich nur um die Ehefrau handeln. Als erstes fiel mir auf, dass er für einen Alzheimerpatienten relativ jung war. Und zweitens erhielt ich wieder einmal eine Bestätigung dafür, dass der Umgang mit Menschen mit Demenz zu kreativen Lösungen anregt. Holger Rehm saß nach einem Oberschenkelhalsbruch im Rollstuhl. Als seine Frau ihn aus der Klinik abgeholt hatte, war ihr gesagt worden: Das war's jetzt. Ihr Mann wird nie wieder gehen können. Und sie hatte gedacht: Das wollen wir doch mal sehen …

Der Trick mit dem Rollstuhl

Die Szene, die ich nun auf dem Balkon der Wohngruppe beobachtete, könnte die Überschrift tragen: Selbst ist die Frau – oder wie hole ich einen großen Mann aus dem Rollstuhl raus? Es gelang ihr, indem sie ihn frontal zum Geländer schob und aufforderte, die Hände darauf zu legen. Dann bückte sie sich und hob den Rollstuhl vorsichtig an der Hinterachse an – und damit gleichzeitig sein Gesäß. Das veränderte den Schwerpunkt in seinem Körper und er konnte sich langsam am Geländer hochziehen, bis er schließlich auf seinen Füßen stand. Danach machte er, unterstützt von der Frau an seiner Seite, Gehübungen. Es strengte ihn an, aber, so schien es mir, es spornte ihn auch an, und sei es nur ihr zuliebe. Als ich Marianne Rehm zwei Monate später in ihrem Haus besuchte, berichtete sie mir, es habe geklappt, der Rollstuhl werde zwar noch benutzt, aber die Strecken, die er mit Unterstützung gehen könne, würden immer größer.

Als im Dezember 2004 in der Arztpraxis der Begriff »Alz-heimer« fiel, ging ihr nur durch den Kopf: Das kann nicht sein! Mein Mann doch nicht! Der ist doch noch so jung! »Für mich war es wie ein Tunnel, ein Tunnel ohne Ende«, erzählt sie. »Und ich habe gesagt, Holger, ich kann jetzt nicht nach Hause fahren. Lass uns ein Café suchen, ich muss diese Nach-richt erst mal verdauen, ehe ich mich hinters Steuer setzen kann.«

Am Abend war das Ehepaar bei Freunden zu einer Ge-burtstagsfeier eingeladen. Sollten sie absagen? Holger meinte, er wolle mit der Tochter daheim bleiben. Aber Mary könne sich ja ohne ihn mit den Freunden treffen, wenn sie glaube, dass es ihr gut tue. Das genau war ihr Bedürfnis. Sie musste mit jemandem reden. »Also bin ich erstmal zu unseren Freunden gegangen. Und wir haben geredet und uns dabei betrunken. Alle. Wir konnten es einfach nicht fassen.« Für die Ehefrau stand fest: Wenn ich möchte, dass unsere Freunde uns beiste-hen, dann muss ich sie von Anfang an mit ins Boot nehmen. Also keine Geheimnisse. Ohne die Unterstützung und das Verständnis aus ihrem Freundeskreis – dessen ist sie sich heute sicher – wären die vergangenen Jahre für sie und ihren Mann viel belastender gewesen.

Vollmachten und Testament

Als der Neurologe sie nach der Diagnose fragte, was sie jetzt tun wolle, war ihre erste Reaktion: eine Selbsthilfegruppe fin-den. Und so geschah es. Ihre grundsätzliche Haltung be-schreibt sie mir so: schlimme Krankheit. So ist es. Welches ist der nächste Schritt, damit die Situation für uns beide erträg-lich bleibt? Als nächstes ging sie zum Notar. Hier entstand der rechtliche Rahmen, den Marianne Rehm brauchte, um für die Zeit gewappnet zu sein, wenn die kognitiven Fähigkeiten ihres Mannes weiter nachlassen würden. Patientenverfügung, Vorsorgevollmachten, Kontenvollmacht, Testament.

Als das Ehepaar alles unterschrieben hatte und vom Notar nach Hause kam, sagte ihr Mann: »Jetzt habe ich gar nichts mehr zu sagen.« Und sie erwiderte: »Holger, nein, du hast so lange etwas zu sagen, wie du klar denken kannst. Ich weiß nicht, wie man es merkt, aber irgendwann werden wir merken, wenn es nicht mehr geht.« Das habe ihm als Zusicherung gereicht, erzählt Marianne Rehm. Am Anfang habe sie ihm noch Informationen zu Alzheimer angeboten, aber er habe die Seiten, die sie ihm ausgedruckt hatte, beiseite gelegt. Entweder, er konnte schon nicht mehr lesen, oder er wollte es nicht wissen. Zum Thema Demenz äußerte er sich nicht mehr.

Es blieb Mariannes Aufgabe anzusprechen, was ihr unvermeidbar erschien: das Autofahren zum Beispiel. Sie begann das Gespräch diplomatisch. »Holger«, sagte sie, »du fährst besser als ich, du fährst überlegter als ich Auto. Aber wenn du jetzt einen Unfall hast – du musst gar nicht daran schuld sein – und dein Gegenüber merkt an deinem Reden, dass du Schwierigkeiten hast, dann wird dir das zur Last gelegt. Und das können wir jetzt gar nicht gebrauchen.« Dann machte sie ihm den Vorschlag, ihn künftig bei seinen Autofahrten zu begleiten. Er war einverstanden. Jedes Mal fragte sie: »Wer fährt?«, und es kam immer häufiger die Antwort: »Fahr du«. Irgendwann wollte er nur noch Beifahrer sein. Holger Rehm war, wie sich schon beim Notar gezeigt hatte, sehr kooperativ. Er überließ seiner Frau das Steuer. Kein Kampf, keine Täuschung, keine Selbsttäuschung mehr. Das alles lag nun hinter ihnen.

Es konnte peinlich werden

Gespräche mit Freunden haben Marianne Rehm klargemacht, wie häufig ihr Mann früher versucht hatte, seine kognitiven Ausfälle zu überspielen. Einmal wurde er beim Einkauf nach seiner Adresse gefragt, er konnte sie nicht nennen, ebenso wenig wie seinen Namen. Damals konnte er sein Defizit noch überdecken. Als es ihm nicht mehr gelang, übernahm seine Frau den Part. Die Freunde sagten Marianne, es sei ihnen aufgefallen, dass für Holger geredet habe. Keine Frage, gibt sie mir gegenüber zu, es sei ihr darum gegangen, eine Blamage für ihn zu verhindern. Er habe manchmal dummes Zeug von sich gegeben, er, der so ein differenzierter Mensch gewesen sei, ein Denker. Früher habe er lange einer kontroversen Unterhaltung zuhören können und am Ende mit seiner Einschätzung die Sache auf den Punkt gebracht. »Dann aber kamen immer häufiger banale Sprüche von ihm. Es hat mich irritiert. Ja, ich bin eingesprungen, wenn es peinlich wurde.«

Mit dem Befund Alzheimer war das Versteckspiel zu Ende. Als nach Weihnachten wieder das wöchentliche Fußballspielen anstand, informierte Holger Rehm die Sportfreunde über seine Krankheit. Noch einige Jahre gehörte er der Fußballgruppe an und spielte regelmäßig mit. Die Freunde haben Holger mit seinen Einschränkungen in ihre Mannschaft integriert. Als ihm das Umkleiden nicht mehr gelang, begleitete seine Frau ihn. Sie half ihm beim Duschen. Auch durfte sie beim anschließenden Stammtisch dabei sein, zu dem üblicherweise keine Frauen zugelassen waren. »Ich habe später oft gehört, wie gut es war, dass Holger seiner Gruppe schon so früh die Wahrheit gesagt hat«, sagt sie. »Da konnten die anderen Männer in den Umgang mit seiner Krankheit hineinwachsen.«

Bei Familie Rehm wurde viel Tischtennis gespielt. Der Sohn, die Tochter, der Vater, alle drei waren sie gut darin. Nur Mary nicht. Ihr fehlt das Ballgefühl. Aber als sich Holgers Radius verringerte und er daheim mehr Abwechslung brauchte, war dann auch Mary häufig zu einem Match bereit. Wäre es mit rechten Dingen zugegangen, hätte sie ständig verlieren müssen. Aber Holger stellte sich auf ihr Niveau ein, indem er seiner Frau die Bälle zuspielte. Das Gleiche machte er, wenn es um eine Partie mit seinen Enkelkindern ging. Als sie noch klein waren, hatte der Großvater sie liebevoll umsorgt. Mit fortschreitender Krankheit schaffte er es nicht mehr, und er konnte Kinderlärm nicht mehr gut ertragen. Das schränkte das Zusammenleben ein. Alle in der Familie mussten sich umstellen. Alle mussten lernen, mit Alzheimer zu leben.

Radfahren konnte Holger noch lange

Mary und Holger Rehm gehörten zu den Menschen, die sich gern bewegen. Radfahren, Wandern, etwas Langlauf im Winter. Regelmäßig gingen sie tanzen. Keine Frage, sie waren ein aktives Paar. Ein halbes Jahr nach dem Arztgespräch, das ihre Vorstellungen vom eigenen Älterwerden von Grund auf veränderte, machten sie eine Radtour von Passau bis Wien, an der Donau entlang. »Radfahren konnte Holger noch lange, auch als er schon Heimbewohner war«, erzählt seine Frau »Man muss sich das vorstellen: Da sitzt dieser Mann mit Alzheimer auf seinem Fahrrad, eine Hand in der Hosentasche, eine Hand am Lenkrad, und pfeift ein Liedchen … Aber irgendwann ging es nicht mehr, denn ich merkte, er reagiert nicht mehr auf meine Stimme, wenn ich sage: Rechts, Links, Stopp!«

Das Reisen hat in ihrem Leben eine große Rolle gespielt: unterwegs sein, Neues entdecken, jede Nacht woanders. Die Planung nahmen sie selbst in die Hand. Selbst nachdem Holger Rehms Veränderungen einen Namen hatten, sind sie noch gereist. Schiffsreisen zum Beispiel eigneten sich gut, und kleine, ruhige Pensionen. Doch dann, an einem Septembertag in Venedig, offenbarte sich, wie weit die Krankheit schon fortgeschritten war. Mariannes Ehemann stand auf dem Markusplatz und zeigte keinerlei Reaktion. Seine Umgebung interessierte ihn nicht. Er schien nichts davon wahrzunehmen. Da wusste seine Frau, dass die Zeit des gemeinsamen Reisens vorbei war.

Auch die Sexualität kam zu einem Ende, nur dass es in diesem Fall Mary war, die sich zurückzog. Sie kam zu der Einschätzung, dass ihr Mann von sich selbst forderte, sexuell aktiv sein zu müssen, obwohl er immer weniger dazu in der Lage war, jedenfalls nicht mehr ohne ihre Hilfe. »Das war mir dann alles zu mühsam«, bekennt sie. »Irgendwann konnte ich nicht mehr, und ich habe ihm gesagt: Holger, lass es gut sein – für mich ist es in Ordnung so wie es ist.«

Getanzt haben sie noch sehr viel länger miteinander. In der Kleinstadt gab es einmal im Monat Tanz für ältere Jahrgänge. »Holger hat geführt, wunderbar. Das hätten Sie sehen müssen! Von Alzheimer war nichts zu merken.« Marianne Rehm strahlt angesichts so schöner Erinnerungen. Nur war auch hier das Ende irgendwann absehbar. Ihr Mann verhielt sich immer reduzierter und verlor das Interesse, sich zum Tanzen schön anzuziehen. Am liebsten wäre er dort in Hausschuhen aufgetaucht.

Viereinhalb Jahre wohnte er noch mit seiner Frau unter einem Dach. Meistens ging es friedlich bei ihnen zu, wenn auch, wie nicht anders zu erwarten, die Probleme mit Holger zunahmen. Ein gelegentliches kurioses Verhalten, das sie vielleicht zum Lachen brachte, konnte zum Dauerzustand werden, und dann war es nicht mehr komisch. Das Zusammenleben wurde für seine Frau immer anstrengender und für ihn vermutlich auch. Man konnte ihn nicht mehr unbeaufsichtigt lassen. Marianne Rehm strich ihre Aushilfsarbeit, die sie der Abwechslung wegen gern gemacht hatte, und verließ das Haus nur dann, wenn eine Bekannte sie vertrat.

Socke an, Socke aus, Socke an, Socke aus ...

Sie hielt Kontakt zu Mitgliedern der Selbsthilfegruppe und traf sich mit dem Freundeskreis. Es entlastete sie, gelegentlich davon zu berichten, was sie mit Holger erlebte, zum Beispiel, wie er die Nächte verbrachte: Er wacht auf, zieht sich an. Sie versucht weiter zu schlafen. Er setzt sich im Dunkeln ins Wohnzimmer. Sie geht zu ihm, er weist sie ab. Dann kommt er zurück ins Bett, schläft eine halbe Stunde, macht Licht, will sich anziehen: Socke an, Socke aus, Socke an, Socke aus ... Geht ins Bad, geht ins Wohnzimmer, geht ins Bett, manchmal völlig angekleidet. Gutes Zureden hilft nicht. An Durchschlafen ist für sie nicht mehr zu denken. Alle eineinhalb Stunden wird sie durch seine Unruhe geweckt. Natürlich überlegt sie, getrennte Schlafzimmer einzurichten, aber eine Frau aus der Selbsthilfegruppe hat diese Maßnahme schon hinter sich und rät, darauf zu verzichten: Es bringe nichts, schon gar nicht die ersehnte Nachtruhe – der Ehemann sei dann eben immer in *ihr* Zimmer gekommen.

Im Jahr 2008 griff Holger Rehm seine Frau zum ersten Mal an. Es geschah aus heiterem Himmel. Zum Glück hielt sich zu diesem Zeitpunkt ihr Sohn im Haus auf. Sie erzählt:

»Holger ist plötzlich ungeheuer wütend geworden, er kommt oben vom Bad herunter ins Erdgeschoss – noch vor dem Frühstück – und schlägt im Wohnzimmer auf mich ein. Ich habe laut um Hilfe gerufen. Mein Sohn hat dann ganz ruhig auf Holger eingeredet. Da hat der gesagt: Was ist los? Ich mach doch gar nichts. – Er hatte den Vorfall schon wieder vergessen!«

Ein anderes Mal griff er Mary in der Küche an. Sie war gerade dabei, die Blumen zu gießen. Um ihn abzuwehren, bespritzte sie ihn mit Wasser. Ein Fehler – es machte ihn nur noch aggressiver. Mary konnte fliehen. Barfuß lief sie auf die Straße zur Apotheke. Ein Rettungswagen wurde gerufen, Holger Rehm kam in eine Klinik. Es war sein erster Aufenthalt in der Psychiatrie. Derweil versteckte seine Frau zuhause alle Messer. Das hatte man ihr geraten: Tun Sie alles weg, was gefährlich werden könnte. Sie wusste, sie durfte sich nicht wehren, das reizte ihn und machte die Situation noch gefährlicher.

Allerdings, die meiste Zeit – dieser Hinweis ist ihr wichtig – verhielt Holger sich ausgesprochen friedlich, manchmal auch liebevoll. Einmal kam er aus dem Garten und schenkte ihr ein Gänseblümchen. Sie hat es, zwischen Buchseiten gepresst, aufbewahrt.

Ein blaues Auge

Die Gewaltausbrüche wiederholten sich. Vorhersehen konnte die Ehefrau sie nicht. Eine Weile lief sie mit einem blauen Auge herum. Sie ertrug es. »Ich war ihm nicht böse drum«, sagt sie. »Es war eben so. Ein Ausbruch. Ich musste nur sehen, dass ich mich in Sicherheit brachte. Manchmal gelang es mir, ihn zu besänftigen. Man merkt dann irgendwann, der Anfall ist vorbei. Aber ich habe eben immer Angst gehabt.«

Einmal entkam sie ihm und schloss sich im Badezimmer ein. Sie rief ihm zu, sie sei eingesperrt, er möge ihr helfen, der Schlüssel sei verschwunden, ob er vielleicht nach ihm suchen könne …. Das tat er dann auch, indem er den Staubsauger in den Garten schaffte und damit den Rasen nach dem Schlüssel absuchte. Ein anderes Mal flüchte Mary ins Auto, das sie verriegelte. Ihr Mann stand mit einem Stein in der Hand daneben. Auf ihrem Handy, das sie vorsichtshalber immer bei sich trug, rief sie Nachbarn zur Hilfe. Sie kamen und konnten Holger schnell beruhigen.

Während eines längeren Gesprächs mit einem Psychiater forderte der sie auf: »Frau Rehm, sorgen Sie für sich! Ich will Sie nicht irgendwann als Patientin in meiner Klink haben!«

Aber sie sah sich stark, sie fühlte sich ihrer Aufgabe noch gewachsen, eine Selbsttäuschung, wie sich später herausstellte. Sie wollte die Realität nicht so sehen, wie sie war. Sie redete sich ein: Ich schaffe das schon. In dieser Zeit verlor sie enorm an Gewicht – ohne es zu merken. Aber ihr Mann merkte, dass sie am Ende ihrer Kräfte war, so glaubt sie heute. Und damit erklärt sie sich seine Wutanfälle. »Ich habe ja immer zu ihm gesagt: Ich sorge dafür, dass es dir gut geht. Aber als er gefühlt hat, dass ich nicht mehr kann, dass ich meine Stabilität verliere, da hat er Angst bekommen. Angst macht Wut, und Wut macht aggressiv.«

Weil sie wusste, wie unzuverlässig das menschliche Gedächtnis in Krisensituationen ist, machte sie sich regelmäßig Notizen zum Verlauf der Krankheit und ihrem gemeinsamen Leben unter dem Zeichen Alzheimer. Später zeigte sich: Als die Wutausbrüche begannen, hörten die Aufzeichnungen auf, auch dies ein Indiz ihrer Selbsttäuschung. Was man aufschreibt, kann man nicht mehr gut vor sich selbst verbergen. Offenbar hatte sie sich völlig aus den Augen verloren. Es gab sie nicht mehr. Ihr ganzes Denken galt nur Holger. Ihn auf einer geschlossenen Psychiatriestation eingesperrt zu sehen, erschien ihr unerträglich. Bei der nächsten Einweisung plädierte sie für eine offene Abteilung. Wenige Stunden später klingelte es an ihrer Haustür – ihr Mann! Er hatte den Weg quer durch die Stadt nachhause gefunden. Sie war ratlos, wusste nicht mehr, wie sie sich und auch ihn schützen sollte.

Das rettende Angebot aus einer Wohngruppe

Und wieder passierte es, dass im richtigen Moment die richtigen Menschen auf sie zu kamen und ihr das richtige Angebot machten. In einer Wohngruppe, die sie häufiger besuchte, weil der Ehemann einer Bekannten dort lebte, war ein Zimmer frei geworden. Marianne Rehm wurde gefragt, was sie davon hielte, wenn ihr Mann dort einzöge. Eine schwierige Entscheidung. Ohne die langen Gespräche mit ihrer Tochter, sagt sie, wäre das Problem für sie kaum zu lösen gewesen. Ihre Tochter half ihr, wieder zu sich selbst zurückzufinden. Schließlich wusste sie: Ich werde Holger weggeben, aber nicht, weil er mich schlägt. Auch nicht, weil ich Angst vor ihm habe. Sondern: Ich schaffe es nicht mehr!

Damit tat sie den ersten Schritt zu einer realistischen Selbsteinschätzung. »Ich musste mir eingestehen: Du bist wütend, auch wütend auf diesen Mann, du wirst ungerecht. Du willst fort. Du kannst ihn nicht mehr sehen. Soll er doch machen, was er will!«

Wut ist kein guter Ratgeber. Wenn Wut sich nicht in Einsicht wandelt, kommt es zu chaotischen Entscheidungen.

»Der Wendepunkt folgte erst«, gesteht sie, »als ich endlich einsah, dass ich mit meiner Kraft am Ende war.« Vor vier Jahren ist Holger Rehm in die Wohngruppe eingezogen. Es gehe ihm dort gut, sagt sie, mal abgesehen davon, dass er mittlerweile nicht mehr so mobil wie früher sei. Als er sich eingelebt habe, sei alles kein Problem mehr gewesen. »Holger und ich haben ein schönes Leben gelebt. Es ist noch nicht zu Ende. Es sollte für uns beide weiterhin lebenswert sein. Das habe ich eben eines Tages ganz klar gesehen, und daher die Entscheidung, ihn in diese Einrichtung zu geben.« Die habe einen sehr guten Ruf, sie sehe ihren Mann dort gut aufgehoben, im Prinzip, fügt sie hinzu. Leider stehe gut ausgebildetes Personal nicht ausreichend zur Verfügung. Zusätzlich zur Pflege wären mehr anregende Gespräche wünschenswert, zum Beispiel über früher, über Sprichwörter, Kindheitserinnerungen, Krieg, Beruf, oder Bewegung durch kleine Spaziergänge und Ballspiele.

»Dabei braucht es doch gar nicht viel«, weiß sie. »Die Frage ist eher, ob jemand plötzlich eine Idee hat und denkt: Das probier ich jetzt mal aus.« Einmal hat sie aus einem Wilhelm-Busch-Buch vorgelesen. Den Bewohnerinnen hat es sichtlich gefallen, angefangene Verse zu ergänzen. Ihr Mann dagegen konnte damit überhaupt nichts anfangen. Holger Rehm freut sich, wenn seine Frau im Garten mit ihm Ball spielt. Auch Musik tut ihm gut, wenn es die richtige Musik ist, und die ist nicht immer zu haben. Als einer der Jüngsten in der Wohngruppe hat er einen anderen Geschmack als die Mehrzahl. Wenn »Ännchen von Tharau« angestimmt wird, trifft es nicht die Kultur eines Mannes, der als junger Mensch die Rolling Stones hörte und den 68ern angehörte.

In der Klinik war Demenz etwas Unbekanntes

Alles im allem schaut die Ehefrau auf friedliche Jahre zurück, seit ihr Mann nicht mehr zuhause wohnt. Nur den Aufenthalt im Krankenhaus, den schildert sie als katastrophal.
Es wurde viel zu wenig Rücksicht darauf genommen, dass
Holger Rehm als Alzheimerpatient nicht mehr selbst essen
und sich auch nicht mehr verständlich machen kann. In ihrer
Selbsthilfegruppe, berichtet seine Frau, hätten sie daraufhin
einen Sketch gemacht: Dem Patienten wird das Essen hinge-
stellt, auch seine Medizin. Er schaut sich die Tabletten an und
wirft sie in die Blumenvase. Das zugedeckte Essen rührt er
nicht an. Versteht nicht, dass da Essen drunter ist. Eine Mitarbeiterin kommt rein und sagt: Es hat ihnen wohl nicht ge-
schmeckt! Und nimmt das Essen mit raus.

Im Grunde dürfe man Alzheimerpatienten in einem Krankenhaus nicht allein lassen, meint Marianne Rehm. Die deutschen Kliniken sind, was den Umgang mit diesen Kranken
betrifft, noch immer Entwicklungsgebiet. Untersuchungen
zeigen, dass Chefärzte den Prozentsatz der demenzkranken
Patienten in ihren Häusern erheblich unterschätzen. Entsprechend schlecht steht es um die Schulung des Personals – auch
der Ärzte!

In der Alteneinrichtung, wo Holger Rehm lebt, legt man
Wert darauf, dass Angehörige mehr sind als nur Besucher –
dass sie, wenn möglich, am Alltag teilnehmen und auf diese
Weise ihren Platz in der Wohngruppe finden, mit dem schönen Nebeneffekt, dass sie dabei das Personal entlasten. Der
Umgang mit Menschen mit Demenz hat hier etwas Selbst-
verständliches, weit entfernt von dem, was Marianne Rehm
außerhalb der Einrichtung begegnet: »In meinem Umfeld
merke ich, die Angst vor Demenz ist sehr groß. Sie ist riesig.

Es sind meistens die Männer, die fragen: Und? Kommt Ihr Mann wieder zurück? Und ich höre dabei raus: So was macht man eigentlich nicht – seinen Mann weggeben, ihn abschieben ins Heim.«

Lachen in der Selbsthilfegruppe

Alle vier Wochen trifft sich Marianne Rehm in ihrer Selbsthilfegruppe. Hier wird über alles gesprochen, es wird viel gelacht, auch über vergangene Ereignisse, die man damals keineswegs komisch fand. Im Nachhinein, erklärt sie mir, könne man über manches lachen und unter gleich Betroffenen umso mehr. »Aber häufig höre ich bei solchen Treffen von Ehefrauen: Nie würde ich meinen Mann weggeben! Lieber gehen sie selbst dabei zu Grunde. Und diese Frauen sind wesentlich älter als ich …«.

Heute hat sie viel Zeit für sich. Alle zwei Tage besucht sie ihren Mann, dann ist sie entspannt. Sie weiß nicht, ob er noch etwas versteht, aber das ist ihr egal. Sie hat das Bedürfnis mit ihm zu reden, und so tut sie es. »Ich erzähle ihm viel. Zum Beispiel, ich hätte keinen anderen Mann gemocht. Kein anderer hätte es mit mir ausgehalten, oder ich es mit ihm.« Er ist der Mann ihres Lebens geblieben. Wenn sie nach einem Besuch bei ihm heimkommt, geht sie in das Café, in dem Holger und sie zuletzt Stammgäste waren. Trinkt eine Tasse Kaffee, raucht eine Zigarette, gewinnt Abstand. Bekannte kommen auf sie zu. Sie wollen wissen, wie es ihr und Holger geht. Es ist für sie schön, wenn sie nach ihm und nach ihrem Befinden gefragt wird, und sie gibt gern Auskunft.

Das macht mir Mut, die Frage zu stellen, die mich schon eine Weile beschäftigt: Ob ihr Mann noch weiß, wer sie ist?

Erkennt er sie als seine Ehefrau? Das sei schwer zu beurteilen, antwortet sie. Er erkenne sie offenbar wieder als eine Person, die in seinem Leben eine wichtige Rolle spielt. Es sei eine Vertrautheit da, und er reagiere auf Emotionen.

Er redet kaum noch, aber manchmal kommt beim Ballspielen als Impuls »Mensch Mary!« aus ihm heraus. Mag sein, dass er einfach nur einen Namen benutzt, der ihm Zeit seines Lebens der vertrauteste war. »Aber wissen Sie, ob er meinen Namen nennt oder nicht, ist doch unwichtig«, sagt sie ruhig. »Es geht doch um unser Gefühl für einander, um unsere Beziehung. Allerdings kommt es manchmal vor, dass er mich nicht wahrnimmt. Dann hat er einen Tunnelblick, dann ist er woanders.«

Mary und Holger – eine Liebesgeschichte. Sie ist noch nicht zu Ende. Einmal, zu einem Zeitpunkt, als sie glaubte, ihr Mann habe seine Sprache für immer verloren, flüsterte er ihr zu: »Ich hab dich lieb.«

Wenn ein Ehemann seine Frau pflegt

Wir hören oft von Ehefrauen, die ihre demenzkranken Männer umsorgen, aber nur selten von Ehemännern, die diese Rolle bei ihren Frauen übernehmen. Wahrscheinlich geschieht es häufiger, als man glaubt, doch nur wenige Männer verfügen über das Talent, darüber auch noch ein gutes Buch zu schreiben. So jemand ist John Bayley. 1998 erschien »Elegie für Iris«, die Chronik seiner Ehe und der Alzheimerkrankheit seiner Frau. Er war mit Iris Murdoch verheiratet, einer Philosophin, eine Intellektuelle durch und durch, geboren 1919 in Dublin. Einen Namen machte sie sich als Literatin. Für ihre Romane erhielt sie die höchsten Auszeichnungen. Sie war Booker-Preisträgerin und »Dame of the British Empire«. So mancher Zeitgenosse, der sich öffentlich über sie äußerte, nannte sie »ein Genie«. In Deutschland fanden ihre Bücher weniger Beachtung. Wirklich bekannt wurde sie hier erst nach ihrem Tod durch den Film »Iris«.

Im Herbst 1996 stand fest, dass sie an Alzheimer erkrankt war, zweieinhalb Jahre später starb sie. John Bayley beschreibt in seinem Bestseller humorvoll und selbstironisch vierzig gemeinsame Jahre. Fotos zeigen ihn als alten Mann, Typ gütiger Großvater. Seine Ehe blieb aber kinderlos. Zum ersten Mal sah er Iris, als sie in Oxford an seinem Fenster vorbeiradelte. Es war die berühmte Liebe auf den ersten Blick. Er fand sie ungeheuer anziehend, was ihn allerdings irritierte, denn in seinen Augen war sie nicht sonderlich attraktiv. Schnell stellte sich für ihn heraus, dass es der Mehrzahl der Menschen, die sich mit Iris in einem Raum aufhielten, genauso ging, Männern wie Frauen. Iris Murdoch war unter anderem die Geliebte des Schriftstellers Elias Canetti. Ihre Affären hörten mit der Eheschließung nicht auf. John hatte sich damit einverstanden erklärt. Offenbar war es keine Entscheidung, die ihn beutelte. Er war davon überzeugt, dass niemand seine Iris so kannte wie er – dass sie diese andere Seite einzig und allein für ihn reserviert hatte. Es war ein Wesenszug, den keiner bei ihr vermutet hätte. Wenn sie zusammen waren, spürte man nichts von der Iris Murdoch, die mit ihren 34 Jahren ein Star der Universitätsstadt war, den man verehrte, dessen Nähe man suchte – eine Philosophin, die, obwohl unprätentiös in ihrem Erscheinen und Auftreten, ausschließlich Geistvolles von sich gab. In Johns Gegenwart verhielt sie sich wie ein entspanntes Kind, das sorglos vor sich hin plappert.

Zwei Verliebte reden wie die Kinder

Schon bei ihrer ersten Begegnung, die im Bett endete, redeten sie sieben Stunden lang ohne Punkt und Komma, absichtslos, einfach so, wie Kinder es tun. Für den 28-jährigen John muss es der Wendepunkt schlechthin gewesen sein. Er kannte sich selbst nicht mehr wieder, denn das hochgeistige Milieu von Oxford hatte ihn derart eingeschüchtert, dass er in Gesellschaft eher stumm blieb und den guten Zuhörer gab. Als ich in Bayleys Aufzeichnungen las, wie einfach und völlig unbefangen sich diese Liebe anließ, fiel mir das biblische Wort »erkennen« ein: Ein Mann und eine Frau erkannten einander, sprich, sie blieben fortan zusammen, sie hatten Sex, sie wurden ein Liebespaar, ein Ehepaar. Auf Iris und John bezogen steckt in dem Begriff »erkennen« noch etwas anderes: Sie erkannten das Einzigartige, das sie miteinander verband.

John Bayley war ein fürsorglicher Ehemann. Zwar machte er selbst Karriere, als Literaturkritiker, Shakespeare-Experte und Anglistik-Professor, doch in seinem Buch klingt es so, als sei Iris sein Lebensprojekt gewesen. Er hielt ihr den Rücken frei, während sie schrieb, er übernahm die Hausarbeit – mit wenig Sinn für Ordnung und Sauberkeit, was aber weder sie noch ihn störte. Er schnitt ihr die oft fettigen Haare. Die Rolle des Ehemanns einer erfolgreichen Frau machte ihn glücklich.

Dass Bayley nach ihrem Tod als alter Mann selbst einen Bestseller landete und sich »Elegie für Iris« weltweit verkaufte, dass danach ein Oscar prämierter Spielfilm entstand, wird ihn nur zur Hälfte gefreut haben. Die andere Hälfte muss ihm lästig gewesen sein, der ganze Trubel um ihn, der Bucherfolg, der Hype um den Film – seine Liebesgeschichte mit Iris, der Alzheimerpatientin, in aller Munde. Denn John Bayley hielt sich gern im Hintergrund auf. Es drängte ihn nie auf die

Bühne. Nach Iris Tod blieb er in dem verwahrlosten Haus wohnen, führte sein unauffälliges Leben weiter und heiratete Iris Murdochs beste Freundin.

»Elegie für Iris« wurde mit Kate Winslet verfilmt. Hier standen die Schrecken der Krankheit, der geistige Verfall und das Leid von Iris Murdoch im Vordergrund. Von dem Humor, der dem Ehepaar in seiner schlimmsten Zeit wie ein guter Freund zur Seite stand, erfährt der Zuschauer nichts. Das ist bedauerlich, denn gerade dieser Aspekt, der das Buch so lesenswert macht, verweist auf die größte Ressource des Paares. Humor verhindert, dass Krankheit, Verfall und Leid in der Beziehung die Oberhand gewinnen, so dass daneben alles andere bedeutungslos wird. Humor hilft einer Liebe, stärker zu sein als der Tod.

In der Krankheit wird die Beziehung tiefer

Die letzten Jahre, als John seine hilflose Frau versorgt, sind für ihn die wichtigsten. Ihre Beziehung wird tiefer, intimer. Die Schwere der Krankheit wird gemildert durch eine Leichtigkeit, die schon immer Teil ihres Zusammenlebens war, eine Unbefangenheit, wie sie für Kinder typisch ist: Wir tun jetzt das, was uns gerade einfällt. Wir sagen, was uns gerade durch den Kopf geht.

John und seine Frau konnten sich vielleicht auch deshalb besser verständigen als Paare mit einem ähnlichen Schicksal, weil sie immer schon viel über Körpersprache kommunizierten. Noch mal die Analogie zu kleinen Kindern: Sie verstehen Menschen mit Demenz besser als Erwachsene, weil sie eher auf Körpersprache und Tonfall reagieren als auf den Inhalt von Wörtern. Nun, da Iris ihre Gedankenschärfe und ihre

Sprache verloren hat, erweist sich ihr Sinn für Komik als tragfähig – verblüffend lange, wie John Bayley in seinem Buch festhält.

> Humor scheint alles zu überleben. Ein Lachen, ein paar Knittelverse, die Bruchstücke eines Liedes, neckender Unsinn, dessen liebevoller Austausch früher ein Ritual war, rufen eine unvermutet positive Reaktion und ein plötzliches, strahlendes Lächeln hervor. So muss es sich in der Vergangenheit zwischen Forschern und Wilden abgespielt haben, als eine komische Pantomime der Ersteren bei Letzteren oft augenblickliches Verstehen und Erheiterung hervorgerufen zu haben scheint.[8]

In Wahrheit, schreibt Bayley, seien die meisten Tage für sie eine einzige Verzweiflung – eine Leere, die Iris durch das Fehlen jeder Dimension erschrecke. Ihre Ängste versucht er durch Ablenkung zu mildern: Er fordert sie auf, mit ihm einen dringenden Brief in den Briefkasten zu werfen oder einen Spaziergang um den Block zu machen oder mit dem Auto zum Einkaufen zu fahren. Nie hörte er auf, sie zu necken und Späße zu machen. Er nennt sie »Weatherby«, eine Schwalbe, denn so hört sich ihre unverständliche Sprache an: wie das Zwitschern einer Schwalbe. »Bei einem Drink oder im Auto zwitschert sie voller Selbstvertrauen Unverständliches vor sich hin – in der glücklichen Überzeugung, dass ein lebhafter Gedankenaustausch stattfindet.« Bayley erinnert sich an eine gute Phase, als das Paar die Vormittage gemütlich im Bett verbringt. John schreibt, Iris zwitschert.

> Jetzt necke ich Iris, indem ich sage: »Du bist genau wie eine Weatherby, die vor sich hin schwätzt.« Sie lässt sich

gerne aufziehen, aber wenn ich der Neckerei eine liebe-volle Wendung gebe, indem ich hinzufüge »Ich höre dir gerne zu«, dann umwölkt sich ihr Gesicht. Sie erkennt immer den Unterschied zwischen der Unbekümmert-heit eines Scherzes oder einer normalen Neckerei – und dem Ton der Zuneigung und liebevollen Fürsorge, der, wie ernst und aufrichtig er auch gemeint ist, immer un-echt klingt.[9]

Regelmäßig sehen sie sich im Fernsehen die Teletubbys an. »Eine der wenigen Sachen, die wir wirklich zusammen an-schauen können, und mit dem gleichen Spaß« schreibt Bay-ley. Kurz nach zehn, als Teil des Kinderprogramms der BBC, erscheinen sie auf dem Bildschirm: vier Geschöpfe in bunten Spielhöschen. Sie reden mit Männerstimmen, und sie tun nichts Weltbewegendes. Keine Action, kein Abenteuer. Sie trippeln anstatt zu gehen oder zu laufen. Solange sie da sind, sieht Iris glücklich aus, »fast konzentriert«, wie ihr Mann no-tiert. Er scheint jede Bewegung in ihren Zügen zu registrie-ren. Ihr Lächeln, sagt er, mache ihr Gesicht so, wie es einmal war, »aber mit einem zusätzlichen Leuchten, das fast überna-türlich wirken kann.« Bayley teilt die Sichtweise der Wissen-schaft, wonach ein Alzheimerpatient mehr und mehr ein »Löwengesicht« bekommt, in dem Maß, wie sich Gefühle darin nicht mehr widerspiegeln. »Ein Scherz ist als einziges geblieben, als das Letzte, was noch den Weg ins Bewusstsein findet, wenn das Gehirn atrophiert ist.«

Gelegentlich tauscht sich Bayley mit anderen Leidensge-nossen aus. Wir erfahren von einem Börsenmakler, der sich in vergangenen Zeiten hauptsächlich für Frauen und Old-timer interessierte. In einem Brief schrieb er: »Früher habe ich des Weibes göttliche Form in einem etwas anderen Licht gesehen. Jetzt, so stelle ich fest, spritze ich sie einfach jeden Morgen mit dem Schlauch ab.«

Manchmal fährt er aus der Haut

John versorgt nicht nur seine Frau, er wäscht und pflegt sie auch. Von einer ständigen Pflegekraft ist im Buch nicht die Rede. Das Haus verkommt zu einer Messie-Behausung. Wir erfahren nicht, ob John unter seinen Unzulänglichkeiten leidet. Wir hören keine Klagen – wie er sich überhaupt selten zu etwas äußert, das unangenehm ist oder ihn überfordert. Manchmal stört ihn der Geruch von Iris, »der Geruch einer ältlichen Frau«. Er drückt er sich diskret aus, was einem Briten nicht allzu schwer fällt, und sie behält in den Darstellungen immer ihre Würde. Ein Heiliger ist allerdings auch John nicht. Gelegentlich erleben wir ihn einfach nur als einen alten Mann, der, hilflos und verzweifelt, aus der Haut fährt, wenn Iris zum x-ten Mal die Topfpflanzen in Wasser ertränkt.

> Die Wut war ganz plötzlich da, wie aus heiterem Himmel – »Ich habe dir doch gesagt, du sollst das lassen! *Ich habe dir gesagt du sollst das lassen!*«. In diesen Augenblicken der Raserei haben weder sie noch ich eine Ahnung, wovon ich rede, aber die Person, die da spricht, drückt sich bald klar aus. Auch kalt und tödlich. »Du bist verrückt. Bekloppt. Du weißt nichts, erinnerst dich an nichts, scherst dich um nichts.« Die Worte werden von wilden, aggressiven Gebärden begleitet. Iris zittert heftig.[10]

Einmal nahm eine Bekannte ihn beiseite, deren Mann ebenfalls an Alzheimer erkrankt war. Sie hoffte, in John einen Komplizen zu finden, als sie meinte, sie beide seien ja wohl an »lebendige Leichname« angekettet. Sollte diese überforderte Ehefrau später »Elegie für Iris« gelesen haben, wird sie erkannt haben, wie falsch sie damit lag. Das Buch von John Bayley ist eine einzige Liebeserklärung an seine verwirrte Frau: »Ich beeile mich, sie zu trösten, und auf Trost reagiert sie immer. Wir küssen und umarmen uns jetzt viel häufiger als früher.« Der Ehemann beobachtete sie genau. Je weiter die Krankheit fortschritt, umso größer wurde ihr Bedürfnis nach Schlaf. Menschen mit schwerer Demenz führen ein anstrengendes Leben. Der Nachtschlaf reicht nicht mehr aus. »Wenn sie neben mir liegt«, schreibt Bayley, »gleicht sie einem Athleten, der den Stab dem nächsten Läufer der Staffel übergeben hat.«

Vermutlich ging John davon aus, dass er der einzige sei, der seiner Frau wirklich beistehen und ihre Ängste lindern könnte. Von Überlegungen, Iris in einem Heim unterzubringen, steht in dem Buch nichts. So, wie der Pflegeexperte Tom Kitwood die Demenzpflege in den neunziger Jahren in England erlebt hat, wäre eine Alteneinrichtung für einen empathischen Menschen wie John Bayley wohl kaum eine Alternative gewesen.

Alle fragen nach Peter

Maria Scholz* würde dem Briten voll und ganz recht geben. Ihren Peter in ein Heim zu geben, käme für sie nicht in Frage. Sie lebt in einer Nachbarschaft, in der man sich lange kennt und aufeinander achtet. Manchmal wünscht sie sich, sie könnte sich in eine andere Person verwandeln, niemand würde sie erkennen, niemand würde sie auf Peter ansprechen, sondern mit ihr einfach nur über das Wetter reden, über die ewige Baustelle am Supermarkt, über den Preis von Kartoffeln. »Ich würde gern mal eine Stunde meine Ruhe und Abstand haben. Einfach mal abschalten«, sagt sie. »aber es ist unmöglich, weil alle fragen: Wo ist Peter? Und man will ja nicht unhöflich sein. Darauf muss man ja irgendetwas sagen.«

Sie pflegt ihren Mann rund um die Uhr. Sie leben in einer fränkischen Kleinstadt, in einer fast dörflichen Umgebung. Ruhige Straßen mit Reihenhäusern. Kurze Wege für Erledigungen. Auch das Ehepaar Scholz besitzt ein Reihenhaus. Als ich in die Straße einbiege, erwartet mich Maria Scholz schon vor der Tür. Eine Frau im ärmellosen Sommerkleid, herzlich, mit festem Händedruck. Die grauen Haare kurz geschnitten – eine Frisur, die sich, wie ich später erfahre, seit ihrem 16. Lebensjahr nicht geändert hat. Sie bittet mich herein und dann gleich wieder hinaus, hinten in den Garten. Die Hausfrau nennt ihn »unsere kleine Oase«. Das Haus haben sie Ende der Neunzigerjahre bezogen, ihre Vorsorge für ein gutes Wohnen im Alter. Peter Scholz wollte im Obergeschoss neben dem Schlafzimmer eine Bibliothek einrichten. Sie stellten es sich schön vor, dort zu sitzen, zu lesen und sich an ihrem Garten zu erfreuen. Der Hausherr hatte alte Möbelstücke restauriert, ein Hobby, das er als Rentner ausbauen wollte. Heute kann er mit dem Werkzeug nichts mehr anfangen.

Während Maria Scholz und ich ein langes Gespräch führen, hält sich auch ihr kranker Mann im Garten auf. Zu uns setzen möchte er sich nicht. Stattdessen wandert er rastlos umher und spricht ununterbrochen, laut und unverständlich, eine Stimmlage zwischen Frust und Empörung. »Klingt er für sie auch so?« frage ich seine Frau. – »Ja, so ungefähr«. –»Macht er das den ganzen Tag?« – »Mehr oder weniger.«

Maria Scholz schenkt mir Kaffee ein. Auf ihrem Unterarm sind große blaue Flecken. Sie bemerkt meinen Blick und erklärt, das geschehe immer wieder, bei der Körperpflege, oder wenn sie ihren Mann anziehe, dann schlage er häufig um sich, und wenn sie nicht aufpasse, dann bekomme sie etwas ab. Gewalt sei in ihrer früheren Ehe undenkbar gewesen, daher nehme sie es nicht persönlich. »Er schämt sich, wenn ich ihn unter den Hoden wasche, da wird er aggressiv.« Meistens gelänge es ihr, sich zu schützen, sagt sie, aber manchmal vergesse sie eben, vorher ihren Arm oder die Schultern mit einem Handtuch zu polstern. Also selber schuld. Doch nun, fügt sie hinzu, lasse seine Kraft nach. Damit würden für sie die Schläge erträglicher. Sie zeigt mir Fotos, die vor einem Jahr an seinem Geburtstag entstanden. »Gucken Sie mal!« fordert sie mich »Ich habe ihn heute extra genauso angezogen wie damals. Auf den Bildern sieht er noch viel stabiler aus, oder?«

Sie machte sich keine Illusionen

Ihre Ruhe und Unbefangenheit verblüffen mich. Maria Scholz ist 62, ihr Mann 68 Jahre alt. Sie hadert nicht mit ihrer Lebenssituation. Sie ist mit sich im Reinen. Seine Demenz hat sie schon vor Jahren erkannt. Sie machte sich keine Illusionen, von Anfang an nicht. »Es war wie bei meinem Schwiegervater. Bei ihm ging es auch so früh los. Damals nannte man es noch Altersverkalkung.«

Man darf sich also Maria Scholz nicht als verhärmte Frau vorstellen. Sie wirkt wie jemand, der sich mit seinem Schicksal abgefunden hat und auch glaubt, die Stärke zu haben damit fertig zu werden. Ihre Einstellung als Katholikin: Niemand außer Gott kann mir wirklich helfen – Gott wird dafür sorgen, dass meine Kraft reicht.

»Ich bin eben die Altenpflegerin der Familie«, sagt sie. »erst bei meinen Eltern, dann beim Schwiegervater und jetzt bei meinem Mann. Ich mache es gern.« Ich muss sie etwas ungläubig angesehen haben, tatsächlich frage ich, ob sie dafür in irgendeiner Weise entlohnt wurde, und sie lacht, weil ihr allein der Gedanke abwegig vorkommt. Natürlich nicht! Das hätte sie auch nie erwartet, und natürlich wäre nie jemand auf die Idee gekommen. Für beide Familien sei ihr Einsatz selbstverständlich gewesen.

Einen Beruf hat Maria Scholz nicht erlernt. Gelegentlich arbeitete sie als Aushilfe, bei der Betreuung von Kindern zum Beispiel, oder sie putzte dem Hausarzt die Praxis. Peter Scholz war über Jahrzehnte bei einer Firma angestellt, mit freundlichen Kollegen und einem guten Chef. Seine Frau ergänzt: »Mein Mann war jahrelang SPD-Ratsherr, ein totaler Sozialist, und das hier in Franken! Er konnte arbeiten und anpacken. Und beliebt war er, sehr sogar, weil er allen geholfen hat, egal, wer ihn ansprach.« So kam es auch, dass er humanitäre Transporte nach Polen begleitete.

Ein Mann, der alle Menschen liebte

Peter Scholz war jemand, der die Menschen liebte. Er konnte sich nicht vorstellen, dass es solche gab, die anderen absichtlich Schaden zufügten. Gegen Ende seines Erwerbslebens, als seine Firma in die Insolvenz ging und ein Berufswechsel nötig wurde, machte ihn diese Haltung verwundbar. Am neuen

Arbeitsplatz herrschten für ihn durchweg schlechte Bedingungen. Eine andere Person hätte vielleicht dagegen angekämpft, er selbst konnte es nicht – er konnte nur für andere kämpfen. Darüber hinaus sei er ständig von den Kollegen ausgenutzt worden, erzählt seine Frau. Sie hätten ihm zusätzliche Arbeit aufgehalst, die eigentlich sie hätten erledigen müssen. Das sei auch Peters Freunden aufgefallen, die ihn warnten, aber er habe es nicht sehen können, sondern entgegnet: »Kann nicht sein. Die sind doch alle nett zu mir, wir verstehen uns so gut!« Peter Scholz wurde immer schwächer, er konnte sich nur noch schlecht konzentrieren, die 60 Kilometer lange Anfahrt zur Arbeit überforderte ihn.

Maria Scholz ist eine gute Beobachterin und Erzählerin. Daher möchte ich sie nicht länger mit einzelnen Sätzen zitieren, sondern ihre Gedanken und Erfahrungen in ihren eigenen Worten wiedergeben.

Am Anfang habe ich noch gedacht, Peter ist gestresst, überlastet, unglücklich in der Arbeit. Er wurde immer hektischer. Vor allem morgens, denn die lange Autofahrt machte ihm zu schaffen, er musste sehr pünktlich sein, sonst bekam er Ärger. Aber dann suchte er ständig nach der Brille, nach den Schlüsseln, er hat das Auto geschrammt. All diese Dinge, die ihm vorher nicht passiert wären, die kamen nun geballt innerhalb von drei Monaten. Ich hatte schon eine Ahnung, dass er so wird wie sein Vater. Eines Morgens wollte er ins Auto steigen und hatte nur einen Schuh an. Ab da war für mich die Sache klar.

Einmal, das war vor vier Jahren, kam ich heim, freute mich auf ein gemütliches Zuhause – da hatte er die ganze Wohnung auf den Kopf gestellt. Kaum ein Möbelstück stand noch an seinem Platz – völlig ungeordnet, sinnlos. Da habe ich nur geweint und gesagt: Peter, wir müssen etwas unternehmen, du bist sehr krank. Doch das hätte ich nie sagen dürfen. Erst hat er furchtbar geschimpft, aber dann war er nur noch verzweifelt. Er sagte: Ich weiß auch nicht, was mit mir los ist. Da passieren Dinge … Ich will das alles nicht so, aber es passiert.

Danach habe ich das nie mehr angesprochen. Ein Jahr später kam dann die Diagnose Alzheimer. Unser Sohn hat die Veränderung seines Vaters zunächst von der humorvollen Seite genommen. Da habe ich ihm gesagt: Die Sache ist furchtbar ernst, es nutzt nichts, wenn wir jetzt nur darüber lachen, oder wenn du meinst, du müsstest ihm jetzt immer ein strahlendes Gesicht zeigen. – Am Anfang ist Peter noch jeden Morgen an den Kiosk gegangen, hat dort Zigaretten und die Bildzeitung gekauft. Aber es kam so weit, dass die Frau am Kiosk sich das Geld aus seinem Portemonnaie holen wollte. Da ist er nicht mehr hingegangen.

Man muss lernen, mit Peinlichkeiten zurechtzukommen. Zeitweise hat er sich entblößt und mitten auf der Straße gepinkelt. Das könnte eine Mutter mit Kind leicht missverstehen … Damals haben wir noch regelmäßig gemeinsam den Markt besucht, aber es wurde stressig, weil er mit jedem schimpfte.

Der Typ Schnauze mit Herz

Peter hat immer gern und viel geredet. Mit Leuten zusammen sein und palavern, ja, das mochte er. Da war er in seinem Element. Der Typ Schnauze mit Herz. Nie ist er ausfallend geworden. Aber was jetzt, in der Krankheit, manchmal rauskommt, ist schlimm: Ich schlag dich kaputt! Oder: Du Dreckshaufen! Früher ist er ein liebevoller Großvater gewesen. Es gibt Fotos, wie er das Baby im Arm hält oder wie er mit dem Kind auf dem Boden hockt und mit Klötzchen spielt. Aber irgendwann fing er an, den Kleinen zu knuffen. Einmal schimpfte er: Geh mir aus dem Weg, sonst schlage ich dich kaputt! Danach ging unser Enkelkind natürlich auf Abstand, zu uns beiden.

Doch je schwieriger die Situation wurde, desto liebevoller habe ich meinen Mann behandelt. Da hat das Kind wohl verstanden: Vor ihm muss ich keine Angst haben. Der Opa *muss* doch lieb sein, sonst würde die Oma ihn nicht so lieb haben. Das hat den Kleinen beruhigt, er ist immer wieder gern zu uns gekommen. Ihm ist zu verdanken, dass Peter schließlich doch den Treppenlift benutzte. Er hatte große Scheu davor. Aber als sein Enkel den Lift für sich entdeckte und sagte: Das ist mein Auto! – da hat Peter ihn genau beobachtet, und als das Kind gegangen ist, hat er sich zum ersten Mal selbst in den Lift gesetzt. 🖉

Das lange Herumwandern hat Peter Scholz müde gemacht. Er setzt sich abseits von unserem Tisch in einen Gartenstuhl. Seine Frau steht auf und geht ins Haus. Plötzlich höre ich von ihm den ersten und einzigen verständlichen Satz: »Ich will doch gar nichts!« Auch hier wieder der empörte Tonfall. Maria Scholz kommt zurück und bringt ihm ein Glas Bier. Sie hilft ihm beim Trinken, er kann das Glas nicht mehr allein halten. Dann setzen wir unser Gespräch fort. Wie haben sie und ihr Mann sich gefunden?

🖎 Als ich 16 war, ist er mir im Bus zur Arbeit aufgefallen. Er war genau mein Typ: nettes Gesicht, blondes Haar, blaue Augen. Später haben wir uns zufällig auf einem Fest wiedergesehen.

Er war mit einer Freundin gekommen, aber trotzdem hat es auch bei ihm gezündet. Er strahlte mich an: »Da ist ja die Perle aus Wallheim*« Das fand ich ja so charmant! Ich habe ihn mit 21 geheiratet, er war 27.

Wenn wir uns irgendwo mit Leuten trafen, sind wir immer zusammen gekommen und auch zusammen gegangen. Mein Mann war und ist meine große Liebe, auf jeden Fall, an unserer Zweisamkeit hat nie jemand wackeln können. Wir hatten guten Sex. Was immer sich zwischen uns abspielte, haben wir wunderbar auf einem Meter Breite geregelt gekriegt.

Ich war eigentlich immer der Muttertyp, die Frau, die ihrem Mann für den nächsten Morgen die Kleidung rauslegt bis hin zum Gürtel. Ich habe ihm die Haare und Nägel geschnitten. Wenn er zum Kegelausflug fuhr, war in seinem Gepäck immer ein Täschchen mit Wasser und Tabletten gegen die Kopfschmerzen am nächsten Morgen. Dazu ein Zettel: »Schlaf gut, mein Schatz«. Die Kegelbrüder müssen gedacht haben: Was die Maria alles für ihren Mann macht! Da hatte manche Ehefrau wohl etwas Sorge, dass sie im Vergleich zu mir nicht gut abschnitt. ✑

Aus allem, was ich von ihr höre, schließe ich, dass die Frauenbewegung völlig an Maria Scholz vorbeigegangen ist – ich kann nicht anders, ich muss es ihr sagen. Da lacht sie laut auf: »Völlig richtig! Mit Emanzipation hatte ich nie etwas am Hut.« Danach wird sie wieder ernst. In einer Informationsveranstaltung zur Alzheimerkrankheit hat sie gehört: Jemand, der keine Mutterliebe erfuhr, neigt in der Demenz eher zu Aggressionen als andere. Peter Scholz hatte eine Mutter, die gefühlskalt war und ihn schlug. Vielleicht, meint seine Frau, habe sie mit ihrer Mütterlichkeit in der Ehe auch etwas ausgleichen wollen. Sie hat es beibehalten, nun da ihr Mann in allem auf sie angewiesen ist. Mit welcher Einstellung verkraftet sie ihre Situation und wie sind ihre Strategien?

Die Arbeit ist mir nicht zu viel. Ich fühle mich eigentlich wohl. Wenn ich nur ein bisschen Freiraum habe, reicht mir das. Ich will niemanden hier im Haus haben, der mir täglich bei der Pflege hilft. Da wäre ich zeitlich abhängig und das möchte ich nicht. Ich will selbst bestimmen, wann ich was erledige. Mit einer Ausnahme: Abends um 8 kommt zuverlässig jemand vom Pflegedienst und checkt, ob Peter im Bett liegt. Das ist wichtig für den Fall, dass ich es nicht allein schaffe. Auch von meinem Sohn und der Schwiegertochter bekomme ich etwas Unterstützung.

Zu meinen Freundinnen habe ich kaum noch Kontakt, aber ich bedaure es nicht. So ist eben jetzt mein Leben. Ich wäre gern mal wieder ein paar Tage an der Nordsee. Aber ich will Peter nicht weggeben, auch nicht für kurze Zeit. Was wir ja auch schon hinter uns haben: Er hat eine Altentagesstätte besucht, doch die Betreuerinnen kamen mit ihm nicht zurecht. Es hieß, er wäre zu unruhig, er würde sich nie mit den anderen an den Tisch setzen zu Kaffee und Kuchen, er würde nicht mitsingen. Er bekam dann Beruhigungsmittel, saß nur noch sabbernd wie ein Greis im Sessel. So ähnlich würden sie ihn ja wohl auch im Heim behandeln. Darum möchte ich, dass er hier bei uns zuhause bleibt. Dieser Garten hier, diese Lebensqualität wird er in einem Heim nicht bekommen. Freundinnen haben mir nahegelegt, ich sollte besser arbeiten gehen und Peter dauerhaft in eine Pflegeeinrichtung geben. In diesem Fall würde ich ja hochwahrscheinlich in der Altenpflege arbeiten. Was hätte ich damit gewonnen?

Für sie sind es alles Phasen

Es wäre einfacher für mich, wenn er bettlägerig würde. Dann müsste ich ihn nicht mehr ständig beobachten. Vor einigen Wochen hat er häufiger das Gleichgewicht verloren und ist hingefallen. Aber er hat sein Leben lang Sport gemacht, er hat das Fallen geübt! Jeder andere hätte längst einen Oberschenkelhalsbruch.

Natürlich ist man manchmal verzweifelt. Wenn man bedenkt, was man sich alles vorgenommen hat für die Zeit, wenn der Mann in Rente ist. Diese Träume sind zerplatzt. Aber im Moment sehe ich uns eigentlich noch voll im Leben, nur einfach anders. Das sind für mich alles Phasen. Wie früher, als unser Sohn heranwuchs. Aber ich sehe ihn nicht als Kind, höchstens manchmal als Teufel, wenn er so aggressiv ist. Im Ernst: Er ist mein Partner. Ich liebe ihn, aber anders. Den letzten Sex hatten wir vor zwei Jahren. Ich habe ihn eine Zeit lang mit der Hand befriedigt. So etwas fand ich früher primitiv, hätte ich nie gekonnt. Aber jetzt dachte ich: Dann muss man eben helfen. Nach und nach ist unser Sexleben eingeschlafen.

Ich kann ihm heute mit nichts mehr eine Freude machen, außer – wenn ich ihn in Ruhe lasse. Alles habe ich ausprobiert, mir fällt nichts mehr ein. Berühren darf ich ihn nur selten, er mag es nicht. Wenn ich ihm ein Küsschen geben will, stößt der mich fast immer weg. Er hat Appetit, das schon, er isst wahllos alles. Ich bereite ihm Mahlzeiten vor, die er mit den Fingern oder mit einem Löffel essen kann. Meistens versorge ich ihn zuerst und esse dann später allein. Er erkennt mich nicht mehr, und obwohl ich ja immer Kleider trage, nennt er mich »Wolfgang« oder »Jochen«, das waren alte Arbeitskollegen. »Maria« sagt er ganz selten, genau so selten wie: Du machst das gut.

In einer seiner Phasen hat mein Mann laut und ausdauernd mit seinem Spiegelbild geschimpft. Ich kann ihn fast nie verstehen, nur seine Gefühle – und die klingen nicht liebevoll. Vor zwei Nächten hat er sehr lange und ganz deutlich im Schlaf geredet. Ich horche dann, ob ich Zusammenhänge erkennen kann und glaube, es geht um seine Arbeit. Unser Abendritual sieht so aus: Während ich ihm die Hände festhalte, sage ich »Gute Nacht, mein Schatz«, ich gebe ihm ein Küsschen und streichele ihm die Wange. Dann beten wir noch zusammen: »Müde bin ich, geh zur Ruh«. ✎

Geschichten wie die von Maria und Peter Scholz können einen nachhaltig beschäftigen. Man wird daran erinnert, dass es in der Welt der menschlichen Beziehungen mehr Varianten gibt als man gemeinhin glaubt. Maria Scholz stellt sich nicht als leidende Angehörige dar, sondern sie hat ganz persönliche Entscheidungen getroffen und ist bereit, die Folgen zu tragen. Sie weiß, sie könnte mehr Unterstützung bekommen, aber das ist nicht die Hilfe, die sie braucht.

Ein Jahr später besuche ich Maria Scholz und ihren Mann ein zweites Mal. Das Bild hat sich gewandelt – zum Guten! Peter Scholz ist umgänglich geworden. Er hat aufgehört pausenlos zu schimpfen. Manchmal zeigt er sogar ein Lächeln. Zwar redet er weiterhin ohne Punkt und Komma Unverständliches, aber mit wechselndem Tonfall, er scheint ein oder mehrere Gegenüber zu haben. Mein Eindruck ist: Er erzählt etwas Bestimmtes, er kommentiert ein Geschehen, er ordnet etwas an, er verhandelt – was auch immer. Offenbar ist er mit irgendwelchen Personen gut im Gespräch. »Ich glaube, er ist auf der Arbeit«, sagt seine Frau. Peter Scholz klingt nicht länger hoch erregt sondern angeregt – als sei er innerlich in jene Firma zurückgekehrt, in der er sich jahrzehntelang wohlfühlte.

Was ist geschehen? Was hat die Wandlung herbeigeführt? Es geschah während eines Krankenhausaufenthaltes, der es mit sich brachte, dass ein neuer Psychiater Peter Scholz behandelte. Dieser Arzt verordnete die denkbar geringste Dosis eines der üblichen Beruhigungsmittel. Elf Monate sind seitdem vergangen. Mit der neuen Medikamentengabe erlebt das Ehepaar überwiegend entspannte Zeiten. Sie essen wieder gemeinsam. Keine blauen Flecken mehr an Marias Armen. Peter lässt wieder zu, dass sie ihn berührt, ja, es scheint ihm zu gefallen gefällt, wenn sie ihm über die Wange streicht.

Beziehungsdynamik

Obwohl es immer heißt, bei Demenz erfahren die Partnerbeziehungen große Veränderungen, bleibt in vielen Ehen das Muster gleich. Nicht selten ist es ein geschlossenes System, vergleichbar mit dem Ehegeschehen in dem großartigen Film »Liebe« von Michael Haneke, der dafür einen Oscar bekam. Am Beispiel eines alten wohlsituierten Paares zeigt er, dass die Beziehungsdynamik bestimmt, wie zwei Menschen ihren letzten Weg gemeinsam gehen. Wenn sie nicht wollen, dass andere Personen ihnen hineinreden, werden sie sich zurückziehen – selbst die eigene Tochter kann ausgeschlossen werden.

Für erwachsene Kinder ist ein solches Verhalten der Eltern unerträglich. Sie sehen ein Drama auf die Familie zukommen, nicht immer zu Unrecht. Also reden sie mit ihnen, immer wieder, anfangs noch liebevoll, später vielleicht nur noch vorwurfsvoll. Eine größere Chance, Einsicht zu fördern, haben in diesem Fall erfahrene Mitarbeiter von Beratungsstellen. Sie wissen, dass man mit akzeptierender Begleitung mehr erreicht als mit Bevormundung. Das setzt aber voraus, dass Angehörige zu ihnen kommen und Beratung wollen. Man kann eben nicht jedem helfen.

VIERTES KAPITEL

KRANKHEIT ODER HIRNALTERUNG?

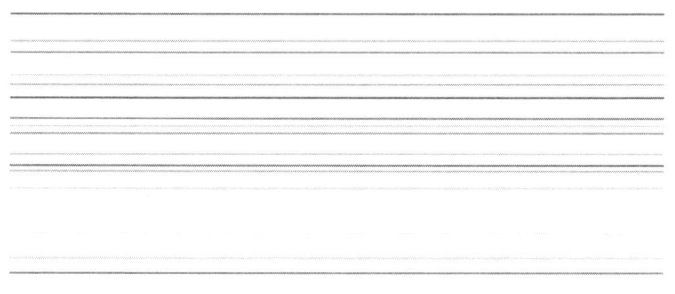

Ein Blick in die Psychiatrie der Siebziger Jahre

Barbara Wachendorff macht Theater mit Menschen mit Demenz. Sie kam als Schauspielerin zur Regie. Zunächst lagen
ihre beruflichen Wünsche in einem anderen Feld: Psycho-
logie oder Psychotherapie. Um herauszufinden, was ihr mehr
liegen würde, jobbte sie nach ihrem Abitur sechs Monate in
einer psychiatrischen Klinik. Es waren die siebziger Jahre.
Verwirrung im hohen Alter wurde in den Familien in der Regel als normal angesehen. Vater baut ab. Oma wird immer
weniger. Opa ist verkalkt. Solange Angehörige die Versorgung übernehmen konnten, taten sie es. Ansonsten kamen
die Alten ins Heim, oder – wenn sie sich unerträglich verhiel-
ten – in die Psychiatrie und trafen dort vor allem auf Mitpa-
tienten, die durch Alkoholismus schwere Hirnschäden er-
litten hatten. Altersverwirrte Menschen, denen man ein
Krankheitsbild zuschrieb, waren noch nicht in großer Zahl
auffällig geworden.

Barbara Wachendorff wurde auf einer Demenzstation mit
30 Männern eingesetzt. Die Patienten wurden verwahrt,
mehr nicht, und bei großer Unruhe sediert oder fixiert. Es
gab keine Patientenzimmer sondern Schlafsäle. Morgens
wurden sie angezogen und an einen großen Tisch im Speise-
raum gesetzt. Dort saßen sie dann den ganzen Tag über. Es
wurden Zigaretten und Zigarren geraucht. Mittags kam das
Essen. Als alles wieder abgeräumt war, mussten sich die
30 Männer an die Wand stellen. Was dann geschah, beschreibt
die Theaterfrau so: »Wir waren als sieben Pfleger gemeinsam
im Einsatz: Zack, Hose runter, Zack, Windeln runter. Windeln gewechselt! Das alles geschah im Stehen, unmittelbar
nach dem Essen. Eine Intimsphäre gab es nicht.«

Ihre Schilderung des Windelwechsels deckt sich mit den

oft beschriebenen Zuständen in der deutschen Psychiatrie, bevor eine umfassende Reform humane Bedingungen für Patienten und Mitarbeiter herbeiführte. Damit verschwand auch der Begriff »Irrenhaus« aus dem allgemeinen Sprachgebrauch. Früher wurde Demenz auch Senilität oder Verblödung genannt. Den Pflegekräften fiel kaum etwas anderes ein, als ihre Patienten satt und sauber zu halten. Das entsprach auch dem Konzept in Altenpflegeheimen, was das Personal unzufrieden bis unglücklich machte, aber man wusste sich keinen Rat. Man wusste noch nicht, dass es möglich ist, mit desorientierten Menschen zu kommunizieren, ihre Bedürfnisse zu verstehen und ihnen zu einem erträglichen Lebensabend zu verhelfen.

Die Entdeckung der Naomi Feil

Die Wende brachte Naomi Feil. Sie wurde 1933 in München geboren und wuchs in Cleveland, Ohio, in einem Altenheim auf, das von ihrem Vater geleitet wurde. Ursprünglich war auch sie Schauspielerin. Es ist auffällig, dass die neuen Ideen im Umgang mit Menschen mit Demenz häufig von Quereinsteigern kommen, die zunächst andere Berufe ausübten. Naomi Feil entwickelte eine Kommunikationsmethode, die unter dem Namen »Validation« Eingang in die Betreuung und Pflege fand. Noch heute bietet die Amerikanerin in Deutschland Fortbildungen an, eine drahtige, humorvolle alte Dame, die zu begeistern versteht. Grundsätzlich kann man sagen: Validation brachte eine große Erleichterung. Denn sie beendete den Stress, der entstand, wenn man versuchte, Alzheimerkranke wieder zur Vernunft zu bringen – was natürlich nie gelang.

»Das ist nicht mein Zimmer!«

»Aber doch, sehen Sie, hier im Schrank sind Ihre Hosen.«

»Das Zimmer kenne ich nicht.«

»Gucken Sie doch: Hier ist das Foto Ihrer Frau!«

»Ich will endlich nachhause!«

Validation heißt, Menschen in ihrer Sicht auf die Welt und in ihren Gefühlen zu bestätigen. Man schaut nicht auf ihre Defizite, schon gar nicht hält man ihnen diese vor, sondern akzeptiert die Menschen so wie sie sind und erhält damit ihre Würde. Angehörige müssen das Bestätigen erst lernen, es fällt ihnen anfangs schwer, einzusehen, dass der Vater oder die Ehefrau mit Rationalität nicht mehr zu erreichen sind. Über den Wert der Validation schrieb der Neurologe und Psychiater Hans Förstl in einem Ratgeber, den er »Das Anti-Alzheimer-Buch« nannte: »Die Patienten werden mithilfe der Validation häufig wieder ruhiger, zufriedener, ihr Selbstwert profitiert und der Streit um die ›richtige‹ Wirklichkeit fällt endlich weg, der sonst das Verhältnis zwischen Angehörigen und Betroffenen so sehr belastet.«[11]

Heute gibt es so viele Alte und Hochbetagte wie nie zuvor, und damit erklärt sich auch die wachsende Zahl der Demenzpatienten. Doch auch in Zeiten, als die durchschnittliche Lebenserwartung drei oder vier Jahrzehnte betrug, gab es Menschen, die sehr alt wurden, nur zählten sie im Unterschied zu heute zu den Ausnahmen. Es hat also schon immer Greise und auch das Nachdenken über Greise gegeben, was in alten Schriften nachzulesen ist. Sie wurden wegen ihrer Weisheit verehrt, wie heute Altkanzler Helmut Schmidt, oder wegen ihrer körperlichen und geistigen Hinfälligkeit bedauert.

»Greise sind zum zweiten Mal Kinder«

Viel Grund zur Klage sah 2400 Jahre v. Chr. ein greiser Wesir mit dem Namen Ptahhotep. Er beschrieb eine ganze Palette von Altersproblemen: »Die Gebrechlichkeit ist eingetreten, das Alter ist hinabgestiegen; Altersschwäche ist dazugekommen, kindliche Schwäche manifestiert sich erneut; wer ihretwegen tagaus tagein dahindöst, ist infantil«. Das Zitat entstammt einer altägyptischen Lebenslehre, in der es weiter über die Defizite heißt: »Der Mund ist schweigsam, er kann nicht mehr reden. Das Herz lässt nach, es kann sich nicht mehr des Gestern erinnern. Was das Alter den Menschen antut? Übles in jeder Hinsicht!« Platon, der Philosoph der Antike, hinterließ den Satz: »Im Blick auf die Vernunft sind Greise zum zweiten Mal Kinder«.[12]

Im 18. Jahrhundert gehörte die Demenz (übersetzt: ohne Geist) zum Katalog der Geisteskrankheiten und wurde »Blödsinn« genannt. Anfang des 20. Jahrhunderts erforschte neben anderen Alois Alzheimer – nach ihm wurde später die Krankheit genannt – das menschliche Gehirn und entdeckte Veränderungen, die er für krankhaft hielt, die sogenannten Plaques und Neurofibrillen. Damit legte er die Grundlagen, auf die sich auch heute noch die pharmazeutische Forschung stützt. Aus medizinisch-biologischer Sicht wird die Alzheimerkrankheit – mit 70 Prozent die häufigste Form der Demenzen – als der fortschreitende und unaufhaltsame hirnorganische Abbau gesehen. Ob aber Eiweißablagerungen die primäre Krankheitsursache sind oder ob sie auf andere Auslöser verweisen, wird heute unterschiedlich diskutiert. Siegfried Charlier stellt in seinem Lehrbuch »Fachpflege Gerontopsychiatrie« in einem Exkurs über Alois Alzheimer fest, dass für den Arzt »Plaques und Neurofibrillen zwar Begleiterscheinungen, also Symptome aber nicht die Ursache der Krankheit« waren. Und er fügt hinzu: »Die Ursache der Demenz ist bis heute nicht geklärt bzw. äußerst umstritten.«[13]

Die Nonnenstudie – eine Sensation

Es herrscht nicht einmal Einigkeit darüber, ob die Plaques in jedem Fall am geistigen Verfall beteiligt sind oder ob sie zum Alterungsprozess des Gehirns dazugehören und dort in unterschiedlichen Mengen anzutreffen sind – eine Variable also, die das Krankheitsbild einer Demenz nicht mit Sicherheit bestätigen kann. In diesem Zusammenhang wird stets auf die sogenannte Nonnenstudie des amerikanischen Epidemiologen David Snowdon verwiesen. In den 1990er Jahren hatte der Forscher über einen längeren Zeitraum 600 alte Ordensschwestern begleitet und dreimal pro Jahr ihre geistigen Fähigkeiten testen lassen. Snowdons großes Glück war, dass die Frauen auch einer Untersuchung ihrer Gehirne nach dem Tod zustimmten. Die Ergebnisse präsentierten der Fachwelt Überraschendes: Nicht immer wurde geistige Hinfälligkeit durch eine besonders große Ansammlung von Plaques und anderen Ablagerungen im Gehirn bestätigt. Am meisten aber verblüffte der Fall der Schwester Bernadette, die zu ihren Lebzeiten durch hervorragende Gedächtnisleistungen und Gedankenschärfe auffiel, während sich nach ihrem Tod mit 85 Jahren im Gehirn jene extremen Veränderungen zeigten, die man nur bei einem Alzheimerpatienten im sehr späten Stadium vermutet hätte.

Zu den bislang wenig erfolgreichen Forschungsergebnissen auf der Grundlage der Plaquetheorie äußert sich der Hirnforscher Gerald Hüther skeptisch. »Möglicherweise ist das ein roter Hering, dem man da hinterher jagt, der sich dann irgendwann mal als ein Irrtum herausstellt.« Hüther bedauert, dass die psychosozialen Komponenten zur Entstehung von Alzheimer und anderen Demenzformen in den Studien keine Rolle spielen.

Alles spreche dafür, dass man einen dementiellen Prozess mit Medikamenten bestenfalls anhalten aber nicht heilen könne. »Also wäre schon die Frage interessant: Was sind denn die Faktoren, die dazu beitragen, dass jemand eine Demenz entwickelt.«

Hüther beschäftigt sich in der psychiatrischen Klinik der Universität Göttingen mit neurobiologischer Präventionsforschung. Es ist also nahe liegend, bei unserem Gespräch auf die Frage zu kommen, was ein Gehirn gesund erhält. Kreuzworträtsel und Sudoku tun es nicht, das wissen wir inzwischen. Auch das aktive Musizieren, von dem man häufig hört, es halte den Geist frisch, ist letztlich kein Schutz vor Desorientiertheit. Gibt es überhaupt etwas, frage ich den Forscher, was dem Verlust des Verstandes gezielt vorbeugen könnte? Mir ist klar, dass mit seiner Antwort keine Garantie verbunden sein wird – es käme einer Sensation gleich, und die hätte längst Schlagzeilen gemacht.

Dünger für das Gehirn

Aber er nennt eine Charaktereigenschaft, die das Gehirn bis ins hohe Alter mit »Dünger« versorgt, und das ist Begeisterungsfähigkeit. »Wir haben lange Zeit gedacht, das Hirn verändert sich gar nicht mehr«, schickt er voraus. »Dann hat man mit Hilfe der neuen bildgebenden Verfahren gesehen, es ändert sich doch noch, und daraufhin hat man geglaubt, das

Hirn sei trainierbar, und man müsse sich nur anstrengen und üben. Inzwischen ist aber deutlich geworden: Es nützt nichts, dass man übt. Man müsste sich dafür begeistern!«

Bei Kindern ist das noch offenkundig. Kinder können sich genauso schnell und heftig begeistern wie ins Gegenteil verfallen, in Tränen ausbrechen. Mit zunehmendem Alter verringert sich diese Fähigkeit, allerdings nicht zwangsläufig. Hüther verweist auf jene Menschen, die noch mit 80 Jahren »für eine Sache brennen«, wie er sich ausdrückt, für ein Ziel, das Leidenschaft und Hingabe verlangt – für eine Idee, die größer ist als man selbst. Lassen sich Menschen von Begeisterungsstürmen hinreißen, werden im Gehirn neuroplastische Botenstoffe freigesetzt, weiß der Forscher, und sie wirken wie Dünger, bis ins hohe Alter. »Es gibt in unserem Hirn ein wunderbares System, das sind die emotionalen Zentren«, erklärt er, »Wenn die aktiviert werden in einer Situation, wo man etwas richtig gut hingekriegt hat, wo man sich begeistert, wo man sich plötzlich als Gestalter seines Lebens fühlt – dann wird im Hirn so eine Art Gießkanne angestellt und das Hirn wird gewissermaßen gedüngt.« Nervenzellen bilden dann wieder Fortsätze aus und stellen neue Verknüpfungen her.

Dann erzählt er eine seiner Lieblingsgeschichten, einen konstruierten Fall: Natürlich kann ein 85-jähriger Herr noch Chinesisch lernen. Aber dafür müsste er sich so stark begeistern, wie es einem Kind oder einem jungen Erwachsenen möglich ist. So viel freudige Erregung, soviel Lust aufs Lernen wird ein älterer Herr nur selten aufbringen. Käme aber eine hübsche 65-jährige Chinesin daher, und er würde sich rettungslos in sie verlieben und die Chinesin auch in ihn und sagen: Ich will zurück nach Mittelchina in das kleine Dorf, aus dem ich stamme. Komm doch mit! Ja, dann …

»Also wenn der alte Herr wirklich mitgeht, dann kann er

nach einem halben Jahr Chinesisch sprechen«, meint Hüther. »Fazit: Wenn man mit 85 Jahren nicht mehr Chinesisch lernen kann, ist das kein hirntechnisches Problem, sondern es ist ein Begeisterungsproblem.«

Eine Frage, mit der man sich verdächtig macht

Es gibt eine andere Frage, die mich bei meinen Recherchen begleitet hat: Ist Demenz eine Krankheit oder handelt es sich um einen Alterungsprozess des Gehirns, der bei jedem Menschen anders verläuft – bei dem einen früher, bei dem andern später – so wie bei Ohren die nachlassende Hörfähigkeit oder bei Knochen die zunehmende Brüchigkeit. Ich hoffe, Mitglieder der Alzheimer Gesellschaft werden mir diese Frage verzeihen. Dass ich sie überhaupt stelle, könnte mich dem Verdacht der Verharmlosung aussetzen. Man würde mir vielleicht vorwerfen, damit begäbe ich mich in die Nähe derer, die, um Kosten abzuwehren, die Definition einer Krankheit verneinen. Beides liegt mir fern. Und was die Sorge um die Kostenübernahme betrifft: Sollte sich auf längere Sicht die These von der Hirnalterung durchsetzen, wäre darauf zu dringen, Krankenkassen und Pflegekassen zusammenzulegen.

Die Frage ist doch: Wie wurde es möglich, dass ein Zustand, der bei alten Menschen immer schon häufig anzutreffen war und daher als eine Variante des Alterns galt, in den Katalog der Krankheiten aufgenommen wurde? Aus welchen Gründen sind die Patientenzahlen in den vergangenen Jahren so sprunghaft angestiegen? Ist der Zuwachs an Alzheimerfällen einer viel beachteten Aufklärungswelle geschuldet? Der Hirnforscher bejaht es, er fügt aber noch einen anderen Aspekt hinzu: Es könne geschehen, dass für Menschen, die des Lebens müde seien, das Vergessen durchaus auch hilfreich sein kann.

»Dazu muss man wissen, dass Krankheiten von sozialen Systemen auch angeboten werden als Refugien, die man dann bewohnen darf, wenn man in seinem Leben nicht mehr weiter weiß«, stellt Hüther fest. Alzheimer eigne sich da ganz besonders, weil es keine klare Diagnostik gebe, sondern nur ein Ausschlussverfahren aufgrund der Symptome. Auch ein Mensch, der keine Lust mehr auf dieses Leben habe, könne Symptome wie Vergesslichkeit, Orientierungslosigkeit und Rückzug in eine andere Welt entwickeln. »Ich würde mir nicht zutrauen, auseinanderzuhalten, ob bei jemandem eine Demenz mit degenerativen Prozessen im Gehirn vorliegt – oder ob er einfach keine Lust mehr auf dieses Leben und auf die Auseinandersetzungen mit diesem Leben hat. Symptomatisch sieht beides gleich aus.«

In diesem Zusammenhang greift Hüther die zentrale Befürchtung der Angehörigen-Netzwerke auf und bestätigt sie: Ja, es gebe sehr ernsthafte Überlegungen innerhalb des medizinischen Sektors, das, was man bisher Demenz genannt habe, nicht mehr als Erkrankung zu sehen, sondern als vorzeitige Alterung des Hirns. In diesem Fall sei nicht mehr der Arzt zuständig. Es werde also erheblich billiger für die Gesundheitssysteme. Doch er betont: »Neurobiologisch kommt diese Sichtweise wohl tatsächlich den Gegebenheiten näher.«

»Mythos Alzheimer«

In ihrem Buch »Aus dem Schatten treten«, in dem Helga Rohra, Mitglied der Deutschen Alzheimer Gesellschaft, über ihre teilweise diskriminierenden sozialen Erfahrungen als

Demenzkranke Auskunft gibt, empfiehlt sie dringend die Lektüre von »Mythos Alzheimer« von Peter J. Whitehouse. Der Autor betrieb über Jahrzehnte pharmazeutische Alzheimerforschung, er gehörte zu den Anerkannten seines Faches. Aber es kam der Zeitpunkt, an dem er die Erfolglosigkeit seiner Zunft und die einseitige Festschreibung der Alzheimerkrankheit nicht mehr ertrug. In seinem Buch schlägt er vor, die biomedizinischen Krankheitsetiketten zu streichen und die Symptome neu einzuordnen: als die Alterung des Gehirns, die bei jedem Menschen anders ausfallen kann. »Wir können eine qualitätsvolle Pflege und Ressourcen für unsere alt werdenden Mitbürger bereitstellen«, schreibt er, »ohne dass wir sie mit einer wissenschaftlich ungenauen und sozial schädlichen Krankheit stigmatisieren.« Und er fügt hinzu: »Wir müssen niemandem eine Kennzeichnung verpassen, nur weil die Abrechnungsart einer Krankenversicherung oder das Budget eines Politikers dies vorschreibt.«[14]

Als schädlich bewertet Whitehouse den »100 Jahre alten, medikalisierten Alzheimer-Mythos«, weil eine Diagnose Betroffene und Angehörige in Angst und Verzweiflung stürzt. »Unser derzeitiger Mythos schränkt unser Denken, Handeln und Verhalten ein. Er erfüllt unser Leben mit unnötiger Angst und vermeidbaren Schrecken.«[15] Hoffnung erwächst nur noch aus den Versprechen der Pharmaforschung, die aber mit den Jahren immer vager geworden sind.

Nach 30 Jahren Forschung und zig Milliarden ausgegebene Dollars sind wir nicht einmal in der Nähe einer Lösung. Tatsächlich haben unsere teuren genetischen Tests und Geräte für die bildgebenden Verfahren dazu geführt, dass wir noch stärker in die Verwirrung abdriften und dem Finden eines Heilmittels kaum näher kommen. Wir machen den Menschen falsche Hoffnung. Weitere Investitionen führen vielleicht zur Entwicklung von Medikamenten, die einige der negativen Wirkung der Gehirnalterung abmildern können. Doch nach 30 Jahren relativer Erfolglosigkeit bei der Medikamentenentwicklung ist zu fragen, ob wir nicht damit beginnen sollten, über die Neuverteilung einiger unserer Ressourcen in andere Verfahrensweisen nachzudenken.[16]

Angst und Schrecken entstehen vor allem deshalb, weil in der öffentlichen Darstellung der unvermeidbare »Verlust des Selbst« betont wird. Ist etwas Schlimmeres vorstellbar? Der Autor dagegen spricht von einer »Veränderung des Selbst« und von einer abnehmenden Phase kognitiver Vitalität. Für ihn ist das keine Rhetorik. Er möchte einen kulturellen Wandel einleiten. Denn es macht einen großen Unterschied für Menschen, ob sie sich von einer grausamen Krankheit heimgesucht fühlen oder ob sie bei sich einen Alterungsprozess wahrnehmen, den sie sich so einschneidend nicht vorgestellt haben. Die zweite Variante ermöglicht eine Haltung, zu der viele Menschen aus einem eigenem Bedürfnis heraus gelangen, wenn sie merken: Das Lebensende ist näher gerückt, es gewinnt real an Konturen. Sie versuchen daraufhin innere Ruhe zu finden, und in den meisten Fällen gelingt es ihnen auch. Die erste Variante jedoch, der Schock der Diagnose, kann eben diesen Prozess stören und stattdessen Verzweiflung säen.

Whitehouse zeigt auf, dass es keine klaren Grenzen gibt, die das normale Altern von der Alzheimerdemenz trennen.

Bei einer Alzheimerdemenz liegt jeder Fall anders. Viele von uns, die in diesem Bereich arbeiten, verwenden die Redensart »Sobald du einen Patienten mit der Alzheimerkrankheit gesehen hast, hast du *einen* Patienten mit Alzheimer gesehen.« Es gibt keinen einzelnen biologischen Marker bei Alzheimerpatienten, der von Person zu Person konsistent ist. Jedes Individuum mit einer mutmaßlichen Alzheimererkrankung besitzt ein Gehirn, das sich auf einzigartige Weise entlang des Kontinuums der Gehirnalterung bewegt.[17]

Der Wissenschaftler bezweifelt, dass die seit Jahren mit großer Anstrengung verfolgte Suche nach Biomarkern zur Früherkennung zum Erfolg führen wird. Inzwischen heißt in der Forschung Früherkennung: möglichst noch vor dem Auftreten der ersten Symptome. Man geht davon aus, dass die Krankheit einen Vorlauf von 10 bis 20 Jahren hat. Könnten schon für das präklinische Stadium Biomarker entwickelt werden, dann, so hofft man, wäre Heilung möglich. Wie immer wieder in Fachpublikationen zu lesen ist, scheitern die bisherigen Präparate daran, dass die Krankheit schon zu weit fortgeschritten ist. Auch könnten Biomarker helfen, neue Medikamente zu entwickeln.

Der amerikanische Forscher Neil S. Buckholtz fand für seine Frustration deutliche Worte: »Seit 2003 hat die US-Arzneimittelbehörde FDA kein einziges neues Alzheimer Medikament mehr zugelassen. Und die wenigen verfügbaren Wirkstoffe mildern die Krankheitssymptome höchstens geringfügig. Die Demenz selbst können sie nicht aufhalten, noch nicht einmal ihren Verlauf deutlich abschwächen. Außerdem helfen sie nur für eine relativ kurze Zeit, wenn überhaupt.«[18]

Symptomfrei und dennoch Früherkennung?

Die Zeitschrift »Spektrum der Wissenschaft« widmete der Früherkennung einen Schwerpunkt. Da heißt es: »Ein Wunschtraum der Alzheimerforscher wäre es, durch Reihenuntersuchungen Menschen im noch symptomfreien frühen Stadium der Krankheit erkennen zu können.«[19] Dazu wird es kaum kommen, denn besonders ausgeprägt kann in der Bevölkerung das Bedürfnis, die eigene Zukunft zu kontrollieren, nicht sein. Andernfalls wären die Wahrsager eine so große und einflussreiche Berufsgruppe wie die Ärzte. Die Forschung wird sich also etwas einfallen lassen müssen. Vermutlich wird bereits heute an Strategien gearbeitet, wie man möglichst vielen Menschen die Untersuchungen zur Früherkennung schmackhaft machen könnte.

Es fällt auf, dass immer häufiger, und dies nicht nur in Fachpublikationen, und nicht nur bei Demenz, von den Vorteilen einer Früherkennung im präklinischen Stadium die Rede ist. Daran werde auch in Deutschland intensiv geforscht, betont Florian Holsboer, Direktor des Max-Planck-Instituts für Psychiatrie in München bei seinen öffentlichen Auftritten. Dahinter steckt der Gedanke der Prävention: Ein Mensch, der eine Depression in sich trägt aber noch nicht auffällig geworden ist, soll *vor* Ausbrechen der Krankheit als Patient identifiziert und wirksam behandelt werden. Von diesem Weg, so Holsboer, verspreche sich die Forschung und die Politik eine erhebliche Senkung der Gesundheitskosten.

Wer sich noch gut an die Achtzigerjahre und das Aufkommen der Aids-Hysterie erinnert, weiß, dass es den ernsthaften Vorschlag gab, alle Erwachsenen einem HIV-Test zu unterziehen. Die Idee wurde nicht weiterverfolgt, weil schnell die Frage aufkam: Was wäre die Folge, wenn plötzlich

100 000 Menschen, die sich kerngesund fühlen, wissen, dass sie Todeskandidaten und gleichzeitig aus der Gesellschaft Ausgestoßene sind ... Damals war eine spezielle Angst entstanden, die Angst vor Desperados. Man befürchtete, Menschen mit HIV-Befund würden in großer Zahl aus Rache andere anstecken. Wie wir wissen, ist es dazu nicht gekommen. Keine Zwangstests, keine Desperado-Welle, kein Massenselbstmord.

Niemand wird in Deutschland dazu verpflichtet, an einer Reihenuntersuchung teilzunehmen. Und noch wachen Ethiker darüber, dass im Zusammenhang mit Gentests kein indirekter Druck ausgeübt wird, weder von Arbeitgebern noch von Versicherungen. Ich kann mir nicht vorstellen, dass sich die Menschen in großen Zahlen zu vorbeugenden Untersuchungen drängen werden. Worin läge der persönliche Vorteil eines Befundes, der besagt, jemand werde wahrscheinlich in zehn oder 20 Jahren an Alzheimer erkranken? Welchen Gewinn brächte ein Begleitschreiben, in dem zu lesen wäre: »Unser aller Anstrengungen gehen dahin, noch vor Ausbruch der Krankheit wirksame Medikamente auf den Markt zu bringen, um Alzheimer zu heilen. Wir danken Ihnen für Ihre Mithilfe.«

Bei der Beschäftigung mit der Thematik Früherkennung ist mir aufgefallen, wie wichtig es ist, die kontroversen Überlegungen wie die des Forschers Whitehouse zur biomedizinischen Festschreibung von Alzheimer zur Kenntnis zu nehmen. Vielleicht kann das Bild der Hirnalterung zu einer Umverteilung der Mittel führen: weniger Geld für die biomedizinische Forschung, mehr für die Pflegeforschung – in der Hoffnung, dass in absehbarer Zeit eine gute Demenzpflege flächendeckend praktiziert wird.

»Die Menschen sind anders, das ist alles«

Häufig habe ich während meiner Recherchen Menschen getroffen, die aufgrund ihrer beruflichen Erfahrungen den
Krankheitsbegriff ablehnen. Sie tun es, weil für sie nicht die
Defizite der ihnen Anvertrauten im Vordergrund stehen, sondern deren Persönlichkeit. »Die Menschen sind anders, das
ist alles« sagt Bruni Bubel-Charlier, Ehefrau des bereits er-
wähnten Lehrbuchherausgebers Siegfried Charlier. »Als ich
1992 die Ausbildung zur Gesundheits- und Krankenpflegerin
machte, wurde über die Symptome von Demenz erzählt, und
ich kann mich gut erinnern, dass ich gefragt habe: Ist das eine
tödliche Krankheit? Und dann hieß es: An Demenz kann
man nicht sterben. Und da habe ich gesagt: Dann ist es keine
richtige Krankheit! Das war für mich von vornherein klar.«

Daher hatte sie, wie sie überzeugend darstellt, in ihrer Arbeit im Krankenhaus von Anfang an einen guten Draht zu
Menschen mit leichter bis mittelschwerer Demenz. Sie waren
akut krank, deswegen befanden sie sich in der Klinik, aber
darüber hinaus sah die Pflegerin nichts, was Krankheitswert
hatte. »Ich habe sie als normale Menschen behandelt, die für
alles ein bisschen länger brauchen, und das klappte wunderbar. Ich habe mir eben die Zeit genommen.«

Zeit haben und entspannt sein im Umgang mit Menschen
mit Demenz bestimmt bis heute ihren beruflichen Alltag. In
Bergisch Gladbach nahe Köln leitet sie eine Tagesstätte. Sie
erzählt von einer älteren Frau, deren Ehemann sich in der
Betreuung total überfordert fühlt. Wenn diese morgens in der
Tagesstätte ankommt, ist sie völlig verzweifelt. Bruni Bubel-
Charlier zieht sich dann mit ihr in eine Ecke zurück. »Ich
kann sie aus ihrer Gefühlslage herausholen, in dem ich sie
einfach in den Arm nehme und halte«, erzählt sie. »Die Frau

ist sehr empfänglich für Musik, also fange ich nach einer gewissen Zeit an zu summen. Dann guckt sie schon ein bisschen offener, sie stimmt ein oder auch nicht. Und irgendwann fängt sie dann an zu erzählen, sehr wirr – sie kann keine vollständigen Sätze mehr sagen. Aber es geht immer um familiäre Sachen. Ihr Zorn, ihre Wut, ihre Traurigkeit kommen dann raus, und schließlich ist es gut, sie ist ihren Kummer losgeworden.«

FÜNFTES KAPITEL

WENN ELTERN DEMENT WERDEN

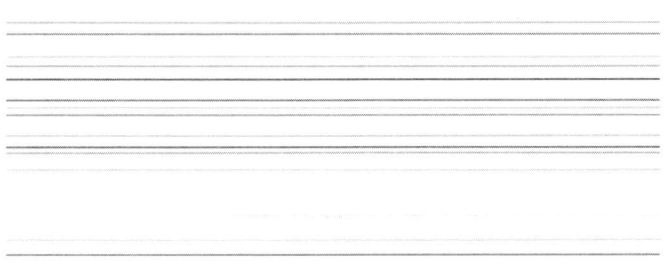

Eine Familie auf dem Prüfstand

Es ist normal, dass Eltern vor ihren Kindern sterben. Es ist normal, dass Eltern irgendwann schwach und gebrechlich werden. Wenn plötzlich der Pflegefall eintritt, wenn nach einem Schlaganfall Sprachunfähigkeit oder Lähmung zurückbleiben, steht die Qualität einer Familie auf dem Prüfstand. Konflikte sind vorprogrammiert. Die Familienmitglieder müssen erst in die neue Situation hineinwachsen. Natürlich wollen alle für die Eltern das Beste – aber wie das Beste aussieht, wer kann das schon mit Sicherheit sagen? Beim Hausarzt, in der Beratungsstelle zeigt sich, was man immer schon ahnte: Jede Lösung hat ihre Vorteile und Nachteile. Sie muss praktikabel und finanzierbar sein. Alles im allen reichlich Stoff für Spannungen unter Geschwistern.

In der Regel wird es eine Weile dauern, bis sie sich auf die nächsten Schritte verständigt haben. Schlecht ist, wenn eine uralte Konkurrenz um die Zuneigung der Eltern wieder aufbricht und eine Seite der anderen unterstellt, sie habe das Wohl von Mutter oder Vater nicht wirklich im Blick. Gut ist, wenn feststeht, wer die Hauptverantwortung übernimmt, wer der Ansprechpartner für Ärzte, Pflegedienste, Kassen und Ämter sein wird.

Bei einer Demenzerkrankung liegt der Fall anders. Sie entwickelt sich schleichend. Lange werden die Symptome auf das Alter geschoben und als normal angesehen, auch dann noch, wenn alle Familienmitglieder zunehmend gereizt auf vermeintliche Unvernunft und Starrsinn reagieren. Arno Geiger schreibt über die Erfahrungen mit seinem Vater: »Wenn er zu einem seiner Kinder gesagt hätte, tut mir leid, mein Gedächtnis lässt mich im Stich, hätten alle besser mit der Situation umgehen können. So jedoch fand ein jahrelanges Katz-und-

Maus-Spiel statt, mit dem Vater als Maus, mit uns als Mäusen und mit der Krankheit als Katze.«[20] Erwachsene Kinder brauchen oft besonders lange, bis sie Auffälligkeiten eines Elternteils als Krankheit einstufen. Auch dann noch, wenn für Lebenspartner, Verwandte und selbst Nachbarn die Diagnose Alzheimer mehr oder weniger feststeht, reagieren Kinder auf das veränderte Verhalten von Mutter oder Vater häufig immer noch mit Kopfschütteln, mit Empörung. »Weil man als Kind seine Eltern für stark hält und glaubt, dass sie den Zumutungen des Lebens standhaft entgegentreten«, so Arno Geiger, »sieht man ihnen die allmählich sichtbar werdenden Schwächen sehr viel schwerer nach als anderen Menschen.«[21]

Es ist normal, dass sich die Beziehungen zu den alten Eltern verändern. Es sollte normal sein, dass irgendwann die erwachsenen Kinder das Steuer in die Hand nehmen und ihnen dann Geduld und Diplomatie, aber auch Entschiedenheit zur Verfügung stehen, um die hilflos gewordenen Eltern optimal zu versorgen oder versorgen zu lassen.

Unruhe unter Geschwistern

Zu einer neurologischen und psychiatrischen Untersuchung kommt es in der Regel erst dann, wenn der Kranke sich selbst oder andere in Gefahr gebracht hat: Weglaufen und nicht mehr Heimfinden, ein Unfall, ein gerade noch verhinderter Wohnungsbrand. Die Diagnose Demenz ist ein Wendepunkt für die ganze Familie. Sie verändert die Prioritäten des Zusammenlebens und des Umgangs untereinander. Sie schafft neue beunruhigende Fakten unter Geschwistern, die weit entfernt leben, nur selten Kontakt haben, und die sich nun

verständigen müssen, wie es mit Mutter oder Vater weitergehen soll. Wer ist für ihre Betreuung zuständig, solange sie
noch in ihren eigenen vier Wänden wohnen? Wie kann die
Mutter, die ihren Mann pflegt, durch ihre Kinder entlastet
werden? Wer schaut bei den Eltern regelmäßig nach dem
rechten? Und wer wird die alte Mutter ablösen, wenn sie eines
Tages an ihre Grenzen gekommen ist.

Meistens sind es die Töchter oder Schwiegertöchter, die
sich zur Pflege bereit erklären oder sie doch zumindest ma-
nagen. Sie tun es nicht immer freiwillig, der gesellschaftliche
Druck auf sie ist hoch. Unsere Gesundheitspolitiker wiederholen seit vielen Jahren die Devise: »ambulant« vor »sta-
tionär«. Unterstützung im häuslichen Bereich ergibt sich aus
den Pflegekassen, doch trotz gesetzlicher Nachbesserungen
reicht es vorn und hinten nicht. Wie Familien das Problem
lösen, ist Privatsache.

Die Zahlen sind eindeutig: 70 Prozent der Menschen mit
Demenz werden zuhause betreut – über die Hälfte durch ihre
erwachsenen Kinder, genauer gesagt, die Töchter. Söhne sind
die große Ausnahme. 45 Prozent der Kranken werden von
ihren Ehepartnern gepflegt Mir ist klar, dass im Kontext von
Entlohnung und Abrechnung Pflege und Betreuung zweierlei
sind, im Familienalltag aber gehen beide Tätigkeiten ineinan-
der über und eine sprachliche Unterscheidung macht hier
keinen Sinn mehr.

Dilemma der häuslichen Pflege

Untersuchungen haben herausgefunden: Die häusliche Versorgung gelingt dem eigenen Partner besser als dem erwachsenen Kind.[22] Ein fürsorglicher Ehemann schneidet immer

noch besser ab als eine fürsorgliche Tochter. Diese fühlt sich durch ihre Pflegeverpflichtung weit mehr belastet als Ehefrauen oder Ehemänner. Zwar sind die Jüngeren körperlich gesünder, aber die Älteren sind psychisch stabiler. Sie hadern weniger mit ihrer Rolle. Eine eheliche Beziehung bedeutet weitgehend Geben und Nehmen – eine Haltung, die lange eingeübt wurde und im Alter hilft, Belastungen zu ertragen. Sind die eigenen Kinder die Pflegenden, wird viel eher über die Köpfe der Kranken hinweg entschieden; auch leiden diese häufiger unter depressiven Symptomen als bei der Betreuung durch Ehepartner. Darüber hinaus ist die Kind-Eltern-Pflege anfälliger für Beziehungsspannungen. Was niemanden erstaunen sollte, denn Töchter können die weitreichenden Verpflichtungen schlechter mit ihrem Leben vereinbaren als Ehefrauen oder Ehemänner.

Heike Woltering* ist so eine Tochter. Sie wohnt in Hannover. Ich hatte ihren Namen über die Mitarbeiterin eines Pflegedienstes erfahren. Frau Woltering, wurde mir mitgeteilt, wisse noch nicht, ob sie länger mit mir reden wolle. Ich möge sie anrufen. Doch am Telefon war die Sache entschieden, sie lehnte ein weiteres Gespräch ab: »Ehrlich gesagt, ich kann das Wort Alzheimer nicht mehr hören.« Ihre Stimme klang matt, nicht empört. »Mein Leben dreht sich seit drei Jahren um nichts anderes mehr, täglich 12 Stunden bin ich im Muttereinsatz.« Die Tochter ist erschöpft. Ihr Tagespensum bestätigt die Zahlen von Untersuchungen: 10 bis 14 Stunden sind für pflegende Angehörige üblich.

Drei Wochen später ruft mich Heike Woltering überraschend an. Nun liegt ihre 88-jährige Mutter im Krankenhaus; eine Generaluntersuchung ist fällig. Die Tochter kann durchatmen. Sie kann Leute treffen, Shoppen oder ins Kino gehen. Wie sehr hat sie das alles vermisst! Doch ganz ungetrübt ist die Freude nicht, denn zwischendurch fragt sie sich, woher ihr Egoismus kommt. Ist es nicht ihre Pflicht als Tochter, alles zu tun – alles klaglos zu tun – was ihrer Mutter Erleichterung verschafft? Über diesen Zwiespalt möchte sie mit mir sprechen, und wir verabreden uns in einem Café.

Ein Blick auf verlorene Jahre

Ich hatte sie mir als eine zierliche, introvertierte Person vorgestellt. Tatsächlich ist sie fast 1,80 Meter groß. Das graue Haar trägt sie als Ponyschwanzfrisur. Ihre Stimme ist erheblich lauter als am Telefon. Heike Woltering ist eine ehemalige Versicherungsangestellte, 65 Jahre alt, geschieden, drei Kinder, ein Enkelkind. An diesem etwas kühlen Spätsommertag erscheint sie in T-Shirt, Shorts und Sandalen. Sie bittet darum, draußen zu sitzen, weil sie rauchen möchte.

Resigniert schaut sie auf die vergangenen Jahre. Für sie sind es verlorene Jahre. Was sie in der Pflege für ihre Mutter geleistet hat, macht sie nicht stolz sondern bitter, weil ihre Anstrengungen nicht gewürdigt werden. In ihrer Umgebung scheint man alles für selbstverständlich zu halten. Es fehlt die Anerkennung für ihren Einsatz und ihr ständiges Verzichtenmüssen. Ursprünglich hatte sie geplant, vorzeitig in Rente zu gehen, um dann endlich ihr Leben zu genießen. Ihre Kinder waren erwachsen, Familienpflichten gab es nicht mehr. Wenigstens drei Monate im Jahr wollte sie auf einer kanarischen Insel verbringen, wo eine Freundin von ihr lebt. Mit ihr wollte sie töpfern, im Garten arbeiten, schwimmen, wandern oder im Schatten sitzen und Wein trinken. Stattdessen ist sie in die Wohnung ihrer Mutter eingezogen und hat die Pflege übernommen. Was blieb ihr anderes übrig? Der Vater starb vor 20 Jahren. Ihre Schwester wohnt in Österreich und sieht sich nicht in der Lage, die Mutter bei sich aufzunehmen.

Inzwischen ist die Demenz weit fortgeschritten. Die Mutter kann nicht mehr gehen, sie kann nicht mehr sprechen. Die Tochter verschont mich mit Details, nur soviel: Von der Unterstützung durch den ambulanten Pflegedienst ist sie enttäuscht. Es wechseln sich vier bis sechs Frauen ab. Nicht alle kann ihre Mutter leiden. Die verabredeten Uhrzeiten können oft nicht eingehalten werden. Kommt die Pflegekraft, die ihre Mutter ins Bett bringen soll, eine Stunde früher als vereinbart, dann ist die alte Dame noch nicht müde und weigert sich. Oder der Morgendienst erscheint mit einer Stunde Verspätung. Zu diesem Zeitpunkt ist die Greisin schon wieder eingenickt und reagiert aggressiv, wenn man sie weckt. Um das zu vermeiden, übernimmt die Tochter lieber selbst die komplette Morgenpflege.

Mutter sitzt teilnahmslos im Sessel

Bis vor eineinhalb Jahren ist für Heike Woltering der Umgang mit der Mutter noch erträglich gewesen. Sie hätten sich verständigen können, manchmal sogar miteinander gelacht, berichtet die Tochter. Doch nun sitze die Mutter nur noch teilnahmslos im Sessel. Ihrem Enkelkind, das sie immer so geliebt habe, schenke sie keine Beachtung mehr, auch nicht den beiden Wellensittichen. Sie lässt sich nicht mehr gern berühren, das schafft ungute Situationen bei der Körperpflege. Nur zwei der sechs Mitarbeiterinnen des Pflegedienstes können die Kranke problemlos waschen. Ich frage Heike Woltering, was diese denn anders machten als ihre Kolleginnen, aber sie zuckt die Achseln. »Weiß ich nicht. Vielleicht ist ja auch alles Zufall.« Sie vertraut den Auskünften nicht mehr. Zu viele Fragen sind widersprüchlich beantwortet worden. Sie winkt dem Kellner und bestellt sich zum Kaffee einen Cognac, danach einen zweiten.

Es leuchtet ihr auch nicht ein, warum ihre Mutter nun im Krankenhaus liegt. Sie hält den ganzen Aufwand für unnötig. Angeblich, so die Tochter, habe die Mutter Schmerzen. Diesen Verdacht jedenfalls habe eine Altenpflegerin dem Hausarzt gemeldet. Das werde jetzt in der Klinik untersucht. Heike Woltering kommt es merkwürdig vor, dass die Mutter nicht in der Lage sein soll, ihre Schmerzen zu zeigen. »Warum stöhnt sie nicht, warum schreit sie nicht – keiner kann mir das erklären. Jeder sagt etwas anderes.« Sie zündet sich eine Zigarette an, denkt nach, schüttelt den Kopf, und fügt hinzu: »Kleine Kinder schreien doch auch, oder?«

Ich möchte gern wissen, woher der Schmerzverdacht kommt. Steht beim Pflegedienst einmal in der Woche Schmerzbeobachtung auf dem Programm? Mir fällt dazu ein standardisiertes Verfahren ein, eine Anleitung, die ich mir kurz zuvor im Internet angesehen habe. Davon wisse sie nichts, sagt die Tochter, und wenn es recht wäre, würde sie jetzt gern über etwas anderes reden.

Ich bin früher selbst häufiger auf den kanarischen Inseln gewandert und frage sie daher nach ihren Lieblingsorten. Das muntert sie sichtlich auf. Bevor ihre Mutter krank wurde, hatte sie ihre Freundin wenigstens einmal im Jahr besucht. Es gibt nur gute Erinnerungen. Sie schwärmt von dem milden Klima, von den Blumen, von dem fangfrischen Fisch. Doch es dauert nicht lange und der gedankliche Ausflug in den Süden zeigt Schatten. Da sind gescheiterte Reisen. Schon zweimal wollte ihre Schwester aus Österreich kommen und sie für zwei Wochen bei der Mutter ablösen, doch kurz vorher kam die Absage: Der Ehemann war erkrankt, oder der Hund ... Darauf will sich Heike nun nicht mehr einlassen. Aber eine Kurzzeitpflege in einem Heim kommt auch nicht infrage. Schon oft hat sie gehört, die Alten seien danach, wenn sie wieder zuhause sind, noch verdrehter, und das bedeutet für sie, die Tochter, doppelte Belastung. Also hat sie ihre Reisen verschoben bis – sie stockt – »Wenn Sie es genau wissen wollen: bis nach ihrem Tod.«

»Manchmal wünschte ich, sie wäre tot«

Sie kann nicht anders, sie muss von der Mutter reden. Von ihrem inneren Kampf, und warum sie befürchtet, eine schlechte Tochter zu sein. »Das ist nicht mehr die Frau, die ich kannte. Das ist irgendjemand«, bricht es aus ihr heraus. »Ich tue meine Pflicht, das schon. Aber wenn ich ehrlich bin: die fremde Person bedeutet mir nichts. Manchmal wünschte ich, sie wäre tot.«

Gern hätte ich ihr an dieser Stelle gesagt, dass es sicher vielen Angehörigen so ergehe: dass Dauererschöpfung und Empathie einander ausschließen. Doch die Tochter beachtet mich nicht mehr, sie will nur noch fort. »Bitte entschuldigen Sie. Ich habe es eilig!« Das Gespräch ist beendet. Sie springt auf, greift nach ihrer Handtasche. »Und danke für die Einladung«, ruft sie mir über die Schulter zu. Schnell ist sie hinter der nächsten Straßenecke verschwunden. – Eine Woche später rufe ich sie an. Ich habe ihre Geschichte aufgeschrieben und frage, welches Pseudonym ich für sie verwenden solle. Es ist ihr egal. Irgendein Name. Sie will ihren Text auch nicht vor der Veröffentlichung lesen und autorisieren. »Es sind doch immer dieselben Geschichten, oder?«

Nein, es sind nicht immer dieselben Geschichten. Nicht alle Angehörigen sind so überlastet wie Heike Woltering. Nicht alle Töchter lassen sich zur Pflege verpflichten. Damit allerdings stoßen sie häufig auf Unverständnis. Der Vorwurf, stumm oder ausgesprochen, sie hätten den Vater oder die Mutter ins Heim abgeschoben, bleibt ein Stachel, der schmerzt – vor allem deshalb, weil man sich selbst seiner Entscheidung nicht hundertprozentig sicher sein kann.

»Das schlechte Gewissen läuft immer mit«, sagt Karin Mundt*. Vor drei Jahren hat sie ihren Vater, einen Witwer, in einem Altenheim an ihrem pfälzischen Wohnort untergebracht. Zuvor hatte Karins Schwester, die in Dresden lebt, den alten Herrn in ihre Familie aufgenommen. Am Ende war sie mit der Pflege vollkommen überfordert gewesen.

Karin Mundts Neffe und Nichte erkannten die Situation der Überbelastung als erste und sprachen sie offen an. Die jungen Leute, die einen guten Kontakt zu ihrem Großvater haben und sehr an ihm hängen, meldeten sich abwechselnd telefonisch bei ihrer Tante. Was sie erzählten, klang stets ähnlich: Mit zunehmender Demenz stellte Opa alle vor immer größere Probleme. Nachts irrte er herum und störte damit den Schlaf der anderen. Tagsüber wollte er fort, er entfernte sich vom Haus, verirrte sich, achtete nicht mehr auf den Straßenverkehr, brachte sich und andere in Gefahr. Was tun? Man konnte ihn schließlich nicht einsperren oder festbinden …

Alle sind am Limit

Die Familie sei am Limit, hieß es am Telefon, sie drohe auseinanderzubrechen. Doch dies war eine Sichtweise, die von der

Mutter – Karins Schwester – nicht geteilt wurde. Ihr als älteste Tochter fiel es offenbar besonders schwer, die Verantwortung für den Vater abzugeben, aber auch, seinen geistigen Verfall in seiner ganzen Tragik wahrzunehmen. So war sie erstaunt, als eine Ärztin bei einem der Kontrollbesuche den Vater sofort in die nächsthöhere Pflegestufe II einordnete. Dennoch ermahnte die Mutter ihre Kinder, als Familie müsse man eben auch in schwierigen Zeiten zusammenhalten, woanders würden die alten Eltern auch zuhause gepflegt, selbst dann noch, wenn sie weit schlimmer dran seien als Opa. Mit gutem Willen sei das doch wohl zu schaffen! Eine Heimunterbringung des Vaters lehnte sie kategorisch ab: Dort seien die Zustände schlimm, wie man immer wieder höre, der Vater wäre schlecht versorgt.

Karin Mundt sah das anders und war bereit, dafür zu kämpfen, zumal die Überforderung der Schwester auch bei Besuchen und Telefonaten immer gravierender wurde. »Die Diskussion über die Heimunterbringung ging über Monate«, erzählt sie. »Zwischendurch hatten meine Schwester und ich darüber den größten Streit unseres Lebens. Doch ich bin hartnäckig geblieben, auch wegen der Hilferufe ihrer Kinder, und sie hat schließlich eingesehen, dass es so nicht weitergehen könne.« Karin holte den Vater zurück in seine alte Heimat. Doch das erste Haus, in dem sie ihn unterbrachte, sah in dem neuen Heimbewohner, der einen starken Bewegungsdrang hatte und immer unterwegs sein musste, eine zu große Belastung. »Seine körperliche Mobilität wurde hier absurderweise nicht als ein Plus erlebt«, sagt Karin Mundt, »sondern als Defizit.« Man teilte ihr mit, anders als ihn mit Medikamenten ruhig zu stellen, sei die Pflege nicht zu leisten. So jemand wie ihr Vater müsse ständig unter Aufsicht stehen, dafür fehle es an Personal.

Karin Mundt, unverheiratet und kinderlos, hat Kunstwissenschaften studiert und steht bei drei Museen als pädagogische Mitarbeiterin unter Vertrag. Die Arbeit mit Kindern liegt ihr sehr. Nun hat sie ihr Herz für eine weitere Kundengruppe entdeckt. Seit die Krankheit ihres Vaters sie mit einem neuen Milieu vertraut gemacht hat, bietet sie auch Führungen für Menschen mit Demenz an. Mitzuerleben, wie die alten Heimbewohner in ihren Rollstühlen zunehmend wach werden und auf Gemälden Details entdecken, die sie an ihre Kindheit erinnern, und weiter: wie sie sich gegenseitig mit ihrer Freude anstecken, wie sie danach konzentriert mit Pinsel und Farben umgehen, all dies, sagt die Museumsmitarbeiterin, mache sie zufrieden, ja, glücklich. So viel Sinn in ihrer Arbeit zu finden, hätte sie sich vorher nicht vorstellen können.

Elektronik statt Pille

Inzwischen wohnt ihr Vater in einer anderen Einrichtung. Seinem Wunsch fortzulaufen wird hier anders als mit Pillen begegnet. Er ist nun Besitzer einer neuen Armbanduhr, von der er nicht weiß, dass sie ihn überwacht. Wenn er kurz davor ist, das Heimgelände zu verlassen, sendet die Uhr einen elektronischen Impuls zum Tor – und das Tor schließt sich. Auch können die Mitarbeiter per Monitor feststellen, wo sich Karins Vater gerade aufhält. Im Sinne des Gesetzes handelt es sich um eine freiheitsentziehende Maßnahme, der die Tochter zustimmen musste. Als sie beim Amtsrichter dafür ihre Unterschrift leistete, kamen ihr die Tränen. »Mir wurde schlagartig bewusst, dass ich mit der Betreuung tatsächlich die volle Verantwortung für meinen Vater hatte und über ihn entscheiden musste«, berichtet sie. »Und ich hatte das Gefühl, ich würde ihn verraten, ich würde ihn persönlich wegsperren.«

Sie beschreibt einen Abschied in Stufen. Immer wieder hat es bei ihr Anlass zur Trauer gegeben. Schon lange erkennt er sie nicht mehr als sein eigenes Kind. Eine Zeit lang meinte er, es handle sich um seine Frau, später, um seine Schwester. Und nun stellt er überhaupt keinen verwandtschaftlichen Bezug mehr her. Karin Mundt meint: »Ich bin ein Mensch, dem er vertraut. Als ich ihn vor kurzem besuchte, hat er mich zum ersten Mal gefragt, wie ich denn eigentlich heiße.« Darauf sei sie vorbereitet gewesen, denn sie habe einen Pflegekurs für Angehörige besucht, sagt sie, dennoch, die Frage ihres Vaters habe sie tief erschüttert.

Zeit seines Lebens kannte der Vater nur einen Arbeitgeber, die Bundespost. Als es in den 1990er Jahren zur Privatisierung kam, ging er in den Ruhestand. Karins Mutter war diejenige gewesen, die in der Ehe dominierte, und ihr Mann hatte es ohne Protest hingenommen. Seine Tochter hat erst sehr spät verstanden, warum ihr Vater so wehrlos war. »Er hat sich ergeben – und das hat eine Vorgeschichte«, erklärt sie mir. »Er ist Jahrgang 1926, mit 16 musste er in den Krieg. Drei Jahre später war Deutschland besiegt. Seitdem ist mein Vater jemand, der sich ergeben hat.« Sie aber wollte nicht das Kind eines schwachen Vaters sein, eines, der sich den Umständen fügte, der sich nicht wehrte. Das hat sie ihm früher übel genommen. Sie wollte zu ihm aufsehen. Nun aber stellte sie fest: Es ist etwas ins Gleichgewicht gekommen. Sie erwartet keine Stärke mehr von ihm. Er ist alt, er ist dement. Sie fühlt sich ihm so nah wie nie zuvor. In ihrer Herkunftsfamilie hatte es nur wenig körperliche Zärtlichkeit gegeben. Heute hat sie oft den Wunsch, ihn zu berühren, über seine Wange zu streicheln, über seinen Rücken. »Er ist so zart. Man muss gut auf ihn aufpassen. Es rührt mich sehr, wenn ich sein Schulterblatt unter meiner Hand spüre.«

Heimvergnügen: Foxtrott mit einer alten Dame

Vom Pflegeheim hat sie grundsätzlich eine gute Meinung. Hier lässt man sich immer wieder etwas einfallen, damit die Langeweile nicht überhand nimmt. Äußerst beliebt sind die Tanzstunden, organisiert von der benachbarten Schule. Die Jugendlichen üben hier Standardtänze mit den Heimbewohnern oder diese sitzen am Rand und geben ihre Kommentare ab. Gut, mal eine andere Musik als Volkslieder zu hören. So manche rüstige alte Dame lässt sich zum Foxtrott auf die Tanzfläche holen. Es wird geklatscht.

Karin Mundt besucht ihren Vater zuverlässig, aber nicht immer zur selben Uhrzeit, denn sie will wissen, wie zu unterschiedlichen Tageszeiten gearbeitet wird. Es geht ihr nicht um kleinliche Kontrolle; sie überprüft nicht, ob dem Vater die Füße gewaschen wurden. Ihr ist klar, dass viele Mitarbeiter ihr Bestes geben, aber natürlich reicht es nicht. Die Situation an Sonntagen, wenn vom Personal nur eine Notbesetzung arbeitet, schildert sie so: Schon ab 15 Uhr wird mit den Vorbereitungen für die Bettzeit begonnen. Es dauert viele Stunden, um eine große Gruppe von Behinderten entsprechend zu versorgen. Also sitzen die Heimbewohner schon nachmittags in ihren Schlafanzügen herum.

Karins Mundts Verstand sagt: Es gibt für ihren Vater, für sie und ihre Schwester keine bessere Lösung als das Heim. Aber es bleibt eben ein Restgefühl, das keine Ruhe gibt, es bleibt der innere Vorwurf, den Vater im Stich gelassen zu haben. Damit muss sie leben.

Schwer zu beurteilen, ob Karin Mundts Zwiespalt geringer wäre, wenn es den gesellschaftlichen Druck auf die Töchter nicht gäbe. Immerhin geht es um das Gebot »Du sollst Vater und Mutter ehren«. Allerdings veränderten sich im Lauf der Geschichte die Vorstellungen über die Inhalte. Im Mittelalter, davon zeugen Kirchenfenster, wurden die erwachsenen Kinder ermahnt, ihre Eltern zu ernähren und sie nicht zu schlagen. Heute geht die Verpflichtung so weit wie nie: Die Alten sollen einen möglichst glücklichen Lebensabend genießen. Eine Heimunterbringung passt nicht in dieses Bild, erst recht nicht, wenn Kinder befürchten, Mutter oder Vater würden ein Verlassen ihrer vertrauten Umgebung nicht überleben.

Die Freiheit der Söhne

Söhne sind freier. Von ihnen wird nicht erwartet, dass sie die Rolle des Pflegenden übernehmen. Josef Buchmeister* ist sich dieses Privilegs, das er als Mann hat, bewusst. Dass er seine Mutter in einem Altenheim unterbrachte, hat ihm noch nie jemand vorgeworfen, auch nicht seine Frau oder seine Tochter. Als er deutlich sah, dass seine Mutter nicht mehr länger in ihren eigenen vier Wänden leben konnte, war gleichzeitig klar: Er würde sie nicht bei sich zuhause aufnehmen. Das Ehepaar hatte das alles schon hinter sich. Ihr Mann erzählt: »Als die Schwiegermutter bei uns wohnte, konnte niemand mehr sein normales Leben führen. Ein zweites Mal sahen wir uns der Aufgabe nicht mehr gewachsen«. Er ist das einzige Kind. Wenn er über die Mutter von früher spricht, spürt man, wie sehr er sich von ihr geliebt und geschützt fühlte. Sie hatte sich vor ihn gestellt, wenn der Vater ihn strafen wollte.

Wir sind in einem katholischen Altenheim in der Nähe von München verabredet. Hier lebt seine 97-jährige Mutter seit neun Jahren. Mehrmals in der Woche besucht sie der Sohn, unangemeldet, zu unterschiedlichen Zeiten. Mir gegenüber betont er: »Wissen Sie, auf diese Weise kann ich sie *auch* pflegen; ich kann sie in ihrer Krankheit begleiten.« Sollte er bei seinen Besuchen etwas entdecken, was in seinen Augen nicht in Ordnung ist, dann spricht er es bei den Mitarbeitern an. Damit hat er gute Erfahrungen gemacht. Sein Urteil hat Gewicht. Als seine Mutter Heimbewohnerin wurde, ließ er sich in den Heimbeirat wählen, denn: »Ich wollte Einblick bekommen.« Alle sechs Wochen trifft man sich zur Sitzung, sie dauert eineinhalb Stunden.

Häufig fährt er seine Mutter im Rollstuhl durchs Haus. »Ich schaue mir gern andere Stationen an, damit weiß ich, wie es um das Haus bestellt ist«, erklärt er. »Und ich muss sagen: Die Qualität ist weiterhin gut.« Er lobt den großzügigen, schön angelegten Garten. Eines Tages kam ihm dort eine gute Idee: Was fehlt, ist eine Voliere für Vögel. Er brachte seinen Vorschlag in den Heimbeirat. Aber wer soll das Ganze pflegen, wurde er gefragt. Buchmeister hatte auch daran gedacht. Da gab es einen Freund, der sich sein ganzes Leben um Vögel gekümmert hatte. »Den werde ich fragen, der wird das hier übernehmen«, sagte er zuversichtlich. Und so geschah es.

Während seiner Jahre im Heimbeirat und seiner Beschäftigung mit Alter und Altersgebrechlichkeit ist er zu einer klaren Haltung gekommen: Er selbst möchte nicht von seiner Tochter zuhause gepflegt werden, so gut er sich auch heute mit ihr versteht. »Das wäre Egoismus!« Grundsätzlich sieht er die häusliche Pflege kritisch. Er sagt: »Das kontrolliert doch niemand. Nicht selten sind die Spannungen in Familien beachtlich.« Und er weiß auch: »Ich könnte meine Mutter heute nicht mehr anheben.« Man sieht es ihm nicht an, aber er ist selbst schon einige Jahre über 70. Hinter ihm liegt ein arbeitsreiches Leben als Elektroingenieur.

Den Elektroherd abgeklemmt

Als die Mutter noch in ihrer eigenen Wohnung lebte, zunehmend altersverwirrt aber meistens guter Dinge, schaute der Sohn regelmäßig bei ihr vorbei. Auf diese Weise hatte er alles unter Kontrolle. Als ihre Vergesslichkeit wuchs, klemmte er eines Tages den Elektroherd ab. Die Mutter nahm es hin. Sie war verträglich. Um Sohn und Schwiegertochter eine unbeschwerte Urlaubsreise zu ermöglichen, erklärte sie sich damit einverstanden, ein paar Wochen in einem Heim zu verbringen. Am Tag vor dem Urlaub bezog sie dort ein Zimmer. Am Abend desselben Tages bekam Josef Buchmeister einen Anruf. Ein Nachbar seiner Mutter sagte: »Sie ist nicht mehr im Heim. Sie ist wieder hier.« Niemand konnte sich erklären, wie sie es geschafft hatte, nachhause zu kommen. Das Heim lag zwölf Kilometer entfernt. Da wusste der Sohn: Seine Mutter brauchte nun grundsätzlich eine betreute Umgebung. Es dauerte noch ein paar Monate, bis im katholischen Heim, dass die Familie schon deshalb favorisierte, weil es in der Nachbarschaft lag, ein Platz frei wurde. Die alte Dame sträubte sich nicht gegen den Einzug, denn sie besaß großes Vertrauen in den Sohn und in seine Entscheidungen. Im ersten halben Jahr als Heimbewohnerin war sie oft unruhig; einmal lief sie fort. Aber Buchmeister ist davon überzeugt: »Meine Mutter ist ausgeglichen, sie ist glücklich. Die Zeit, als sie immer nachhause wollte, ist schon sehr lange vorbei.«

Irgendwann – sie hatte die 80 schon überschritten – hatte

sie gesagt: »Ich kann überall krank werden, nur nie am Kopf!«
Vielleicht spürte sie damals schon, dass etwas mit ihr nicht
mehr stimmte, und es machte ihr Angst. Von Beruf war sie
Pelznäherin gewesen. Eine kleine, elegante Frau, immer gut
gekleidet, mit hohen Stöckelschuhen. Und sie war eine in-
telligente, eine engagierte Frau, Mitglied der Arbeiterwohlfahrt. Weil sie so gut reimen konnte, war sie auf Festen gern
gesehen. Sie verfasste Hochzeits- und Geburtstagsgedichte
und liebte es, sie im größeren Kreis vorzutragen. Mit ihrer
Schwiegertochter verstand sie sich gut; sie spielten oft Halma
zusammen – »mit Leidenschaft«, wie Buchmeister betont.
»Mutter musste immer unter Menschen sein. Sie war sehr ge-
sellig.«

Die Krankheit nahm einen schleichend langsamen Verlauf.
Doch irgendwann waren die Folgen nicht mehr zu übersehen.
Irgendwann, meint der Sohn, habe sie dann etwas von ihrer
früheren Liebenswürdigkeit verloren. Seine Frau ging einmal
in der Woche zu ihr, um die Wohnung zu putzen, und da
konnte es passieren, dass die alte Dame die Tür öffnete und
sagte: »Ach, du bist es nur.« Heute ist es völlig anders. Wenn
sie ihre Schwiegertochter sieht, sagt sie: »Ach wie gut, dich zu
sehen!« Und wenn die Jüngere fragt: »Weißt du, wie ich
heiße?« dann kontert die Greisin: »Ja – wenn du das nicht
weißt …«

Ihren Sohn erkennt sie nicht mehr. Das habe natürlich
wehgetan, erzählt er mir, die Mutter sei mit der Zeit eine andere Frau geworden. Aber er habe damit zurechtkommen
können, weil auch dies ein so langsamer Prozess gewesen sei.
Er habe gewusst, was auf ihn zukommen werde und er habe
viel Zeit gehabt, sich daran zu gewöhnen. »Ich bin Realist«,
fügt er hinzu. »Ich bin froh, dass ich meine Mutter noch habe.
Ich gehe ganz normal mit ihr um. »Oft sitze ich einfach neben

ihr, ich lege die Außenseite meiner Hand an ihre Wange und ihren Hals, sie schmiegt ihren Kopf daran, ist ganz ruhig. Das ist schön. Wir schweigen.«

Viel Anerkennung, keine Kritik

Wenn Söhne über ihre alten Mütter oder Väter Auskunft geben, tun sie dies meistens aus der Besucherperspektive. In die häusliche Pflege sind sie nur äußerst selten eingebunden. Und wenn doch, meint Elmar Tatzerow, bekämen sie in ihrer Umgebung so viel Anerkennung, dass es schon unangenehm sei. Ähnliches hätten ihm auch alleinerziehende Väter berichtet. Er hat die Erfahrung gemacht: Ein pflegender Sohn darf die Betreuung seiner Mutter so regeln, wie er es für richtig hält. Da gibt es keine Kritik.

Elmar Tatzerow wurde 1954 geboren. Er nennt sich einen Eigenbrötler, redet langsam, mit Bedacht und kein Wort zu viel. Das Benutzen elektronischer Geräte verweigert er. Kein Handy, kein Navi, kein Laptop. Falls ich ihn zuhause nicht anträfe – so unsere telefonische Verabredung– würde er am See angeln. Es folgte eine mündliche Wegbeschreibung, mit dem Endziel Parkplatz, zwei große Eichen, blauer VW Golf, 20 Jahre alt. Es ist Herbst, die schönen Tage sind vorbei, über dem Wasser ballen sich dunkle Wolken zusammen. Am Ufer packt ein hochgewachsener, weißhaariger Mann mit Bart gerade seine Angelsachen zusammen. Er trägt eine jägergrüne Baseballkappe und eine dunkle Wetterjacke, die über dem Bauch spannt. Nach einer knappen, aber nicht unfreundlichen Begrüßung meint er, es werde stürmisch werden, so sei es nun mal zu dieser Jahreszeit.

Tatzerow lebt in Schwerin. Das Mietshaus steht an einer

verkehrsreichen Straße. Die Wohnung hat er von seinen Eltern übernommen. Mit den Nachbarn habe er so gut wie keinen Kontakt, erfahre ich, denn er scheue Klatsch. Nachbarschaftshilfe gebe es nicht umsonst, da müsse man Gerede über andere und die eigene Person in Kauf nehmen. Nein, dieser Mann lebt lieber zurückgezogen. Eine eigene Familie hat er nicht. Ihm reichen zwei gute Freunde, einer, der oft mit ihm angeln geht und ein zweiter, mit dem er über Bücher redet. Elmar Tatzerow ist gelernter Drucker, doch den Beruf übte er nicht lange aus. Als Computer den Bleisatz verdrängten, suchte er sich andere Beschäftigungen. Geblieben ist seine Liebe zu Büchern, davon zeugt seine Wohnung. Dort, wo einmal die Lieblingsbilder der Eltern hingen, stehen jetzt Regale.

Zur Zeit des Mauerfalls war Tatzerow 35 Jahre alt. Er wollte etwas von Westeuropa zu sehen. Von einer Hamburger Spedition ließ er sich als Fernfahrer anheuern. Dann verliebte er sich in eine Frau mit einer Wohnung am nördlichen Elbufer und wollte sesshaft werden. Er wechselte zum Taxifahren. Die Liebe hielt nur fünf Jahre. Seitdem sagt er von sich, er sei überzeugter Junggeselle. Taxifahrer ist er bis heute. Nach Schwerin kehrte er zurück, weil seine Mutter ihn brauchte. Er hat keine Geschwister.

»Bloß nicht über die DDR reden!«

Eine gemeinsame Bekannte hatte unseren Kontakt hergestellt. Wir könnten im Prinzip über alles reden, sagte mir Elmar Tatzerow im Vorgespräch am Telefon, nur nicht über seinen Vater, der sei wie so viele Soldatenväter ein »verrohter Mensch« gewesen. Und er wolle auch nicht über die DDR-Vergangenheit sprechen. Er sei die vielen Missverständnisse mit Westdeutschen leid. Aber über den Alzheimer seiner Mutter zu reden, da sehe er kein Problem. »Menschen mit Demenz gibt es auf der ganzen Welt«, fügte er hinzu. »Dieser Tage kam im Fernsehen etwas über Altenbetreuung in Hongkong. Da hat eine Frau Auskunft über ihre Mutter gegeben, und ich dachte: Das hätte auch die Meine sein können.« Ich sagte ihm, wie sehr seine Bereitschaft mich freue, ein Gespräch über die Beziehung zu seiner Mutter zu führen, und er erwiderte: »Warum nicht. Alles in allem war es eine gute Zeit.« Vier Jahre hat er bis zu ihrem Tod mit ihr zusammengelebt.

Beide Eltern waren nacheinander an Demenz erkrankt. Seine Mutter hatte den Vater gepflegt. In dieser Zeit wohnte der Sohn in Hamburg. Bei seinen Besuchen erlebte er, wie schnell sich der Zustand seines Vaters verschlechterte und wie überlastet die Mutter war. Aber nie hätte sie ihn in ein Heim gegeben. Ihrem Sohn nahm sie das Versprechen ab, auch ihr – sollte sie eines Tages pflegebedürftig sein – dieses Schicksal zu ersparen. Kurz nach des Vaters Tod zeigten sich bei seiner Mutter die ersten Symptome wie Vergesslichkeit und Sprachstörungen. Elmar machte sich keine Illusionen, er stöhnte nur: Nicht schon wieder … Zwei Jahre später zeigte sich deutlich: Sie kam allein nicht mehr zurecht. Sie vergaß die Wohnungstür zu verschließen. Manchmal verlor sie in der Stadt ihre Orientierung. Sie ging dreimal in der Woche zum Friseur und ließ sich von Drückern Abonnements für ein Jägermagazin, eine Rockzeitschrift und anderes aufschwätzen. Auch wurde in größeren Mengen Wein geliefert, den sie nicht trank, sondern auf dem Balkon lagerte und dort vergaß. Der Sohn kehrte aus Hamburg zurück in die Wohnung, in der er aufgewachsen war. Aber wer sollte die Mutter tagsüber betreuen?

Elmar engagierte nacheinander mehrere Frauen, die ihm in der Nachbarschaft empfohlen worden waren, aber sie kamen mit seiner Mutter nicht zurecht. Früher war sie ein verträglicher, lustiger Mensch gewesen, den jedermann mochte, doch die Alzheimerkrankheit hatte sie verändert. Sie wurde misstrauisch und zänkisch, vor allem wollte sie sich nicht bevormunden lassen. Die Lösung des Problems trug einen polnischen Namen. Editha. Sie kam aus dem früheren Stettin und war mit einer dementen Großmutter aufgewachsen. Bevor sie die Tagesbetreuung für Elmars Mutter übernahm, hatte sie in Schwerin einen altersverwirrten Mann bis zu dessen Tod umsorgt. Seine Tochter hatte Editha mit den Worten weiterempfohlen, sie sei kompetent, mütterlich, mit einem feinen Gefühl für die Würde eines zunehmend hilflosen Menschen.

Editha aus Polen

Elmars Mutter und die Polin mochten sich auf Anhieb. Für den Sohn ist völlig klar, warum: »Mutter wurde von Editha respektiert. Diese Frau sprach ruhig und freundlich. Sie konnte gut Deutsch, anders als andere Polinnen, die erst noch die Sprache lernen müssen. Mutter hätte nicht akzeptiert, dass jemand in Zwei-Wort-Sätzen mit ihr redet – das wäre ihr vorgekommen wie ein Befehl.« Die Polin erledigte die Küchenarbeit mit einer Zigarette im Mundwinkel, das störte die Mutter nicht. Sie war selbst eine starke Raucherin gewesen.

Editha kam morgens um 8 Uhr und blieb wenn nötig, bis 18 Uhr. Danach übernahm Elmar Tatzerow die Betreuung seiner Mutter, wie auch am Wochenende. Die fünfzigjährige Polin hatte einen neuen Freund in Stettin, den wollte sie so oft wie möglich sehen, und natürlich auch ihre beiden Kinder, die dort die Universität besuchten.

Dem Sohn gefiel, für seine Mutter da zu sein, denn sie war wieder sanftmütig geworden. Offenbar konnten er und Editha die seelischen Schrecken, unter denen sie phasenweise litt, mildern. Mutter und Sohn hatten sich schon immer gut verstanden, nun veränderte sich die Beziehung, aber nicht zum Schlechten, es kam nur zum Rollentausch. Nun war es der Sohn, der seine Mutter bemutterte. Wenn er von der Arbeit kam, war er bereit, sich vollkommen auf sie einzustellen. Er spürte genau ihre Ängste, und meistens gelang es ihm, sie zu beruhigen, indem er einen Spaziergang – später eine Spazierfahrt – vorschlug. In der Phase, als sie nachts ständig in der Wohnung nach irgendetwas suchte, führte er sie zum Sofa und legte den Arm um sie, bis sie wieder ruhig war.

Wenn das Wetter es erlaubte, nahm er sie am Wochenende zum Angeln mit, auch an den langen Abenden des Frühjahrs und Sommers. Als seine Mutter noch jung war, wäre dies undenkbar gewesen. Sie mochte Natur nicht. Sie war in der Landwirtschaft aufgewachsen und hatte schon als Kind hart arbeiten müssen, daran wollte sie nicht erinnert werden. Über Jahrzehnte stand ihr Schreibtisch in der Stadtverwaltung, mitten im Zentrum von Schwerin. Nie hätte sie ihren Mann gedrängt, ein Häuschen im Grünen zu beziehen. Ließ es sich nicht vermeiden, auf dem Land Verwandte zu besuchen, war sie die ganze Fahrt über missmutig, und blühte erst wieder auf, wenn sie in einem von Zigarettenrauch geschwängerten Wohnzimmer saßen, wo der Schnaps schnell für eine vergnügte Stimmung sorgte.

Friedliches Schweigen am Seeufer

Elmar Tatzerow hatte anfangs geglaubt, er werde seiner kranken Mutter eine Freude machen, indem er sie in Cafés der Innenstadt führte, aber sie ertrug den Verkehr, die vielen Menschen und das Stimmengewirr nicht mehr. Stattdessen saßen sie nun stundenlang schweigend am Seeufer. Von Zeit zu Zeit ließ die Mutter ein wohliges Seufzen hören. Einmal, als Elmar hinter einem Busch verschwinden musste, warf sie alle Würmer ins Wasser. Der Sohn berichtet: »Ich hab dann dafür gesorgt, dass sie das Gefäß nicht mehr allein aufbekam. Mehr Probleme gab es nicht.« Und er stellt fest: »Ich glaube, es war unsere beste Zeit, und die, da bin ich mir sicher, verdanken wir in erster Linie Editha.«

Zu seiner eigenen Überraschung hatte er sich schnell daran gewöhnt, seine Mutter zu umsorgen und irgendwann sogar ihre Körperpflege zu übernehmen. Die Polin, ein pflegerisches Naturtalent, hatte ihn geduldig eingewiesen, und so konnte der Sohn nach und nach seine Hemmungen überwinden. Seine Mutter ließ sich von ihm waschen oder unter die Dusche stellen. Sie sagte nichts dazu, denn sie hatte ihre Sprache bereits verloren. Elmar empfand sein Leben nicht als reduziert – es entsprach ihm. Er hatte eine Aufgabe, die ihn erfüllte.

»Als meine Mutter immer hilfloser wurde, war sie für uns wie ein Kind«, erzählt er. »An ihrem letzten Weihnachten habe ich ihr eine Puppe geschenkt und Editha ein Kuscheltier.«

Seine Mutter starb mit 85 Jahren im Krankenhaus an einer Lungenentzündung. Es war ein leichter Tod. Dass der Sohn sie nicht ins Heim gab, dass er sein Versprechen halten konnte, ist für ihn ein großes Geschenk. Dafür wird er Editha bis an sein Lebensende dankbar sein. Die Polin ging nach Stettin zurück und heiratete dort ihren Freund. Es überraschte mich nicht zu erfahren: Gern wäre Elmar Tatzerow selbst der Glückliche gewesen.

Als Vater eine Puppe bekam

Häufig sprechen Söhne davon, dass sie ihre altersverwirrten Eltern wie Kinder erleben. In dem Roman des marokkanischen Schriftstellers Taher Ben Jelloun heißt es: »Ich habe meine Mutter gefüttert. Meine Mutter, mein Kind. Ein Löffel Milch und Käse. Ein kleines Mädchen, das mit geschlossenen Augen isst. Meine Hand zittert vor Rührung. Mir steigen Tränen in die Augen und ich gebe auf.«[23]

Tilman Jens schildert in seinem Buch »Demenz«, wie sein kranker Vater sich über eine Puppe freute und mit einer Kinderfibel lesen lernte – früher war Walter Jens einer der bekanntesten Intellektuellen Deutschlands gewesen. Er verlor das Wissen über die Person, die er einmal war. »Vor ein paar Tagen«, berichtet Sohn Tilman, »hat er sein liebstes Bild im Wohnzimmer, das Porträt seines Hausheiligen, nicht mehr erkannt und ratlos auf den Mann mit dem dicken Schnauzer geguckt, auf Liebermanns Fontane. Wer war das nochmal?«[24] Das alte Leben des Walter Jens existierte nicht mehr. Für seine Familie war das offenbar ein unverrückbarer Fakt. Jedenfalls erfahren wir nichts über Bemühungen, mit Fotos und Fragen zur Vergangenheit die Erinnerungsfähigkeit des Demenzkranken zu stützen, um Reste seiner alten Identität zu erhalten.

Auch Arno Geigers Vater, »Der alte König in seinem Exil«, scheint sich radikal von dem, was einmal war, verabschiedet zu haben. Allerdings liest man in dem Buch nichts von neuen kindlichen Vorlieben als Krankheitsfolge. Im Fokus steht ein Sohn, der versucht, in die neue Wirklichkeit seines Vaters einzusteigen – eine Wirklichkeit, die, wie sollte es anders sein, auch ihre komischen Seiten hat: »Ich reiche ihm seine Socken, er betrachtet die Socken ein Weilchen mit hochgezogenen Augenbrauen und sagt dann: ›Wo ist der dritte?‹«[25]

Zu seiner Überraschung stellt Arno Geiger ein neues Interesse an seinem Vater fest, »auch deshalb, weil ich spürte, dass ich dabei war, etwas über mich selbst zu erfahren – es war lediglich noch nicht klar, was.« Auffällig für ihn, den Dichter, ist die Veränderung in August Geigers Sprache.

Locker fielen ihm die Wörter aus dem Mund, klack, klack. Er war entspannt, er redete, was ihm einfiel und was ihm einfiel, war oft nicht nur originell, sondern hatte eine Tiefe, bei der ich mir dachte: *Warum fällt mir so etwas nicht ein!* Ich wunderte mich, wie präzise er sich ausdrückte und wie genau er den richtigen Ton traf und wie geschickt er die Wörter wählte. Er sagte: »Du und ich, wir werden uns das Leben gegenseitig so angenehm wie möglich machen, und wenn uns das nicht gelingt, wird eben einer von uns das Nachsehen haben.« In solchen Momenten war es, als trete man aus dem Haus der Krankheit heraus und genieße die frische Luft. Wir verlebten glückliche Stunden, deren Besonderheit darin bestand, dass sie der Krankheit abgetrotzt waren.[26]

Im Buch stehen die Veränderungen des Sohnes, der ganzen Familie, mehr im Vordergrund als die des Kranken. »Der tägliche Umgang mit dem Vater ließ mich nicht mehr nur erschöpft zurück, sondern immer öfter in einem Zustand der Inspiriertheit«[27], schreibt Arno Geiger.

Wenn der Vater nachhause wollte, sagte ich, mal sehen, was ich für dich tun kann, ich glaube, ich kann dir helfen. Und wenn er sich nach seiner Mutter erkundigte, tat ich, als glaubte ich ebenfalls, dass sie noch lebte, und versicherte ihm, sie wisse über alles Bescheid und passe auf. Das freute ihn. Er strahlte und nickte. Das Nicken und das Strahlen war die Rückkehr zur Wirklichkeit. Die objektive Wahrheit kam unter die Räder, es kümmerte mich nicht, denn sie war wertlos. Gleichzeitig gewann ich zunehmend Freude daran, wenn meine Erklärungen in den Bereich der Fiktion abgleiten durften, es gab dabei nur den einen Maßstab: je beruhigender für den Vater, desto besser.[28]

Anders als bei Tilman Jens stehen für den Sohn Arno Geiger nicht die Verluste im Vordergrund, die mit einer veränderten Persönlichkeit einhergehen. Er hatte seinen Vater nie bewundert als jemanden, der ihm die Welt eröffnet. Es war eine distanzierte Beziehung gewesen. Anders als Walter Jens hatte August Geiger ein völlig unauffälliges Leben geführt. Mit 19 Jahren war er – ein Junge vom Lande – aus dem Krieg in seine Heimat zurückgekehrt, die er danach nie mehr verließ. Nie wieder fuhr er in Urlaub. »Viel später entwickelte ich ein Verständnis dafür, dass den Weigerungen des Vaters ein Trauma zugrunde lag«, schreibt Arno Geiger. »All die vielen Vorkehrungen, die ihm helfen sollten, sich nie wieder gefährden zu müssen.« Erst nach und nach erkannte er die Ursachen für dessen reduziertes Leben.[29]

SECHSTES KAPITEL

KRIEGSTRAUMA UND ALZHEIMER

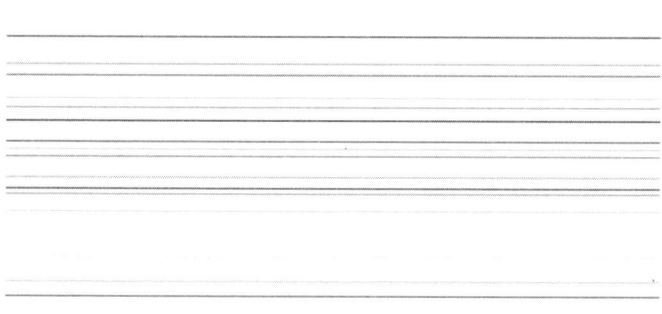

Späte Gefangenschaft

»Lilli Marleen« gehört zu den Lieblingsliedern in der Altenbetreuung. Im Krieg wurde es viel gesungen, und noch heute
drückt es die große Sehnsucht nach Frieden aus – nicht nur
in Deutschland. Der Niederländer Cyrille Offermans, der
über seine altersverwirrte Mutter schrieb, machte an ihrem
ersten Tag in einen Pflegeheim eine Entdeckung: Als »Lilli
Marleen« aus dem Lautsprecher ertönte, sang die Mutter mit.
Sie schien den deutschen Text zu kennen, sogar mehrere
Strophen.[30] Früher hatte sie dieses Lied nie gesungen.

Am folgenden Tag traf der Sohn seine Mutter in einem
Besorgnis erregenden Zustand an. Sie glaubte, es sei Krieg.
Sie sah sich als Gefangene. Ihr Sohn, den sie fragte, wie
er denn durch die feindlichen Linien gekommen sei, begriff
ihre Wahnvorstellungen als eine verständliche Reaktion auf
die neuen Verhältnisse seit der Aufnahme ins Heim. »Es war
Krieg, in der Tat, man hatte ihr doch alles genommen, ihre
Tasche, ihre Sachen und obendrein die letzten Reste von ge-
fühlvoller Familiarität, die sie noch kannte. Auf keines ihrer
Worte oder Gesten erfolgte noch eine Erwiderung, die ihr
vertraut war, ein Echo, das ihre prekäre Stellung gefestigt
hätte.«[31] Der Sohn beschrieb eine niederländische Alteneinrichtung im Jahr 2003, wo die Bedürfnisse von Alzheimerpatienten nur selten verstanden wurden.

Wenn Cyrille Offermans die Mutter fortan besuchte, erfasste
er sofort, wenn bei ihr wieder der Krieg ausgebrochen war, und
wusste, mit welchem Ritual er sie auf Frieden einstimmen
konnte: »Ich fasste ihre Hand und setzte mich ganz nah neben sie. Leise sangen wir Lilli Marleen, das Lieblingslied aller
geistigen Deserteure. Ein paar Minuten darauf war sie wieder
ganz ruhig. Komm, sagte sie, wir gehen nach Hause.«[32]

Oft hört man den Satz: An Alzheimer erkranken bedeutet, sich ins Vergessen zu flüchten – eine gnädige Alternative. Leider stimmt das so nicht. Die eindrücklichsten Lebensereignisse, vor allem die aus der Kindheit, lösen sich nicht einfach auf. Zu den Aufgaben des Alters gehört es, sich mit dem Unerledigten des eigenen Lebens zu beschäftigen. Manche Menschen sind erst dann dazu in der Lage, wenn sie dementiell erkrankt sind. Warum ist das so? Weil ihnen die Vernunft und Strategien der Ablenkung nicht mehr zur Verfügung stehen, die ihnen halfen, ihre Gefühle und Schreckensbilder unter Kontrolle zu halten.

Albtraumkino

»Es scheint wohl möglich zu sein, schwere kriegstraumatische Erfahrungen ein ganzes Leben lang einigermaßen gut zu verdrängen«, sagt Hirnforscher Gerald Hüther, »doch im Alter gelingt es immer weniger.« Und er führt aus, wann das Problem anfängt, nämlich dann, wenn die Stützen, die halfen, die Kriegstraumata auf Abstand zu halten, nicht mehr existieren: Wenn die Kinder aus dem Haus sind, wenn mit Ende des Berufslebens Tagesstruktur und Abwechslungen fehlen und vor allem dann, wenn der Lebenspartner gestorben ist. Dann findet sich der Mensch plötzlich allein mit sich und seinen traumatischen Erfahrungen wieder, und es stellt sich heraus: Die Kriegserlebnisse wurden nicht verarbeitet, sondern lediglich zugedeckt. Sie sind noch immer im Hirn gespeichert.

»Albtraumkino« nennt der Pflegeexperte Siegfried Charlier die Dramen der Vergangenheit, die nachts Heimbewohnern zu schaffen machen. Da wird das Unerledigte des Zweiten

Weltkriegs wieder virulent – Vertreibung, Vergewaltigung, Bombenterror, aber auch, Täter und Mörder gewesen zu sein. »Die historische Frage nach Opfern und Tätern ist eindeutig geklärt«, schreibt Charlier. »Im subjektiven, psychischen Erleben bleiben die belastenden Gefühle der Opfer bzw. die Schuld der Täter.«[33] Bedrückend sind die Schilderungen der Journalistin Katja Thimm über ihren dementen Vater, der im Krankenhaus von den Schrecken aus Kindheit und Jugend eingeholt wurde.

> Mein Vater ringt nicht allein mit jenem Tod, mit dem sein septischer Körper gerade ringt. Er sucht auch jenem Tod zu entkommen, dem er als Kind entkam. Das Krankenbett, der Schlauch, die Kanüle schließen die Erinnerungen auf. Nun, da der Körper schwach ist und der Geist erschöpft, da er sich ausgeliefert fühlt wie der heranwachsende Junge im Flüchtlingstreck, ist er den vergessen geglaubten Empfindungen preisgegeben, die er in sich trägt. Die alten bösen Bilder erwachen.[34]

Horst Thimm ist Bewohner eines Altenheims. Auch hier wird er, wie seine Tochter Katja vermutet, mit den »alten bösen Bildern« mehr oder weniger alleingelassen.

> Oft ist niemand in der Nähe, der die Erinnerungen seines Lebens verstehen könnte, die das Fernsehprogramm wachruft. Die Pfleger und Schwestern aus Polen, Weißrussland, Ecuador, Kolumbien, der Ukraine, der Türkei oder Italien kennen andere Erzählungen vom Krieg als jene, die mein Vater in sich trägt. Ihre Eltern oder Großeltern haben auf anderen Seiten gekämpft. Begriffe wie Haff, Königsberg oder Staatssicherheit gehören nicht zu

ihrem Sprachschatz. Ein Psychologe, der sich mit der Seele dementer Menschen auskennt, ist, obwohl unumstritten wichtig, nur selten im Stellenplan eines Altenheims vorgesehen.[35]

Auch Hilde Gombert*, heute 77 Jahre alt, wird, wie ihre Tochter Susanne berichtet, von traumatischen Kindheitsereignissen heimgesucht. Seit einiger Zeit hat sie eine neue Gewohnheit entwickelt, und die schildert mir Susanne Hahn* so: »Nachdem meine Mutter mittags die Küche aufgeräumt hat, packt sie den Rollator voll. Sie packt Unterhosen ein, Zahnbürste, Brot, Bananen, Schuhe, Schal, Mütze. Es sind vor allem Anziehsachen und Lebensmittel, als wäre sie auf der Flucht. Sie will dann nach Hause gehen. Und wenn mein Vater das mitbekommt, sagt er: Nein, wir bleiben heute hier. Dann ist es auch gut für sie, und sie packt alles wieder aus.«

Was von der Flucht übrig blieb

Ihre Mutter war ein Fluchtkind und stammt aus Pommern. Mit sieben Jahren verlor sie ihre vertraute Umgebung. Ihre früheren Schilderungen von der Flucht klangen so, als sei sie für das kleine Mädchen ein großes Abenteuer gewesen. Im Mittelpunkt der Erzählungen stand Lotte, Omas Pferd. Lotte zog den Karren mit dem Letzten, was die Frauen noch besaßen. Nur Lotte war es zu verdanken, dass die Flüchtlinge immer weiter nach Westen gelangten, bis sie schließlich in Sicherheit waren. Aber Tochter Susanne vermutete eine Lücke in den Erzählungen ihrer Mutter: »Ich habe sie vor ein paar Jahren gefragt: Ja, ist euch denn unterwegs nichts passiert, zwei Frauen und ein Kind alleine … – Nein, wir waren immer sicher. – Aber ich habe irgendwo immer gespürt, dass da noch etwas ist.«

Hilde Gombert war 75 Jahre alt, als sie, begleitet von ihrer Tochter, einen Neurologen aufsuchte. Seit einiger Zeit klagte sie über Konzentrationsschwäche, die sich manchmal zu Verwirrtheitszuständen steigerten. Der Arzt nahm eine Reihe von Untersuchungen vor und nannte schließlich als Ergebnis die Alzheimerkrankheit. Tochter Susanne fragte, ob die Ursache für die schlechte geistige Verfassung nicht vielleicht auch woanders liegen könne: Ihre Mutter habe früher mehrfach unter Depressionen gelitten und erlebe derzeit erhebliche seelische Belastungen. Ihrem Ehemann stehe eine schwere Operation bevor, und ihre beste Freundin sei fortgezogen und wohne nun 500 Km entfernt. Der Arzt erwiderte, die Untersuchungen und Tests hätten ein eindeutiges Ergebnis hervorgebracht, Demenz ja, Depression nein.

Einiges hat sich seitdem in Hilde Gomberts Alltag geändert, aber im Großen und Ganzen geht es weiter wie vorher. Sie und ihr Mann besitzen ein Einfamilienhaus in einer hessischen Kleinstadt. Dort werden sie abwechselnd von ihren drei Kindern, von vier Enkelkindern und zwei Hunden besucht. Der Ehemann hat inzwischen die meisten Alltagsverpflichtungen übernommen. Seine Tochter sagt: »Mein Vater ist sehr fürsorglich geworden. Da bin ich richtig stolz auf ihn.«

Eines Tages traf Susanne Hahn ihre Mutter in Tränen aufgelöst an. Sie wollte nicht sagen, was los sei, aber schließlich, als ihr Mann sich zum Mittagsschlaf hingelegt hatte, erfuhr die Tochter den Grund – ihre Mutter war wieder auf der Flucht: »Sie sagte, dass die Männer so schlimm sind, und dass die Mutti viel, viel weint. Und dann sagte sie noch: Die Männer haben die Mutti ein paar Mal am Tag geholt.«

Alzheimer half, eine Tür zu öffnen

Die Vergewaltigung der Frauen am Ende des Zweiten Weltkriegs ist nach wie vor ein Geheimnis in vielen deutschen
Familien. Nach Jahrzehnten des Schweigens brachte Hilde
Gombert es endlich ans Licht. Ihre Tochter ist davon überzeugt: »Dabei hat meiner Mutter die Alzheimerkrankheit geholfen. Sie ist viel emotionaler als früher. Sie kann sich jetzt
öffnen.«

Die Tochter fühlte sich nicht hilflos, als ihre Mutter in
kindlichen Worten ihr Trauma offenbarte, sondern erleichtert. »Es hat ihr gut getan, davon zu erzählen, und damit ging
es auch mir gut«, berichtet Susanne Hahn. »Es hat ihr gut getan zu weinen. Zwar schämt sie sich deswegen auch, sie sagt:
Erzähl das nicht dem Papa. Aber insgesamt entlastet es sie.
Und wenn ich sehe, mein Zuhören, also mein Dasein – mehr
ist es ja nicht – verschafft meiner Mutter Erleichterung, dann
bin auch ich erleichtert.«

Hier steht einer an Alzheimer erkrankten Frau eine einfühlsame Tochter zur Seite. Susanne Hahn ist Lehrerin und
hat sich viel mit der deutschen Geschichte von 1933 bis 1945
beschäftigt. Schon lange hat sie geahnt, dass in ihrer Mutter
Verdrängtes aus ihrer Kindheit verborgen ist. Nun wird Susanne Hahns Intuition bestätigt. Ihre Feinfühligkeit ist keine
Spinnerei, wie man ihr früher gelegentlich in ihrem Umfeld
signalisierte, sondern etwas Kostbares. »Es wertet mich auf,
dass ich das immer gespürt habe. Ich verstehe mich jetzt auch
selbst besser, denn es eröffnet einem die eigenen Rätsel, wenn
man die Kriegsvergangenheit der Eltern kennt.«

Doch wie sieht es in Familien aus, wenn erwachsene Kinder keinen Zugang zu den Kriegserfahrungen ihrer Eltern
haben? Wenn Mutter und Vater geschwiegen haben. Oder

umgekehrt – wenn die Kinder früher mit Fluchtgeschichten geradezu überschüttet wurden, weshalb sie bei bestimmten Stichworten nichts mehr an sich heranlassen. Wenn sie denken: Was sollen die alten Geschichten? Das ist doch schon so lange her … Angehörige, die bei den Themen Krieg und Vertreibung reflexartig wegschauen und weghören, werden glauben, es handele um erfundene, um fantasierte Geschichten – um die Auswirkungen von Altersverwirrtheit. Sie können alten Menschen nicht beistehen, wenn diese ihren Kindheitsschrecken begegnen.

Susanne Hahn ist empathisch. Und dies bedeute, so die Tochter, sein Herz zu öffnen für den Menschen, der einem gegenübersitzt. Ihre Mutter sei emotional ganz wach. Sie könne nichts mehr verstecken. »Und wenn ein Mensch etwas so gefühlsmäßig beladen erzählt, wie meine Mutter es tut, dann ist das die Wahrheit – keine erfundene Geschichte. Das spürt man dann auch.«

Ein Verdacht, der immer lauter wird

Stets wird gesagt: Die starke Zunahme von Alzheimererkrankungen sei dem demografischen Faktor geschuldet, also der ständig anwachsenden Gruppe der Alten. Aber es gibt einen Verdacht, und der wird immer lauter: Haben auch unverarbeitete Traumatisierungen daran ihren Anteil? Es ist ein Verdacht, der schon seit vielen Jahren immer wieder von Angehörigen und Pflegekräften geäußert wird – Aussagen, die auch den Traumaforscher Andreas Maercker von der Universität Zürich nachdenklich machten. Bei unserem Gespräch verwies er auf den Hippocampus, und wie sich an diesem Ort des Gehirns krankhafte Veränderungen nachweisen lassen:

»Man weiß, dass sich beides, ein unverarbeitetes Trauma und eine Demenzentwicklung auf den Hippocampus auswirken. Er wird kleiner, er schrumpft. Aber man weiß auch: Wenn jemand eine erfolgreiche Traumatherapie gemacht hat, dann kann der Hippocampus wieder größer werden.«

Maercker hat sich für die Demenzhäufigkeit im Ost-West-Vergleich interessiert und festgestellt, dass die Zahlen in Ostdeutschland etwas höher liegen. Das könnte die These unterstützen, wonach Dauerstress, etwa durch schwierige Lebensumstände, das Erkrankungsrisiko erhöht, zum Beispiel, wenn Menschen vertrieben wurden und in der neuen Heimat Fremde blieben. In der DDR lebten prozentual mehr Flüchtlinge als in der Bundesrepublik. Sie wurden allerdings nicht als eine besonders belastete Bevölkerungsgruppe gesehen. Es gab für sie keine Lobby wie den Bund der Vertriebenen in Westdeutschland. In der DDR durften sie sich nicht einmal Vertriebene nennen, sondern sie hießen offiziell Umsiedler. Die Angehörigen der sowjetischen Besatzungsmacht wurden vom SED-Regime als »Brüder« bezeichnet. Flüchtlingskinder, die in Schulaufsätzen über Gewalttaten von sowjetischen Soldaten geschrieben hatten, berichteten später, der Lehrer habe sie beiseite genommen und sie ermahnt, dies künftig zu unterlassen. Eine alte Frau, ein ehemaliges Flüchtlingskind, kommentierte einen solchen Vorfall mit den Worten: »Von da an hatte ich eine bereinigte Biografie.«

Der Vietnamkrieg und seine Folgen

Andreas Maercker kennt das alles. Er ist in der DDR aufgewachsen und arbeitete in jungen Jahren als medizinischer Pfleger. Damals fiel ihm auf, wie häufig sich ältere Männer nachts unter dem Bett versteckten, weil sie dachten, es sei Krieg. Als Traumaforscher ist er immer wieder Psychiatern und Psychologen begegnet, nicht nur in Deutschland, auch in Ex-Jugoslawien, in Frankreich, die über einen Zusammenhang zwischen Trauma und Demenzhäufigkeit nachdachten. Für Maercker ist es inzwischen mehr als ein Verdacht: »Es gibt einen richtig harten Beleg, dass Trauma zu einer, wie wir sagen accelerierten Demenz, also zu einer vorzeitigen Demenz führt – und das ist eine Studie mit 10 000 Vietnamveteranen.«

Keine andere Gruppe wurde so umfassend zum Thema Trauma und Traumafolgen untersucht wie die amerikanischen Soldaten, die im Vietnamkrieg kämpften. Rund 20 Prozent haben, wie die Forschung ergab, eine lebenslange posttraumatische Belastungsstörung. In Amerika heißt sie, übersetzt, eine posttraumatische Stressstörung, und damit steht der Dauerstress im Mittelpunkt, der so häufig psychische Krankheiten verursacht. Im Unterschied zu seelisch gesunden Menschen ist bei den durch Traumata belasteten Veteranen das Risiko einer Demenz mehr als doppelt so hoch. »Und diese höhere Demenzhäufigkeit«, ergänzt Maercker, »hat das Merkmal eines früheren Beginns, also schon mit 65 oder mit 70 Jahren.«

In Deutschland gab es keine Forschung über die Kriegsteilnehmer. Wir kennen viele, viele Einzelgeschichten, aber es existiert kein aussagekräftiges Generationenbild über die seelischen Belastungen bei ehemaligen Wehrmachtsoldaten. Dagegen liegen zu den Langzeitfolgen in den Jahrgängen der deutschen Kriegskinder inzwischen Studien vor, die alle zu ähnlichen Ergebnissen kommen. 8 bis 10 Prozent der heute Ende Sechzig bis Mitte Achtzigjährigen, die als Kinder NS-Zeit und Krieg erlebten, leiden an einer posttraumatischen

Belastungsstörung. Sie sind psychisch krank. Darüber hinaus ist ein weiteres Viertel, wie der Traumaforscher Michael Ermann von der Universität München herausfand, in seinem »psychosozialen Lebensgefühl eingeschränkt«.[36] Man könnte es auch anders ausdrücken: Sie sind verunsichert und daher leicht irritierbar. Ihre Stressanfälligkeit ist hoch. Veränderte Lebensbedingungen setzen sie enorm unter Druck. Sie finden nur schwer den Zugang zur Welt der Jüngeren.

Ein Forschungsprojekt für Europa?

Der Alternsforscher und Arzt Hartmut Radebold aus Kassel sieht in der Kriegskinderforschung noch einen erheblichen Klärungsbedarf. Seit Jahren kämpft er für ein Projekt, von dem er überzeugt ist, dass es auch der Friedensforschung dient. Er sagt: »Wir brauchen die Arbeit heute, ohne Aufschub. Die Jahrgänge sterben uns jetzt weg!« Es geht um eine umfassende repräsentative Querschnittsuntersuchung, die gleichzeitig Längsschnittdaten liefert, also zeitgeschichtliche Erfahrungsdaten aus Ost- und Westdeutschland. Es sollen 3000 über 60-Jährige befragt werden. Die Kosten liegen bei 220 000 Euro. Keine Riesensumme, sollte man meinen, verglichen mit anderen gesellschaftlichen Investitionen. Doch sei das Geld nicht aufzutreiben, berichtet Radebold. Unbegreiflich, wenn man sich klar gemacht habe: Von dieser Forschung könnten wichtige Impulse für die Zukunft Europas ausgehen.

Ein solches Projekt, erläutert er weiter, werde Basismaterial schaffen, das man anderen Staaten für nationale Untersuchungen anbieten könne, auch in Osteuropa. Pro Land würde eine Untersuchung dann nur 120 000 Euro kosten. Radebold vertritt die Überzeugung: »Es würde vermutlich uns Europäern heute bei der Lösung unserer Probleme helfen, würden wir jeweils vom Kriegsleid der Kinder der anderen Nationen erfahren – das ändert nichts an der jeweiligen Geschichte und der sich daraus ergebenden Verantwortung! – doch es schafft grundsätzlich eine Basis für eine bessere Verständigung.«

Bedrückend sind die gegenseitigen nationalen Feindseligkeiten, die in Europa zunehmend neue Gräben schaffen und gemeinsame Errungenschaften entwerten. Man spricht von unterschiedlichen nationalen Mentalitäten, beachtet aber viel zu wenig den Faktor Geschichte, Krieg, Leid und Schuld, die daraus resultierenden Ressentiments, vor allem auch die Unterschiede in der emotionalen Vergangenheitsbewältigung in den einzelnen Ländern. Jede Nation hat ihre eigenen Strategien und blinden Flecken. Im Bosnienkrieg zeigte sich, wie blockiert die europäischen Regierungen auf Grund ihrer jeweiligen Geschichte im Zweiten Weltkrieg und in der Zeit davor waren. Da rangen verschiedene Vergangenheiten miteinander, ohne dass die Akteure wussten, wodurch sie gesteuert wurden, während mit jedem Tag mehr Menschen auf dem Balkan starben.

Es vergingen Monate, es vergingen Jahre. Fassungslos saßen die Europäer jeden Abend vor den Fernsehnachrichten. Man wusste: Es muss etwas geschehen! Aber was? Dort, wo die großen politischen Entscheidungen gefällt werden sollten, behinderten diffuse Gefühle die Vernunft – obwohl alle Frieden wollten, kam es zu keiner gemeinsamen Entscheidung, bis schließlich die Amerikaner die Aufgabe übernahmen.[37]

Die Auffälligkeiten bei den Kriegskindern

Und wieder haben wir heute die Situation, dass sich in Europa vielerorts Sorge bis hin zu Verzweiflung ausbreitet. Die Not wächst, an erster Stelle steht die Jugendarbeitslosigkeit. Und die Staaten blockieren sich gegenseitig in dem, was zu tun wäre. Es fehlt die Verständigungsfähigkeit. Entscheidungen werden aufgeschoben, mit jedem Tag vergrößern sich die Probleme. Hartmut Radebold geht davon aus: Würden wir mehr über das Kriegsleid insbesondere der Kinder der jeweiligen europäischen Länder wissen, hätten wir es sehr viel leichter, uns über die aktuelle Situation miteinander zu verständigen.

Wie kein anderer hat er – selbst ein Kriegskind – das Schicksal der unter den Spätfolgen leidenden Generation in der Fachwelt bekannt gemacht, vor allem bei Ärzten und in Pflegeeinrichtungen. In seinem Buch »Die dunklen Schatten der Vergangenheit«[38] plädierte er für ein historisches Denken in der Altenpflege. Für ihn haben die Traumatisierungen der damaligen Kriegskinder deutliche Auswirkungen auf die Entstehung und den Verlauf von Demenzen. Die Jahrgänge zeigen viele Auffälligkeiten.

Bei den Erkrankungen schaut er vor allem auf psychosoziale Faktoren wie Lebensqualität, Beziehungen, Bildung und Fürsorge für sich selbst. Viele vernachlässigen ihr Wohlbefinden. Sie kümmern sich zu wenig um die eigene Gesundheit, ein Mangel, der bei Männern noch häufiger auftritt als bei Frauen. »Das ist ja ein typisches Kennzeichen bei uns Kriegskindern. Wir haben ja damals überlebt – ich weiß das auch von mir –, indem wir *keine* Rücksicht auf unsere Gesundheit nahmen«, erklärt er. »Das hat bis heute Folgen. Wir forschen nicht nach, ob wir einen zu hohen Blutdruck haben, wir kümmern uns nicht um Diät und Tabletten zur Behandlung der Zuckerkrankheit – und irgendwann führt das zu einer Gefäßsklerose, nicht nur am Herzen, an den Gliedmaßen, an den Augen, sondern natürlich auch im Gehirn«.

Ein schlecht eingestellter Diabetes erhöht das Risiko, dement zu werden, genauso wie eine unbehandelte Depression. Man vermute bei einem Großteil der Kriegskinder eine subdiagnostische oder leichte Depression, meint Radebold, und es werde angenommen, dass eine Depression das Demenzrisiko um 50 Prozent erhöhe oder ein sehr viel früheres Auftreten bewirke. Häufig würde eine Depression im Alter nicht als eine solche erkannt, betont Radebold. Er spricht in diesem Zusammenhang von der lavierten, der versteckten Depression, die sich nicht in einer niedergeschlagenen Stimmung, sondern als körperliche Beschwerden äußere: Kopfschmerzen, Herzbeschwerden, Magenbeschwerden, Rückenbeschwerden. »Aber das wird nur erkannt, wenn man ganz gezielt danach fragt«, fügt der Arzt hinzu, »sowie nach suizidalen Tendenzen.

Auch das hat sich in der Bevölkerung zu wenig herumgesprochen. Außerdem herrscht in den Heimen ein gravierender Mangel an Fachärzten; Dazu kommt: Über 60-jährige Menschen wissen nicht genug über die Krankheit Depression. Sie deuten womöglich eine traurige Stimmungslage und Resignation falsch. Sie glauben: Na ja, das ist das hohe Alter, jetzt kommt der Rückzug, da kann man nichts machen. Jemand, der depressionserfahren ist, würde erkennen, woher seine Stimmungseintrübung kommt. »Er würde sich sagen: Das kenne ich doch! Es ist wieder soweit. Der Hausarzt muss mich behandeln – optimal zum Beispiel durch eine Kombination von Psychotherapie und Antidepressiva«, betont Hartmut Reinhold.

Wenn Medikamente zu Verwirrung führen

Viele ältere Menschen leiden an einer Mehrzahl chronischer Erkrankungen, sie nehmen daher unterschiedliche Medikamente ein. Wenn sich die Präparate nicht miteinander vertragen, führt dies häufig zu Verwirrungszuständen. Sind die Patienten Heimbewohner und haben sie das stattliche Alter von 80 plus erreicht, ist die Diagnose Demenz naheliegend. Aber wird sie auch fundiert abgeklärt? Angehörige sollten in diesem Fall wachsam sein und, wenn nötig, den Hausarzt einschalten.

Aber es gibt noch weitere Gründe, warum die Etiketten Depression und Demenz Verwirrung stiften können. Häufig ist eine unerkannte Alzheimerkrankheit der Auslöser für eine Depression. Der Betroffene merkt, wie ihm Fähigkeiten entgleiten, das verunsichert ihn zutiefst und führt womöglich zu anhaltender Niedergeschlagenheit. Suizidgedanken tauchen auf. Wird die Depression behandelt, erfährt der Kranke wieder Lebenszuversicht und leidet zunächst weniger unter den Einbußen als zuvor. Er könnte sich aktiver um die Behandlung seiner Erkrankung kümmern und erhält die Chance, den Verlauf seiner Demenz deutlich zu verzögern.

Manchmal wird eine Depression mit einer Demenz verwechselt. In der Fachwelt wird sie »Pseudodemenz« genannt, weil sie mit einer auffälligen Gedächtnisschwäche einhergeht. Nur eine sorgfältige gerontopsychiatrische, also altersgerechte fachliche Untersuchung kann die eine Krankheit von der anderen unterscheiden. Ob die Angehörigen dafür immer Sorge tragen? Oder ob sie denken: Der Hausarzt war sich seiner Sache so sicher, da sollten wir dem Vater eine weitere Untersuchung ersparen. Eine Zweitdiagnose, wie sie bei vielen anderen Erkrankungen stattfindet, wird im Fall einer Demenz so gut wie nie erwogen.

Freimütig hat Hartmut Radebold, geboren 1935, in den vergangenen Jahren öffentlich über seine eigene Depression gesprochen. Es gab eine Phase in seinem Leben, in der der Psychoanalytiker sich nicht erklären konnte, warum die Sitzungen mit Gleichaltrigen ihn bleischwer und in großer Traurigkeit zurückließen. Spät erst hat Radebold erkannt, dass die Kriegserlebnisse, die seine Patienten belasteten, zu großen Teilen auch ihn selbst betrafen: das vaterlose Kind, das Flüchtlingskind, das hungernde Kind. In seiner Generation war es normal, in der Kindheit Verheerendes erlebt zu haben.

Ein Kongress, der den Durchbruch brachte

Der Begriff »Kriegskinder« als Generationsbezeichnung existierte in Deutschland nicht. Das änderte sich erst, als Hartmut Radebold und andere Mitstreiter seines Alters im Jahr 2005 den ersten großen Kriegskinderkongress in Frankfurt ankündigten. Das Echo war überwältigend. Bei 600 Teilnehmern konnten die Medien nicht mehr übersehen, dass die deutschen Kriegskinder der Gesellschaft etwas zu sagen hatten, nämlich dies: Es ist an der Zeit, uns mit der eigenen Vergangenheit in der Kindheit und Jugend auseinanderzusetzen. Es ist an der Zeit, unser eigenes Leid anzuschauen. Geschieht es nicht, wird es uns nicht gelingen, gut alt zu werden.

Bis zu diesem Zeitpunkt hatte in Deutschland die Angst überwogen, das Wahrnehmen des eigenen Leids werde das Leid der Holocaustopfer relativieren – und damit die Schuld, die von Hitler-Deutschland ausging. Dies ist nicht geschehen.

Was mich im Gespräch mit Hartmut Radebold besonders berührt hat, sind die Worte, die er wählte, um seine eigene

Generation, die Kriegskinder, zu beschreiben. »Äußerlich sind wir freundlich und zuvorkommend, aber tatsächlich – das zeigen Untersuchungen – sind wir viel skeptischer, vorsichtiger und misstrauischer. Es ist die Haltung: Vorsicht! Wer weiß, was da wieder auf mich zukommt ...« Und er ergänzt: »Viele von uns sind ein bisschen zwanghaft, sehr geordnet und strukturiert. Wichtig ist, unsere geordnete, sichere, überschaubare Welt zu haben, in der wir uns zurechtfinden.«

Das klingt nicht nach einem Leben, in dem Begeisterungsfähigkeit die treibende Kraft ist, die der Forscher Gerald Hüther als »Dünger fürs Hirn« bezeichnet. Demnach werden Menschen, die sich einer Sache hingeben können, die für eine Idee brennen, die bis ins hohe Alter nicht aufhören, sich für Neues zu begeistern, nur selten von einer Demenz heimgesucht. Bei Menschen hingegen, die sich nicht von ihren Kindheitstraumata erholt haben, ist das Kontrollbedürfnis sehr hoch, ihre Gefühle sind gedämpft, weil nur auf diese Weise die Verdrängung gelingt. »Denn diese Offenheit, diese Zuwendung zur Welt, dieses Sich-Verschenken«, sagt der Hirnforscher, »das gelingt keinem, der mit einem so schweren Problem umherläuft. Der muss immer aufpassen.« Hüther ist davon überzeugt: »Jemand, der eine Traumatisierung erlebt hat und sie nicht verarbeiten konnte, ist ständig in diesem Rückzug, in diesem Kontrollprozess, er wird sehr reduziert.«

Hier hilft uns die Hirnforschung zu verstehen, warum Vietnam-Veteranen, die an einer posttraumatischen Belastungsstörung leiden, ein erhöhtes Demenzrisiko haben, was sich darin zeigt, dass Erkrankung schon mit 60 oder 70 Jahren beginnt. Träfe dies auch auf Angehörige der Kriegskinderjahrgänge zu, müsste es sich in Zahlen niederschlagen. Tut es aber nicht. Während der Arbeit an diesem Buch habe ich immer wieder Heimleiter gefragt, ob die Menschen mit Demenz, die bei ihnen einziehen, jünger sind als die Vorgängergeneration. Es wurde nur selten bestätigt.

Das Programm des Funktionierens

Eine andere Antwort gibt der Bonner Pfarrer und Seelsorger Albrecht Roebke. Er geht davon aus, dass Angehörige der Kriegskinderjahrgänge ihre Altersverwirrung länger verstecken können, weil sie gelernt haben, im Stress extrem gut zu funktionieren. Die durch den Krieg verursachte Seelenlage vieler Menschen ist Roebke aus seiner Arbeit in Altenheimen vertraut, und als Notfallseelsorger kennt er sich mit Traumatisierten aus. »Das Trauma ist ja im ersten Moment die richtige Entscheidung: Ich funktioniere. Ich blende alles aus, was mich am Funktionieren hindert«, erläutert der Seelsorger. »Jemand, der das verinnerlicht hat, für den ist eine beginnende Demenz lächerlich. Der wird weiter machen, und weiter funktionieren, ganz sicher. Und ich glaube, dass in diesem Fall der Absturz schneller kommt. Anders als die schleichende Entwicklung einer Alzheimerdemenz, wie wir sie normalerweise kennen.«

Ob jemand als Erwachsener oder als Kind traumatischen Erfahrungen ausgesetzt war, macht aus Roebkes Sicht einen großen Unterschied. Das Thema ist für ihn deshalb wichtig, weil nun zunehmend die Angehörigen der Kriegskinderjahrgänge zu Heimbewohnern werden und damit zu rechnen ist, dass diese im Stadium der Demenz – anders als die Vorgängergeneration – noch vehementer von ihren frühen Gewalt- und Verlusterfahrungen heimgesucht werden. Roebke erklärt: »Die Menschen, die den Krieg als Erwachsene erlebt haben, haben andere Filtermechanismen und können sich letztendlich besser schützen und sie verstehen, was ihnen damals passiert ist. Die Kinder aber haben schon damals nicht verstanden, was ihnen passiert ist. Und wenn ich meine Rationalität verliere – das ist meine feste Überzeugung – dann rutsche ich schneller in eine Retraumatisierung ab als die Soldatengeneration.«

Als im Jahr 2009 das Kölner Stadtarchiv einstürzte, war Notfallseelsorger Albrecht Roebke vor Ort im Einsatz. »Das sah aus wie im Krieg: ein eingestürztes Gebäude, Bauschutt überall, Staub auf den Straßen« berichtet er, »und da brauchte es überhaupt keine Phantasie, sich vorzustellen, so sah es in Köln nach einem Luftangriff aus.« Ein Altenheim musste evakuiert werden. Was den Seelsorger dabei überraschte war, dass einige Bewohner nicht wie desorientierte Alte reagierten, sondern wie Kinder, die mit einer Bombennacht zurechtkommen müssen. Sie sangen Kinderlieder, zur eigenen Beruhigung.

Interessant ist, dass in den Schilderungen Roebkes nicht als erstes die Defizite auftauchen, sondern Fähigkeiten des Überlebens. Dazu gehörte ein verblüffendes Funktionieren von alten Menschen, die sehr akkurat, sehr diszipliniert den Bus bestiegen, was vor allem die Pfleger zum Staunen brachte: »Sie können doch sonst nicht mehr soviel, wie kommt es, dass es ihnen ausgerechnet heute gelingt?« Antwort: Weil sie es als Kriegskinder eingeübt haben. Doch bei einigen Heimbewohnern, so der Seelsorger, habe die Katastrophe das Gegenteil von Selbstkontrolle ausgelöst, sie hätten geweint und geschrieen und seien nicht zu beruhigen gewesen.

Viel hat er darüber nachgedacht, was zu tun und was zu unterlassen ist, wenn für alte Menschen plötzlich wieder der Krieg ausbricht. In diesem Sinn hat er beim Einsatz am Kölner Stadtarchiv auf Polizei und Feuerwehr Einfluss nehmen können: Blaulicht ausschalten, die Außenreize runterdrehen. So wenig Hektik wie möglich. Soweit es geht, Ruhe reinbringen. Es muss etwas geschehen, aber es sollte so langsam wie möglich geschehen. So ein Feuerwehrmann, sagt er, sei ja erst einmal auf Tempo geeicht. Ihm könne man aber sofort sagen: Pass auf, andere Situation, Altenheim, die Leute denken an Krieg. Mach voran, aber mach langsam.

Was sonst kann zur Beruhigung beitragen? Der Notfallseelsorger empfiehlt, es mit einem warmen Getränk oder etwas Süßem zu versuchen. Solche Signale kennen viele Menschen noch aus ihrer Kindheit. Sie bedeuten: Jetzt bin ich in Sicherheit, die Gefahr ist vorbei.

Ein blinder Fleck

Der Krieg ist vorbei. Um diese Botschaft geht es. Damit Töchter und Söhne dies ihren desorientierten Eltern vermitteln können, müssen sie häufig erst einmal über ihren eigenen Schatten springen. Denn wenn die Eltern über ihre Kriegserlebnisse geschwiegen haben, dann ist es sehr wahrscheinlich, dass dies auch ein blinder Fleck bei ihren Kindern ist, den sie aber nur ungern beseitigen möchten. Warum, so fragen sich viele Nachgeborene, sollen sie sich mit einer Zeit beschäftigen, als sie selbst noch gar nicht auf der Welt waren? Wann immer Astrid Wörn aus Lübeck in Selbsthilfegruppen die Themen Flucht, Bombenkrieg, Russlandfeldzug, Gefangenschaft anschneidet, erntet sie erschrockene Blicke. »Was hat das denn mit der Demenz meines Vaters zu tun?« Astrid Wörn weiß, wovon sie spricht. Heute weiß sie es. Früher wäre ihr nicht in den Sinn gekommen, dass sie die Tochter einer kriegstraumatisierten Mutter ist. Zu der Zeit, als diese noch lebte, sprach in Deutschland noch niemand vom Trauma der Kriegsgenerationen. Obwohl die Tochter vieles aus den Schilderungen ihrer Mutter kannte, blieb ihr die Thematik seltsam fremd, sie reagierte ohne nennenswerte Erschütterung, wohl auch deshalb, weil nicht einmal ihre Mutter ahnte, dass sie unverarbeitete Kriegsdramen in sich trug.

Marga Belz* hatte ihr Leben unabhängig und souverän gemeistert: allein ihre Tochter groß gezogen und als Juristin immer gut verdient. Haltung bewahren – Contenance, wie sie es nannte –, war ihr wichtig gewesen. Das Leben geht weiter, so hatte ihre Devise gelautet.

Mit Katastrophen verstand sie umzugehen. Im Sommer 1943 hatte sie den Feuersturm in Hamburg überlebt. Als er über die Stadt hereinbrach, rannte Marga zusammen mit Mutter und Schwester, in nasse Betttücher gewickelt, um ihr Leben. Das geschah wenige Tage nach dem Tod ihres Vaters. Als erwachsene Frau war sie in der Lage gewesen, nüchtern zu schildern, wie sie dem Inferno entkam. Nie hatte die Tochter ihre Mutter klagen hören. Kein Wort darüber, dass sie sich von den Spätfolgen belastet fühle. Was sie offenbar unauflösbar bedrängte, war das Gefühl der Mitschuld der Deutschen am Holocaust. Marga Belz war im Krieg als Nachrichtenhelferin dienstverpflichtet, offenbar rührte daher eine Unruhe, die sie im späteren Leben dazu brachte, zum Thema Holocaust Unmengen von Büchern zu verschlingen, Zeitschriften zu abonnieren und immer wieder Filme anzuschauen.

»Darüber haben wir extrem viel gesprochen«, berichtet die Tochter. »Die Schuldfrage hat sie sehr gequält. Also, dass sie nachher in die Demenz gerutscht ist, daran war mit Sicherheit auch das beteiligt, was meine Mutter die deutsche Schuld nannte.«

»Die Unfähigkeit zu trauern«

Der Krieg hatte Marga Belz eine Hemmung eingepflanzt. Sie konnte nicht trauern, als die Menschen, die sie liebte, der Reihe nach starben: erst ihr Vater, dann ihre Schwester, beide im Krieg, und schließlich ihr Ehemann. Ihn verlor sie in den sechziger Jahren, als Astrid in der Pubertät war. Sie trauerte auch nicht, als ihre Mutter starb. Dafür bekam sie eine Schuppenflechte an den Händen, die über Monate nicht heilen wollte. Damals sah Tochter Astrid darin nichts Auffälliges. Sie konnte die Hintergründe nicht erkennen. Sie fand, ihre Mutter verhalte sich normal. Es war die Zeit, als in Deutschland die Langzeitfolgen des Zweiten Weltkriegs noch nicht im Bewusstsein waren. Obwohl die »Unfähigkeit zu trauern« nach der Herausgabe des gleichnamigen Buches der Analytiker Alexander und Margarete Mitscherlich in den sechziger Jahren sich zum Schlagwort entwickelte, wurde der Mangel an Trauer nach dem Verlust eines engen Angehörigen nicht wahrgenommen und schon gar nicht einem Trauma aus der unheilvollen Vergangenheit zugeordnet.

In den neunziger Jahren wurde bei Marga Belz eine Demenz diagnostiziert. Nach und nach veränderte sich ihr Wesen, sie konnte ihre Gefühle nicht mehr kontrollieren. »Wir saßen beim Mittagessen, da fing sie plötzlich an zu weinen«, erzählt die Tochter. »Sie hat immer wieder Phasen in der Demenz gehabt, in denen sie getrauert hat. Aber das weiß ich heute. Wenn sie weinte, habe ich versucht sie abzulenken: Ach Mutti, das Leben geht weiter. Komm, wir machen jetzt mal was Schönes.« Marga Belz holte in der Altersverwirrung ihre Trauer nach, hier hätte sie Beistand gebraucht. »Mit dem Wissen, dass ich heute habe, hätte ich sie in ihrer Trauer ganz anders begleiten können«, sagt die Tochter. »Dann hätte sie vielleicht noch mehr erzählt und sich dadurch erleichtern können. Ich habe mich unreflektiert genau so verhalten, wie ich es gelernt und immer erlebt hatte.«

Astrid Wörn, geboren 1954, arbeitete als Erzieherin und Sozialpädagogin. Inzwischen ist sie im vorzeitigen Ruhestand. Gesundheitliche Probleme zwangen sie dazu. Seit frühester Kindheit leidet sie unter vielen chronischen Erkrankungen. Dafür gibt es in ihren Augen eine Reihe von Ursachen – auch die, dass sie die seelische Last ihrer Mutter mittragen musste. Die Beziehung zu ihr beschreibt sie als »hochkompliziert«. Schon als kleines Kind hatte sie gedacht: Die Mutter leidet unter irgendetwas. »Mein Leben lang habe ich geglaubt, dass ich für ihr Seelenheil zuständig bin«, berichtet die Tochter. »Sie tat mir leid. Es war diese Mischung, die ich bis zum Ende ihrer Tage empfunden habe, dieses Mitleid mit einem Menschen, der überhaupt nicht mit sich zurechtkommt.«

Eine Mutter, die tagelang schweigen konnte

Marga Belz war für die heranwachsende Tochter ein Rätsel. Von einem Moment zum nächsten, und das ohne erkennbaren Grund, konnte sie sich in eine völlig andere Person verwandeln; sie war abweisend, eiskalt und fast stumm. Astrid existierte dann nicht mehr für sie. Manchmal sprach die Mutter drei Tage kein Wort. Die Tochter wurde weiter versorgt, man nahm gemeinsam Arzttermine wahr, wozu ihr die Mutter knapp das Nötigste mitteilte, und dann herrschte wieder Schweigen.

Wäre sie der Sohn und nicht die Tochter gewesen, glaubt Astrid Wörn heute, hätten sie und ihre Mutter es sehr viel leichter miteinander gehabt. Diese habe offenbar einen Lebensplan entwickelt, wonach sie, Astrid, für immer bei ihr wohnen würde. Obwohl sie ihre Tochter zu geistiger Unabhängigkeit und Selbständigkeit erzogen hatte, reagierte die Mutter mit großem Widerstand, als Astrid als Studentin nicht mehr mit ihr zusammenleben wollte. Die Tochter geriet in große innere Not, sie fühlte sich in der Klemme. Schließlich zog sie in eine Wohngemeinschaft. Panik und Wut hatten sie erfasst. »Wir konnten nicht miteinander sprechen und planen. Ich dachte nur immer wieder: Weg hier, nur weg! Du musst dich irgendwie retten.«

Am Ende ihres Lebens aber, als Marga Belz nicht mehr allein zurechtkam, wollte sie auf keinen Fall mit ihrer Tochter zusammenleben. Einmal, als aufgrund eines Heimwechsels vier Wochen zu überbrücken waren, nahm Astrid Wörn ihre Mutter vorübergehend bei sich auf. Die Tochter hoffte, entgegen aller Erfahrung, die Nähe würde vielleicht beiden gut tun. Tatsächlich aber erlebte sie die anstrengendsten Wochen ihres Lebens, und ihre Mutter vermutlich auch. Nichts ging mehr. Sie verweigerte Essen, Trinken, jegliche Kooperation. Diese Nähe, diese Enge, die hielt sie nicht aus. »Sie zeigte mir die rote Karte«, sagt die Tochter, »und letztlich kann ich mich bei ihr dafür nur bedanken.« Die Lösung Pflegeheim habe ihr kein schlechtes Gewissen mehr bereitet, als die Mutter in eine anthroposophische Einrichtung eingezogen sei und dort ihren Weg gehen konnte.

Astrid Wörn lernte in den 12 Jahren der Begleitung ihrer Mutter, was es für diese bedeutete, in ihrer Demenz das Unerledigte aufzuarbeiten. Sie erlebte deren Verzweiflung, die Trauer bis hin zur Untröstlichkeit. Fazit: »Ich habe in all den Jahren erlebt, dass es harte Arbeit ist, was Menschen in der Demenz in sich bewegen.« Aber es sei der Mutter nicht durchgängig schlecht gegangen, es habe sich um Phasen gehandelt, fügt sie hinzu, im Sinne von: die Welle kommt, die Welle geht.

Die Beziehung wurde immer besser

Wie man es inzwischen häufig von Töchtern und Söhnen hört, die eine schwierige Beziehung zu ihren Eltern hatten, wurde auch für Astrid Wörn der Kontakt zu ihrer Mutter in der Demenz ständig besser – eine unerwartete späte Ernte. Es verband sie ein gemeinsamer Humor, sie konnten herzhaft miteinander lachen. »Wir konnten uns auch in den Arm nehmen, was früher nie ging«, erzählt die Tochter. »Die Beziehung wurde liebevoller, und sie wurde ehrlicher. Mit allem was dazugehört. Manchmal war ich sehr ärgerlich und verletzt. »Marga, ich gehe jetzt. Kann es sein, dass du meine Gutmütigkeit ausnützt?« »Ja.« »Na, wenigstens bist du ehrlich. Also, bis zum Wiedersehen.«

Astrid Wörn weiß: In der Demenzpflege sieht man das inzwischen völlig anders. Man widerspricht nicht. Doch da ist sie anderer Meinung. Selbst bei einem Menschen mit fortgeschrittener Krankheit, macht sie deutlich, solle man Respekt einfordern und Grenzen setzen. Das vermittle Klarheit und Selbstgefühl für beide.

Demenz wurde für Astrid Wörn zum Lebensthema. Aber auch noch ein zweites: das Thema Kriegsfolgen. In ihrer ehrenamtlichen und gelegentlichen, gering bezahlten Arbeit kommt beides zusammmen. In dem von ihr verfassten »Pflegelesebuch«[39] macht sie ihr Anliegen unmissverständlich im Vorwort klar:

Geh niemals mit lauten Absätzen über den Flur.
Sprich niemals im Befehlston,
mach dich niemals lustig über etwas, was du nicht
verstehst.
Es könnte sein, dass du damit den alten, kranken
Menschen
zutiefst beschämt, verstörst und verängstigt.
Vielleicht hat dieser Mensch, den du pflegst,
das alles schon einmal erlebt.
Im Krieg, auf der Flucht, im Lager, in seinem langen
Leben.

Darüber hinaus organisiert und leitet Astrid Wörn Kunst-
und Gesprächsgruppen. Der erste Treffpunkt, ein ehemaliges Ladenlokal in der Lübecker Innenstadt, das inzwischen
nicht mehr zur Verfügung steht, nannte sich unbekümmert
»Café la Demence« – so stand es draußen auf dem Schau-
fenster.

An mehreren Nachmittagen im Monat kommen Menschen mit Demenz, ihre Angehörigen und freiwillige Helfer,
oft noch sehr jung, für zwei Stunden zusammen. Es wird gespielt, es werden Märchen vorgelesen, es wird gemalt und natürlich gibt es Kaffee und Kuchen. Es wird gelacht und geflirtet. Soweit bewegt sich das Geschehen im Rahmen dessen,
was tausendfach jeden Tag in Deutschland stattfindet. Das
Besondere der Runde besteht darin, dass das Thema Krieg
kein Tabu ist. Natürlich sind die Angehörigen darauf vorbereitet worden und haben zugestimmt. Sie wissen, niemand
der Gesunden am Tisch wird von sich aus das Thema ansprechen. Aber sie wissen auch: Niemand wird starr vor Schreck
reagieren, wenn ein Gast nach einer entspannten Memory-
Runde plötzlich ein Kriegserlebnis auspackt.

Ja, es ist grausam, was da gelegentlich zu hören ist, man muss an dieser Stelle nicht ins Detail gehen. Es geht um Gewalt, um Blut, um Feuer, um Tod.

»Plötzlich versteht man jeden Satz!«

Astrid Wörn beschreibt einen alten Herrn mit fortgeschrittener Demenz. Wenn er hereinkommt, wirkt er oft verkrampft, blass, er hat kalte Hände. Seine Sprache ist unverständlich, er kann nur noch einige Silben wiederholen. Er leidet unter großer Nervosität. »Aber wir haben gemerkt, wenn wir malen, wird unser Gast ruhiger«, berichtet sie. »Und dann fängt er manchmal an zu erzählen, furchtbare Erlebnisse von der Flucht. Und man versteht ihn dann, jeden Satz! Er redet völlig klar. Er weint auch. Inzwischen hat er soviel Vertrauen zur Runde gefasst, dass man ihm den Arm um die Schulter legen kann.«

Danach entspannt sich sein Gesicht, es sieht völlig anders aus, hat Farbe, die Augen glänzen. »Beim Abschied merkt man: Seine Hände sind warm«, sagt Astrid Wörn. »Diese Gruppe ist wirklich ganz wunderbar. Es fasziniert mich jedes Mal, wie sich ein Seelendruck durch die Gemeinschaft auflöst.« Was, frage ich sie, hat die Gruppe dazu beigetragen? Wurde etwas gesagt? »Nein, da kann man nichts sagen, auch nicht trösten. Da kann man nur im Moment innehalten, wie in der Kirche vor einer Kerze. Man hält diesen Moment zusammen aus und trägt die Last gemeinsam. Und das reicht.« Und sie fügt hinzu: »Aber wir merken hinterher, dass wir gearbeitet haben. Wir sind alle total erschöpft.«

Zweite Frage: Warum kann man dieser Gruppe Geschichten vom Krieg zumuten? Warum wechselt niemand ad hoc das Thema oder verlässt den Tisch? Antwort: Weil sich alle mit der Vergangenheit ihrer Eltern und Großeltern auseinandergesetzt haben. Der blinde Fleck existiert nicht mehr. In der Seelsorge weiß man, dass alte Menschen, die von ihrer Kriegsvergangenheit heimgesucht werden, sehr genau spüren, wem sie sich zumuten können und wem nicht. Sie sind sich ihrer Sache meistens so sicher, dass sich ein Antesten erübrigt. Einem Pfarrer, den sie in dieser Thematik als nicht souverän, weil nicht ausreichend stabil empfinden, würden sie sich nicht anvertrauen. Bei Menschen mit Demenz, die in ihren Gefühlen hellwach sind, wird es nicht anders sein.

Das geschilderte Geschehen erinnert an das, was die Amerikanerin Naomi Feil von Heimbewohnern berichtete, »die mit ihren tiefen, ungelösten Gefühlen aus früheren Stadien festsitzen«. Oft kehrten die Menschen in die Vergangenheit zurück, um diese Gefühle zu lösen. Naomi Feil betont, dies sei kein bewusster Rückzug in die Vergangenheit. Es dränge sie, Ordnung zu schaffen. So bereiteten sie sich auf die letzte Reise vor.

Da wir aber immer länger leben, wird es eine wachsende Zahl von sehr alten Menschen geben, die in dieses Endstadium des Aufarbeitens geraten. Sie brauchen jemanden, der ihnen zuhört, der ihre Gefühle bestätigt. Sonst ziehen sie sich in das Vegetieren zurück. Ohne Stimulierung von außen werden sie zu den lebenden Toten in unseren Pflegeheimen.[40]

SIEBTES KAPITEL

KUNST UND KULTUR

Der Umgang mit Demenzkranken macht kreativ

Auf der emotionalen Ebene sind Demenzkranke noch lange erreichbar. Womöglich eröffnen sich ihnen Zugänge, die ihnen als Gesunde verschlossen waren. Es kann geschehen, dass jemand erst als Alzheimerpatient Bachmusik lieben lernt. Da werden Künstler hellhörig. Das ist für sie attraktiv. Es interessiert sie zu testen, was die Kunst alles vermag, und dabei erfahren sie eine wunderbare Wechselwirkung: Menschen mit Demenz fördern ihre Kreativität. So kommt es, dass Kulturschaffende in ihrem Engagement für desorientierte alte Menschen einen Ideenreichtum entwickeln, der erfreulich ansteckend wirkt und auch in den Angeboten der Langzeitpflege Spuren hinterlassen hat. Musiktherapie und Kunsttherapie gewinnen in Alteneinrichtungen immer mehr an Bedeutung. Eine Heimmitarbeiterin ließ sich, wie im ersten Kapitel zu lesen war, an einer Theaterakademie zur »Demenz-Clownin« ausbilden.

Unzählige kulturelle Veranstaltungen – Konzerte, Ausstellungen, Stadtführungen, um nur einige Rubriken zu nennen , finden regelmäßig für Menschen mit Demenz, ihre Angehörigen und Begleiterinnen statt. Genauso oft wird Kultur in die Altenheime gebracht. Studentinnen gehen mit klassischen Gedichten in Nachmittagsrunden und sind überrascht, wie hoch der Wiedererkennungswert für die an Alzheimer erkrankten Heimbewohner ist. Fast alle haben Schillers »Handschuh« und Rilkes »Panther« in der Schule auswendig gelernt. Die Lieblingsgedichte der Deutschen sind also eine willkommene Abwechslung in der Langzeitpflege, wo Mitarbeiter oft so überlastet sind, dass sich kulturelle Anregungen im Ergänzen von angefangenen Sprichwörtern erschöpfen.

Gedichte ins Heim – ein Beispiel für hunderte guter Ideen,

die Ehrenamtliche und Angehörige Tag für Tag in Alteneinrichtungen hineintragen. Oder: Ein Künstler kommt und weckt bei einem Bewohner die Lust am freien Malen – mit den Händen, nicht mit dem Pinsel. Man entdeckt solche Bilder gelegentlich in den Fluren von Heimen und ist verblüfft über das pralle Leben, das sie ausstrahlen.

Kunst und Kreativität können allen Beteiligten zu mehr Freude verhelfen: Menschen mit Demenz sowie denjenigen, die sie im Alltag umsorgen, und solchen, die Kunst und Kultur in die Begegnung mit Demenzkranken einbeziehen. Aus der letzten Gruppe möchte ich drei Frauen im Alter von Mitte 40 bis Anfang 50 vorstellen. Eine Diplomingenieurin für Gartenbau, eine Pfarrerin, eine Theaterregisseurin. Alle drei haben eine Sensibilität und Beharrlichkeit, wie ich sie in erster Linie von Künstlerinnen kenne.

Eine Frau mit großer Intuition

Sich an Ulrike Kreuer zu erinnern fällt leicht. Man denkt an einen Wuschelkopf und an einen großen schwarzen Hund namens Emma. Jeder würde diese Frau wohl als erstes für eine Künstlerin halten, und damit läge er nicht falsch. Ohne ihre Intuition, ihre Kreativität und ihren Zugang zur Spiritualität wäre das Ergebnis ihrer Arbeit vermutlich nur halb so viel wert. Sie ist Expertin für »Demenzgärten« – ein Begriff, der sich tatsächlich so herausgebildet hat, und der ihr missfällt, weil er sich an Defiziten orientiert. Gärten für Menschen mit Demenz werden im Land Nordrhein-Westfalen von großen Stiftungen finanziell gefördert.

Nach dem Abitur studierte Ulrike Kreuer einige Semester Agrarwissenschaften. Sie brach das Studium ab, da sie sich nicht mit Viehzucht beschäftigen wollte. Stattdessen absolvierte sie eine Ausbildung zur Gärtnerin im Obstbau und schloss ein Studium im Fach Gartenbau an. Mit dem Diplom in der Tasche verbrachte sie eineinhalb Jahre als Entwicklungshelferin in Bolivien und arbeitete mit Frauen-Kooperativen im biologischen Obstanbau. Zurück in Deutschland entwickelte sie für verschiedene Träger aus der freien Wohlfahrt Gartenprojekte mit langzeitarbeitslosen Jugendlichen, obdachlosen Menschen und jungen Männern im Methadonprogramm – eine schwierige Klientel. Als Angestellte fühlte sie sich aber eingeengt und entschied sich schließlich für die Selbständigkeit. Sie fragte sich, mit welcher Gruppe Menschen sie am liebsten arbeiten würde. Kinder waren es nicht, soviel stand fest. Einmal hatte sie mit Frauen und ihren Kindern einen Spielplatz angelegt. »Also, mit den Kindern war es mir echt zu anstrengend«, erzählt sie, »und mein Hund war auch völlig fertig.« Irgendwann stand ihre Entscheidung fest: Sie würde gern mit alten Menschen arbeiten. Sie selber war ohne Großeltern aufgewachsen – plötzlich viele Omas und Opas zu haben, diese Vorstellung gefiel ihr.

Sie hat die Erfahrung gemacht, dass ihr Eigenwille bei Menschen mit Demenz gut ankommt. »Für mich sind es einfach alte Leute, ich mag sie, da geht mein Herz auf.« Es scheint eine Seelenverwandtschaft zu geben zwischen ihr, die Konventionen ablehnt, wenn sie behindern, und jenen, die unkonventionell sind, weil sie keine Fassade mehr aufrechterhalten können.

Schon als Kind hatte sie ausgesprochen gern im Garten gearbeitet. Die Mutter konnte sich kaum um sie kümmern, weil sie Geld verdienen musste. Die Familie wohnte zur Miete auf einem Bauernhof. Das Kind hatte sich vorgenommen: Wenn ich groß bin, will ich die Wüste bewässern. Mit acht Jahren kam UIrike zu den Pfadfindern, das Beste, was ihr passieren konnte, wie sie im Rückblick glaubt: »Wir haben immer gezeltet. Raus, raus, raus. Natur, Natur, Natur! Draußen sein war mein Schutzraum, im Sinne von: Dort war die Welt heil.« Die Natur hatte für sie also schon immer etwas Beruhigendes. Bis heute ist das so. Wenn sie sich angespannt fühlt, geht sie in den Wald und findet dort Frieden. Dass Heimbewohner, die viel inneren Stress erleben, in ihrem Alltag einen Ort der Erholung und Beruhigung brauchen, davon musste sie niemand überzeugen.

Die Wiederbelebung des Bauerngartens

Vor zwölf Jahren begann sie in Alteneinrichtungen für ihre Vorstellungen von Gärten zu werben. Zu diesem Zeitpunkt hatte sie sich über die Alzheimerkrankheit wenig Gedanken gemacht. Doch plötzlich stand sie im Mittelpunkt, und ihr war schnell klar, was diesen Menschen gut tun würde: ein Bauerngarten. In ihr Konzept schrieb sie, Menschen mit Demenz seien häufig mit solchen Gärten aufgewachsen; es gehe um das Aufleben von positiven Lebenserinnerungen in einem Jahrhunderte alten Kulturgut. »Indem wir Bauerngärten anlegen, schützen wir dieses Kulturgut vor dem Vergessen«, das war die richtige Argumentation. Ulrike Kreuer schrieb verschiedene Häuser an und oft erhielt sie die Rückmeldung: Eine schöne Idee, aber wir haben kein Geld. Daraufhin wandte sie sich mit ihrem Konzept an Stiftungen und dort überzeugte sie. Die Finanzierungsprobleme erwiesen sich als lösbar. Da fragte die Heimleitung: Und wer soll das alles pflegen? Es überraschte sie dann zu hören, dass ein Bauerngarten nicht mehr Pflege als eine sogenannte pflegeleichte Grünanlage brauche. Die Fachfrau versicherte der Heimleitung: »Ich baue Ihnen einen Garten, der ist qualitativ wertvoll, der ist vielleicht therapeutisch einsetzbar, der ist nachhaltig wirksam und hat keinen größeren Pflegeaufwand. Solch ein Garten ist in vielerlei Hinsicht eine Ressource – nicht nur deshalb, weil Menschen mit Demenz sich seiner Pflanzen erinnern.«

Sie weiß: Ein Strauß Bauernblumen vom Markt löst eine viel größere Freude aus als Tulpen vom Supermarkt für zwei Euro. Warum ist das so? Weil die alten Pflanzen lebendig sind und eine lange Geschichte haben, was in unserem Kulturkreis im kollektiven Gedächtnis gespeichert ist. Karl der Große nannte in einer Landgüterverordnung 76 Pflanzen, die auf seinen Ländereien angebaut werden sollten, darunter viele, die noch heute typisch für Bauerngärten sind. Ulrike Kreuer zählt auf, was so ein Garten alles zu bieten hat: sämtliche Arten von Astern, Hortensien, Lilien, Frauenmantel, Kaiserkrone, darüber hinaus Beerenobst, Himbeeren, Johannisbeeren, auch Apfelbäume, wenn der Platz es erlaubt, und Buchsbäume. Ein Bauerngarten lebt auch durch Heilpflanzen und Kräuter für die Küche. Eine Bambushecke sei ja ganz schön, pflegt die Gartenexpertin zu sagen, es fehle aber die Tradition, der regionale Bezug. Inzwischen sei ein Umdenken festzustellen – ein Bauerngarten werte ein Altenheim auf.

Wertschätzung für nicht Messbares

Was das ganze Thema für sie so spannend macht: »Es werden plötzlich Dinge wertgeschätzt, die man nicht messen kann. Ob durch einen Garten mit wenig Aufwand viel Wirkung erzielt wird, ist wissenschaftlich nicht nachzuweisen, aber der gesunde Menschenverstand gibt einem recht.« Sie ist davon überzeugt: Hier zeigt sich eine verfeinerte Wahrnehmung derer, die in der Pflege arbeiten, und diese neue Sensibilität verdanken sie ihrem Umgang mit Menschen mit Demenz. Die kognitive, die intellektuelle Ebene der Verständigung fällt aus, es bleibt die Ebene des Gefühls. Es wächst das gesellschaftliche Bedürfnis, den emotionalen Kommunikationsweg zu stärken und zu nutzen. »Uns alle begeistern diese Gärten, weil wir dort wieder mit Ursprünglichem in Kontakt kommen«, erläutert sie. »Die Gärten sind ein Renner! Das erkennt man auch ohne empirische Forschung. Es geschieht aufgrund eines Defizits, weil uns, den vermeintlich Gesunden, diese emotionale sinnliche Ebene im Alltag so fehlt.«

Sie hat mich in einen ihrer Gärten geführt. Es ist Winter, ich brauche viel Vorstellungskraft, damit vor meinem inneren Auge ein Bauerngarten entsteht. Viel Platz gibt es nicht, vielleicht 300 Quadratmeter, offenbar reicht er aus. Ein kleiner Teich, ein Bachlauf, ein erhöhtes Kräuterbeet, an einer Wand Spalierobst, verschiedene Beerensträucher, Blumenbeete. Ein Baum, der von einer Bank umschlossen ist. In einem Demenz-Garten muss der Weg selbst Orientierung geben, er muss immer zu seinem Ausgangspunkt zurückführen. Hier im Altenheimgarten ist er in sanften Kurven angelegt. Ulrike Kreuer sagt: »Der Mensch geht wie das Wasser fließt – komme, was da wolle.« Der Satz stammt nicht von ihr, sondern von dem deutschen Landschaftsarchitekten Günther Grzimek (1915–1996). Ein anderes Zitat lautet: »Denn der Bewegungsfluss eines Menschen folgt den Gesetzmäßigkeiten des Wassers, das sich an bestimmte Bahnen hält.« So Friedrich Sckell, deutscher Gartenarchitekt aus dem 18. Jahrhundert.

Was ist damit gemeint? »Nun, das Einfachste wäre, sich vorzustellen, ich würde hier Wasser reinkippen. Man würde erkennen: So, wie sich das Wasser im Garten verteilt, so verteilt sich auch die Energie«, erklärt sie. »Das ist der Bewegungsfluss des Menschen.« Nach diesen Gesetzmäßigkeiten wird ein Gartenweg angelegt. Durch bestimmte miteinander korrespondierende Impulse kann der Bewegungsfluss die Richtung ändern, wie beim Flipperspiel. Das wird durch Höhenunterschiede erreicht, aber auch durch gezielte Bepflanzung. »Der Mensch geht, wie das Wasser fließt!«, wiederholt sie. »Und so kann ich die Menschen, die ich führen will, in die verschiedensten Ecken geleiten.«

Während der Arbeit an einem neuen Projekt zieht sie, wenn möglich, für einige Wochen selbst ins Altenheim ein. Sie will die Strukturen des Hauses kennenlernen. Vor allem geht es darum, die Mitarbeiter einzustimmen. Sie müssen verstehen, was in einem Garten wirkt und auf welche Weise er für Menschen mit Demenz hilfreich und wohltuend sein kann. Gleichzeitig findet sie heraus, wer sich grundsätzlich für Gärten interessiert. Das kann der Koch sein, die Putzhilfe, jemand, der am Empfang arbeitet oder in der Heimleitung. Es sind ihre künftigen Mitstreiter.

Wichtig für ein Heim: die Spur wechseln

»Wenn ich mit meiner Gartentruppe und dem Hund dort einziehe, ist das schon eine kleine Erschütterung im Alltag«, berichtet sie, »aber ich glaube, man kann dadurch viel bewegen in einem Haus. Einfach nur, weil man die Spur wechselt, ein bisschen aus der Reihe tanzt. Ich finde, die Krankheit Demenz braucht neue Wege. Man muss aus den eingefahrenen Wegen heraustreten und sagen, wir machen es jetzt mal anders.«

Ihre Erfahrungen sind gut. Offenbar wirkt sie in ihrem Auftreten so gewinnend, dass die Heimleitung sie gewähren lässt. Sie berichtet von einem Haus, in dem bereits um 16:30 Uhr zu Abend gegessen wurde, während draußen noch strahlender Sonnenschein war. »Dennoch, der Tag war vorbei, die Windeln an, vielleicht noch Fernsehen, schlafen«, beschreibt sie den üblichen Ablauf. »Aber nun, mit unserem Auftauchen, wurden die Abende länger. Man ging nach draußen, weil dort Ungewöhnliches stattfand.« Die Gartengruppe nutzte die Sommerabende für ihre Arbeit und freute sich über Besuch. »Endlich gibt es ein Leben nach dem Abendessen«, meinte eine alte Bewohnerin.

Ja, bestätigt die Gartenexpertin, abends sei die Stimmung noch einmal eine besondere. Sie selbst modelliere dann vielleicht noch einen Bachlauf, bis es dafür zu dunkel sei. »Aber dieses gemütliche Zusammensitzen, darum geht es. Mein Hund ist natürlich auch dabei, ohne ihn läuft gar nichts.«

In einem Altenheim in Mönchengladbach haben sie auf dem Gartengelände ein Zeltlager aufgebaut. Es wurde zur Attraktion für die Heimbewohner. Dann ein Sommergewitter, ein Wolkenbruch, die Zelte brachen zusammen. »Da hat sich die Situation umgedreht, *wir* waren plötzlich die Bedürftigen«, erzählt Ulrike Kreuer. »Wir sind gekommen, Schlafsack unter dem Arm, pitschnass, auch der Hund natürlich, und die Leute haben uns auf ihrer Etage untergebracht.«

Kommunikation auf der Gefühlsebene

Bevor es in die konkrete Planung des Gartens geht, stimmt sie sich voll und ganz auf das ein, was das Gelände ihr »erzählt«. Sie nimmt sich viel Zeit, um den Ort mit all ihren Sinnen zu erfassen. Wo fühlt sie sich hingezogen? An welcher Stelle ist es für sie unangenehm, und was würde sie brauchen, um das zu ändern? »Darum geht es: Ich soll mich selbst fühlen in diesem Garten«, betont sie. »Wenn ich Gärten mache für Menschen, die auf der Gefühlsebene kommunizieren, ist es doch genau das Richtige.« Jeder Garten wird am Ende eine Art »Gebetsplatz« haben, seine Lage ist schon auf der ersten kleinen Skizze eingezeichnet. Dort wird ein Baum stehen. Was die Menschen letztlich dort machen werden, ob es dort einmal eine Bank geben wird, wo sie gern sitzen und Lieder singen – wer weiß das schon.

Ulrike Kreuer sagt, sie sei in ihrem Tun nicht selbstlos, sie bekomme viel zurück. Ihre Arbeit werde von den Heimbewohnern sehr geschätzt, ganz anders als in ihren früheren Projekten mit Jugendlichen oder Langzeitarbeitslosen. Menschen mit Demenz gingen so zart und so vorsichtig mit Natur um.

Aber sie will nicht pauschalisieren. Natürlich gibt es auch die andere Seite. Dass Pflanzen herausgerissen und Blumen gerupft werden. Doch nach ihren Erfahrungen sind das eher die Ausnahmen. Sie sagt: »Schauen wir genauer hin, so scheint es, dass Menschen mit Demenz ganz selbstverständlich mit der Natur kommunizieren. Da sind Bewohner, die zupfen kleine Äste und Blättchen ab und tragen sie den ganzen Tag wie einen Schatz mit in ihrem Rollator. Natürlich könnte man an dieser Stelle auch sagen: Na ja, der alte Mann kann nichts anderes mehr als Ästchen abzupfen. Meine Sichtweise ist das nicht. Für mich drückt sich darin Respekt vor der Natur aus.«

Da sitzt eine Frau am Tisch und streichelt lange und ganz zart einen Tannenzapfen. Oder jemand schaut sich geradezu liebevoll alle Details einer Sonnenblume an. »Wir müssen eine andere Art von Kommunikation lernen«, sagt

Ulrike Kreuer, »und ich glaube, die Natur spricht diese Sprache schon. Ich glaube, dass die Natur und Menschen mit Demenz *eine* Sprache sprechen.«

Während der Gartenarbeit versucht sie, mit ihnen in Kontakt zu kommen. Das geschieht oft nonverbal, mit einer Geste, indem sie jemanden bittet, ein Werkzeug zu halten, übrigens kein Gerät aus dem Gartencenter – das wäre zu modern –, sondern vom Flohmarkt. Eine Flachhacke zum Beispiel, wie sie früher in der Gartenarbeit üblich war. Ulrike Kreuer erzählt von einer alten Frau im Rollstuhl. Sie war nicht ansprechbar. Sie reagierte nicht, auch nicht auf den Hund. Aber mit der Zeit stellte sich heraus, dass sie auf die alte Flachhacke blickte, mit der die Gärtnerin arbeitete. »Da habe ich ihr dieses Werkzeug in die Hand gegeben. Es mag ja meine Einbildung sein, aber sie hat mit ihren Händen, soweit sie es konnte, die Hacke berührt. Am nächsten Tag wurde die Situation deutlicher. Die Frau signalisierte, sie wolle mit ihrem Rollstuhl dort stehen, wo ich arbeitete.«

Manchmal bekommt sie unerwartete Hilfe, zum Beispiel von einem Mann, der zunächst ihre Arbeit mit geringschätzigen Gesten abtat. Es wurde an einem kleinen Bachlauf gebaut. Seine Haltung änderte sich, als ein Nivelliergerät zum Einsatz kam, um das erwünschte Gefälle zu erreichen. Da wurde aus dem Kritiker ein aufmerksamer Mitarbeiter. Plötzlich war er in seinem Element. Mehr noch, nach und nach übernahm er selbst die Gestaltung des Bachlaufs. Er sei Bauingenieur gewesen, berichtet Ulrike Kreuer. Er habe sich ausgekannt, und sie habe Unterstützung gebraucht. Da sei man auf Augenhöhe gewesen.

Ein Gottesdienst

Es gibt Ereignisse, über die lässt sich nur schwer berichten. Nicht, weil sie zu grausam wären oder die Grenzen des guten Geschmacks überschritten. Im Gegenteil, das Geschehen, um das es hier geht, erscheint auf den ersten Blick völlig unspektakulär – doch ist es an eine seltene, kaum vermittelbare Atmosphäre gebunden. Wenn man sie verlässt, könnte alles, was über das Ereignis gesagt wird, banal klingen.

Die Äußerlichkeiten sind schnell beschrieben: ein heller großer Gruppenraum, der sich nach und nach im Halbkreis füllt. Ein Ablauf mit viel Routine, ohne jede Hektik. Die Hälfte der Besucher sind Frauen mit Demenz, die andere Hälfte begleitet sie, überwiegend ehrenamtliche Helferinnen. Die meisten Heimbewohnerinnen sitzen im Rollstuhl, sie haben ihre Handtasche dabei und, wie bei älteren Damen üblich, sind es ältere Modelle. Es ist sehr viel stiller als sonst, wenn Frauen in einem Raum zusammentreffen. Die Bewohnerinnen verhalten sich überwiegend stumm, sie nehmen von sich aus keinen Kontakt mit Nachbarinnen auf. Zwei Angehörige haben sich eingefunden, ein Ehemann und ein Sohn. Nichts deutet auf die Feier eines Gottesdienstes hin. Eine Bodendekoration in der Art, wie man sie von Seminaren kennt, die überwiegend von Frauen besucht werden, mit einem großen, frühlingsgrünen Zweig.

Wie wirkt ein Gottesdienst auf Menschen mit Demenz? Wie sind sie erreichbar, auch diejenigen, die nicht mehr über ihre Sprache verfügen? Verstehen sie noch, was dort gesagt wird? Wie weit wirken die in der Kindheit aufgenommenen christlichen Rituale und Symbole in die Gegenwart hinein? Um mehr darüber herauszufinden, besuchte ich einen Gottesdienst speziell für demenzkranke Bewohner des Elisabeth-Tombrock-

Hauses in Ahlen in Westfalen. Er findet einmal im Monat an einem Dienstag statt, Beginn 10:30 Uhr und dauert etwa eine halbe Stunde. Um es gleich zu sagen: Am Ende war ich genauso schlau wie vorher. Hätte ich mir eigentlich denken können. Ein einmaliger Besuch ist, will man mit einem fassbaren Ergebnis heimgehen, völlig sinnlos. Man muss die alten Menschen über einen längeren Zeitraum beobachtet haben, man muss sie sehr gut kennen und auf die kleinsten Signale im Verhalten achten, um Aussagen über sie machen zu können.

Der Pfarrerin sind sie vertraut, sie arbeitet hier im Haus als Seelsorgerin. Als Katrin Naechster, über 1,80 Meter groß, den Raum betritt, hält sie eine Jesus-Statue im Arm und stellt sie zu dem Frühlingszweig auf den Boden. Jetzt erst ist erkennbar: Jesus weist dorthin, wo sein Herz ist – es liegt offen auf seiner Brust. Das offene Herz, ein Organ und eine Metapher. Im Katholizismus ist die bildliche Darstellung oft drastisch, überdeutlich. So etwas gab es in meiner protestantischen Kindheit nicht.

Ortswechsel für Jesus

Es hat seinen Grund, warum Jesus, der sonst seinen Platz in der Heimkapelle hat, an diesem Dienstagmorgen im Mai zu Gast im Gottesdienst für Demenzkranke ist. Die Pfarrerin wird während ihrer Predigt das Pfingsterlebnis nachklingen lassen: Wie die Jünger beisammen saßen, resigniert und traurig, weil Jesus ihnen so sehr fehlte. Wie der Heilige Geist den Jüngern das Herz öffnete und sie plötzlich wussten: Jesus hat uns nicht verlassen, er ist immer noch unter uns. Die Pfarrerin wird sagen: »Plötzlich ging ihnen ein Licht auf! Sie spürten: Jesus ist bei uns. Wir fühlen ihn mit dem Herzen.«

Daraus folgt die Botschaft für diese Feier: Gottes Geist ist unter uns. Gott liebt mich, ich muss es nur fühlen, und das geschieht, wenn ich mein Herz öffne. Dabei wird die Pfarrerin die Jesus-Statue noch einmal auf den Arm nehmen und in die Runde tragen, langsam, so dass jede Besucherin das offene Herz sehen kann.

Sie weiß, dass Bilder mehr sagen als Worte. Für die Verständigung sind sie wichtiger, vor allem, wenn man Menschen erreichen will, die nach und nach ihre Sprache verlieren. Und sie weiß auch: Wir Menschen brauchen Bilder, um uns selbst zu verstehen. Bilder sind die Sprache der biblischen Geschichten, der Poesie, der Märchen und, in unserer Zeit, die von unvergesslichen Kinofilmen, wie »Der Herr der Ringe«, mit einer Bildsprache, die auf der ganzen Welt verstanden wird.

Aber ich greife vor. Noch ist es eine Viertelstunde bis zum Gottesdienstbeginn, an einem Dienstag nach Pfingsten. Noch hat Katrin Naechster ihren Talar nicht angezogen. Von einigen Pfarrern aus meinem Bekanntenkreis weiß ich: Es ist die Zeit, in der sie sich innerlich auf die Begegnung mit Gott einstellen, indem sie zu ihm und für die Besucher in der Kirche beten. Da sollte nichts Außerplanmäßiges mehr passieren. Da sollte möglichst alles Organisatorische geklärt sein. Für Pfarrerin Naechster ist es anders, wie ich später erfahre: Für sie beginnt der Gottesdienst nicht mit den ersten Worten, sondern mit der ersten Begegnung.

Diesmal ist es die Begegnung mit einer alten Dame, eine der wenigen, die noch immer gut zu Fuß sind. Ziellos läuft sie umher. Aus irgendeinem Grund will sie sich nicht setzen. Aber die Seelsorgerin, die sie schon lange kennt, weiß: Frau Diesbach* *kann* sich nicht setzen. Eine große Unruhe, deren Grund sie nicht mehr ausdrücken kann, treibt sie um, und die Pfarrerin bietet ihr an, mit ihr noch etwas umherzugehen. Leicht nimmt sie ihren Arm. Gemeinsam verlassen sie den Raum und verschwinden hinter der nächsten Ecke des Flures. Nach einer Viertelstunde sind sie wieder da. Und noch eine dritte Person, ihr Ehemann, der seine Frau regelmäßig besucht und auch an den Gottesdiensten teilnimmt. Nun ist für Frau Diesbach alles gut.

Auf Augenhöhe

Eigentlich wäre jetzt für Katrin Naechster der Moment, ihren Talar anziehen. Aber sie hat eine humane Zeiteinteilung und ihre eigenen Prioritäten. An der Tür hat sie eine Rollstuhlfahrerin entdeckt, die offenbar unschlüssig ist, ob sie am Gottesdienst teilnehmen soll. Die Pfarrerin hockt sich neben den Rollstuhl, damit sie und die alte Dame auf Augenhöhe sind. Sie sagt, sie würde sich darüber freuen und sie nachher auch wieder zu ihrer Station zurückbringen. »Versprochen!« Die Bewohnerin nickt und lässt sich in den Raum schieben.

Ich denke, jetzt wird es losgehen, doch erneut hat sich die Seelsorgerin einer Rollstuhlfahrerin zugewandt. Es gibt etwas zu bereden, was ich nicht verstehe. Dann höre ich die alte Frau sagen: »Du bist nett.« Offenbar hat sich bei ihr eine Spannung gelöst.

Während des Gottesdienstes geschieht es nur selten, dass die Heimbewohnerinnen laut mitsingen oder beten. Einige bewegen die Lippen. Offenbar verstehen sie, wo sie sind. Vermutlich fühlen sie sich sicher. Vielleicht sogar geborgen – ein innerer Zustand, der deshalb so kostbar ist, weil er mit fortgeschrittener Demenz immer seltener erreicht wird.

Die Feier bestätigt, was wir alle wissen, aber im Kontext mit schwer behinderten Menschen eine besondere Bedeutung erlangt: Symbole und Rituale sind stärker als Worte. Sie leben länger als Worte, denn sie gehen tiefer. Menschen mit Demenz, die einzelne Sätze nicht mehr verstehen, erfassen immer noch die Schlüsselworte sowie die Symbole und Rituale eines Gottesdienstes: Hände falten, das Kreuzzeichen und am Schluss der Segen. Die Pfarrerin macht noch einmal die Runde, die Hände segnend über jeweils zwei Köpfen. Eine Frau beschließt den Segensspruch, den sie gerade empfangen hat, mit einem lauten »In Ewigkeit, Amen«.

Rituale und Symbole

Über Menschen mit Demenz wissen wir: Was sie als letztes erlebt haben, vergessen sie als erstes. Was sie als erstes in sich aufgenommen haben, verlässt sie als letztes. Walter Jens, so schreibt sein Sohn Tilmann, betete jeden Abend mit der Frau, die ihn tagsüber umsorgte und ihn auch zu Bett brachte, das Vater Unser.[41] Fast alles hatte er verloren, aber seine Verbindung zu Gott schien intakt zu sein. Früher trat der Protestant regelmäßig auf Kirchentagen auf; von seinen Bibelarbeiten erzählt man sich heute noch. 1996 machte Walter Jens, ein Kämpfer für die aktive Sterbehilfe, in der Totensonntagssendung des ZDF seine innerste Überzeugung öffentlich: »Ich glaube nicht, dass derjenige, der am Ende niemanden mehr erkennt von seinen nächsten Angehörigen, im Sinne des Humanen noch ein Mensch ist. Und deshalb denke ich, sollte jeder bestimmen können, dann und dann möchte ich, dass ich sterben darf.«[42]

Zu einem ihrer früheren Gottesdienste brachte Katrin Naechster, Mutter von drei erwachsenen Kindern, die alte

Gitarre ihres Sohnes mit. Man sieht dem Instrument an, dass es schon viel mitgemacht hatte. Es ist mehrfach mit Flicken aus einem anderen Holz stabilisiert worden. Aber – die Gitarre funktioniert noch, auf ihr wird noch gespielt. Sie ist nicht nur dem Sohn, sondern auch der Mutter ans Herz gewachsen. Eine Gitarre mit Lebenserfahrung, könnte man sagen, die ein eigenes unverwechselbares Wesen besitzt und gerade deshalb geliebt wird.

Am Ende des Gottesdienstes sagte eine sehr alte Bewohnerin: »Da merkt man noch, dass man einen eigenen Wert hat.«

Mich interessiert, wie Pfarrerin Naechster sich auf ihren Gottesdienst vorbereitet. Offenbar geht sie nicht rational und nicht sonderlich strukturiert vor. Sie wartet ab, bis sie in einer entspannten, aufnahmebereiten Stimmung ist. Dann lässt sie einen Bibeltext auf sich wirken, vertieft sich in ihn und nimmt eine innere Verbindung zu ihr vertrauten Heimbewohnern auf. Dabei achtet sie darauf, ob ein neuer Impuls oder Bilder in ihr auftauchen, die ihrem Vorhaben Energie geben. Das geschieht oder geschieht nicht. Letzteres macht sie nicht unruhig. Sie weiß, sie befindet sich in einem kreativen Prozess. Gute Ideen werden noch kommen. Meistens geschieht es am nächsten Vormittag, dann, wenn sie nicht danach sucht.

Der Maler Pablo Picasso sagte einmal, Kunst sei Finden, nicht Suchen. Und Joseph Beuys verdanken wir die Erkenntnis: Jeder Mensch ist ein Künstler. Beuys hätte seine helle Freude an dem gehabt, was Menschen mit Demenz in ihrem Umfeld an künstlerischen Impulsen auszulösen vermögen.

Gutes Theater

Theater spielen heißt: Jeder kennt seinen Einsatz. Perfektes Timing. Alles unter Kontrolle. Nichts darf schief gehen. Da traut man seinen Ohren nicht, wenn man hört, dass Regisseurin Barbara Wachendorff sich ausgerechnet Menschen mit Demenz als Schauspieler ausgesucht hat. Wie soll das gehen? Sie verhalten sich nicht vorausschauend, sind vergesslich, wissen nicht mehr, was gestern war. Unvorstellbar, wie unter solchen Bedingungen eine Aufführung gelingen soll. Im Frühjahr 2012 war das Stück »Anderland« in Köln Abend für Abend ausverkauft.

Theater will unterhalten, der Besucher soll in eine andere Welt eintauchen, er soll Zugang zu den Dingen hinter den Dingen erhalten und ein bisschen mehr über sich selbst erfahren. All das hat mir das Stück geboten. Gutes Theater eben. Es zieht neugierige Besucher an, die sich die eingangs genannte Frage stellen. Doch die Aufführung gibt ihnen keine Antwort. Wie beim Auftritt eines guten Zauberkünstlers bleiben Rätsel: Wie *macht* er das?

Genauso interessant ist die Frage: Wer ist diese Frau, die als erste in Europa Menschen mit Demenz auf die Bühne holte? Am Anfang des vierten Kapitels war schon von ihr die Rede. Es ging um ihre schockierenden Erfahrungen, die sie als junge Aushilfskraft auf einer Psychiatriestation in den siebziger Jahren machte. Damals entschied sich Barbara Wachendorff für die Kunst, sie wurde Schauspielerin. Heute, im Alter von 53 Jahren, hat sie sich als äußerst eigenwillige Regisseurin einen Namen gemacht und etliche Preise gewonnen. Die üblichen Theaterprojekte interessieren sie nicht mehr. Sie empfindet es als künstlerische Herausforderung, mit Menschen zusammenzuarbeiten, die man *nicht* auf einer Bühne erwartet.

»Vielleicht sollte ich sagen, dass mich der normale Theaterbetrieb irgendwann genervt hat«, schickt sie unserem Gespräch voraus. »Es war Ende der neunziger Jahre, und aus meiner Sicht kreiste das Theater hier bei uns sehr um sich selbst. Ich war ja Schauspielerin geworden, weil ich etwas bewegen wollte.« Sie reiste nach Südafrika und machte dort ihre entscheidenden Erfahrungen mit sozial engagiertem Theater. Über diesen Weg kam sie zu ihren ersten eigenen Projekten des biografischen Experten-Theaters. Hier kommen die Betroffenen, die Minderheiten, die Belasteten selbst auf die Bühne. Sie stellen sich dar mit ihren Hoffnungen, Niederlagen und ihrem gelungenem Widerstand. Sie sind die Experten ihres Milieus. Mit ihnen gemeinsam wird das Stück erarbeitet.

Als Schauspielerin war sie nie zufrieden

Mit 20 Jahren hätte sie das nie gekonnt, sagt Barbara Wachendorff, man brauche eine gewisse Lebenserfahrung. Die Schauspielerei habe sie nicht zufrieden gemacht. Sie sei sehr ehrgeizig gewesen, und selbst dann, wenn andere sie zu Leistungen beglückwünschten, habe sie stets gefunden, sie sei nicht gut genug.

Sie konnte sich an ihren Fortschritten nicht freuen. Sie sah nur ihre Mängel. Sie sah nur, dass es nicht reichte und sie besser – und noch besser! – werden musste. Es war ein Druck, der sie über Jahre bestimmte. Ihr Ehrgeiz kannte kein Maß und verdarb ihr die Freude an ihrem Beruf. Es kam eine Zeit der Arbeitslosigkeit und damit eine Phase der Besinnung. »Ich merkte, irgendetwas stimmt nicht, so kann es nicht weitergehen«, erzählt sie. »Ich dachte, vielleicht bin ich mit 70

Jahren eine berühmte Schauspielerin, aber was habe ich davon? Bis 70 bin ich dann unglücklich und ehrgeizig gewesen.« Eines Tages war ihr klar, sie musste sich befreien.

Eine radikale Abkehr vom üblichen Theaterbetrieb, in dem stets unter Hochspannung gearbeitet wird, führte sie schließlich zu ihren ersten Regiearbeiten mit Menschen, die geistig behindert waren. Dort fand sie, was ihr bislang gefehlt hatte: Theatermachen mit guter Laune, in entspannter Stimmung, ohne Zeitdruck. »Mit diesen Menschen zu arbeiten heißt: Man darf keinen Druck ausüben, das vertragen sie nicht«, erklärt sie. »Als ich das begriffen hatte, wurde ich auf eine bestimmte Weise offener. Ich verstand, es geht hier nicht mehr um Kontrolle, es geht hier um Vertrauen.« Das war Barbara Wachendorffs Weg, sich von ihrem Ehrgeiz zu verabschieden. »Man muss einfach vertrauen – und dazu gehört auch, sich dem zu überlassen, was man entschieden hat: Ich habe die Menschen ausgesucht. Ich vertraue ihnen, es sind meine Mitarbeiter, und dann gucken wir mal, was passiert.«

Das Theaterstück »Anderland« besteht aus einzelnen Szenen, es geht um die Begegnung von einem jungen mit einem alten Menschen. Das klingt nicht aufregend, aber als Zuschauer spürt man die Besonderheit dieser kleinen Episoden, die oft eine hohe Intensität erreichen. Man fragt sich: Ist das einfach nur gelungenes Theater, oder liegt es auch daran, dass es uns verblüfft, wie gut alte Menschen trotz beachtlicher Behinderungen mit jungen gesunden Spielern mithalten können?

Ein solches Theaterprojekt würde ohne die Beteiligung von professionellen Schauspielern nicht funktionieren. Ihr Job sei nicht einfach, erläutert die Regisseurin. Sie müssten im hohen Maße improvisationsbereit sein und auf der Bühne zugleich auch für ihr Gegenüber sorgen. Sie seien der Partner für jeweils einen alten Menschen, den sie mit der Zeit einschätzen lernten. Das bedeute, auf jede Veränderung, auf jede Feinheit zu achten.

Entspannt Proben – geht das?

Die vier Schauspielerprofis wussten zunächst kaum etwas über die Alzheimer Krankheit. Doch sie waren offen für das Thema, was sich darin zeigte, dass alle einige Tage in Alteneinrichtungen hospitierten. Eine Woche lang wurden sie von der Regisseurin gecoacht, sie haben sich gemeinsam Filme angeschaut, auch über Gehirnentwicklung. Sie mussten sich mit Entschleunigung anfreunden, was anfangs die größte Herausforderung war. Sich auf ein langsames Tempo umzustellen braucht Zeit, daran gewöhnt sich ein Schauspieler nicht von heute auf morgen. Später staunte die Gruppe, wie »gemütlich« Proben ablaufen können.

»Allen Theaterleuten, die das hören, stehen die Haare zu Berge«, erzählt Barbara Wachendorff. »Theater muss ungemütlich und konfliktreich sein! Man muss um alles ringen und kämpfen … Bei uns geschah das Gegenteil, und es war dennoch ein sehr konzentriertes Arbeiten. Wir sind kleine Schritte gegangen, aber wir sind sie stetig gegangen.« Der Verzicht auf Druck, den der Umgang mit Menschen mit Demenz einfordert, hat sich bei ihr zur Lebenshaltung entwickelt. Heute glaubt sie, Druck und Kreativität passen nicht zusammen. Denn Druck mache Angst, und Angst sei eigentlich ein Feind der Kreativität.

Bei der Suche nach geeigneten Schauspielern hat ein Zeitungsinterview geholfen, auch der Hinweis von Privatpersonen. Die Leiter von sozialen Diensten haben der Theaterfrau Menschen empfohlen. Um deutlich zu machen, auf welchen

Personenkreis sie sich konzentrierte, umreißt sie mit wenigen Worten die drei Stadien der Erkrankung: Im ersten Stadium sind die Menschen unglücklich, weil sie ihre Defizite wahrnehmen. Im zweiten Stadium vergisst man, das man vergisst, das ist sozusagen »die Gnade der dementiellen Veränderung.« Im dritten Stadium verlernt der Mensch seine körperlichen Funktionen, es kommt zur Bettlägerigkeit.

Das Casting beschränkte sich auf 32 alte Leute im mittleren Stadium. Als Kriterien nannte die Theaterfrau die gleichen, die auch für Profischauspieler gelten: Mitteilungsbedürfnis, Lebhaftigkeit, Vertrauen, Offenheit, Interesse am Theater, Vorstellungskraft. Und dann die speziellen Aspekte: Haben die Menschen Lust, im hohen Alter und mit dieser Einschränkung auf die Bühne zu gehen? Sind sie beweglich? Sind sie nicht nur mitteilsam, sondern können sie auch Kontakt aufnehmen? Man treffe ja immer wieder Menschen mit großem Mitteilungsdrang, fügt sie hinzu, die aber zum Monologisieren neigten. In diesem Fall seien sie für eine Aufführung nicht geeignet.

Theater ist Kommunikation. Selbst jemand, der nur noch vier Worte zur Verfügung hat, kann mitspielen, vorausgesetzt, er ist kontaktfähig. Die Regisseurin erinnert sich an einen alten Herrn, mit dem man sich nur pfeifend unterhalten konnte. Das sei eine echte künstlerische Herausforderung gewesen.

»Impuls« heißt das Zauberwort

»Beim Casting haben wir miteinander gesprochen, oft haben wir gesungen. Musik ist ein sehr guter Zugang zu diesen Menschen«, erzählt sie. »Etwa bei Frau Rumpsmüller. Wenn man ihr Musik vorspielt, steht sie nicht mehr still. Sie singt immer *Heidewitzka, Herr Kapitän*, ein Karnevalslied, das habe ich von ihr gelernt. Damit steht sie nun auf der Bühne.«

Mit Menschen Theater zu machen, für die das übliche Proben unmöglich ist, weil sie beim nächsten Mal genau da anfangen, wo sie beim letzten Mal auch schon angefangen haben – dieses Abenteuer nennt Barbara Wachendorff die Quadratur des Kreises. Bei der ersten Produktion 2005 am Schlosstheater Moers war sie sich keineswegs sicher, dass die Arbeit zu irgendeinem herzeigbaren Ergebnis führen könnte – aber es kam noch besser als gut, insgesamt wurden 26 Vorstellungen gespielt.

»Es gibt einen Trick«, verrät sie. »Die Menschen mit Demenz sind ja nicht allein auf der Bühne. Das würde nicht gehen. Das Gespräch würde irgendwo hingehen, es würde auch eine ganze Weile nichts passieren, – das alles entspricht nicht unseren Ideen von einer Theateraufführung. Aber sie haben ja immer den professionellen Schauspieler dabei, der anregen kann, der Impulse geben kann. *Impuls* ist für mich das Zauberwort.«

In der Probe lernen die Schauspieler, in welcher Weise die alten Menschen auf Impulse reagieren. Wenn man weiß, jemand ist früher gern gereist, dann könnte es lohnen, eine Szene im Reisebüro auszuprobieren: Zwei junge hübsche Damen kommen zu einem älteren Herrn und wollen gern beraten werden. »Also, wenn es bei ihm die Erinnerungen an Reisen noch gibt, dann kann das durchaus funktionieren«, erklärt die Regisseurin.

In der Theaterarbeit werden auch körperliche Tätigkeiten genutzt, die jemand ein Leben lang ausführte, zum Beispiel Wäsche falten. So kam Eva Hedtke zu ihrer Rolle. Sie war früher Weißnäherin. In der Aufführung sieht man sie mit größter Selbstverständlichkeit – und großer Geschwindigkeit – Unterhosen zusammenlegen. Eine junge Frau steht bei ihr, sie ist schwanger. Man unterhält sich. Der Vater des Kindes wohnt in Frankreich, was soll die junge Frau tun?

»An diesem Beispiel lässt sich gut das Geheimnis unserer Arbeit darstellen«, sagt die Regisseurin. »In den Proben lernen wir die Reaktionen auf Impulse der Menschen mit Demenz kennen. Frau Hedtke sagt in den Vorstellungen immer etwas anderes, aber meistens trifft sie es sehr gut. Einmal hat sie gesagt: Ja, Kind, hättest du mal lieber einen Apfel gegessen. Ich meine, die Dame ist 92! Oder ein anderes Mal: Ja, dann muss man die Beine zuhalten … Bei der ersten Probe hörten wir: Gib das Würmchen zu mir. Ich hab die Würmer gern. – Da flossen bei uns allen Tränen.«

Lernerfolge

Es gibt übrigens durchaus Lernerfolge, obwohl man sie Menschen mit Demenz nicht zutraut. Manchmal war es zum Gelingen des Theaterprojekts nötig, etwas Neues auszuprobieren, und dabei machte die Regisseurin erstaunliche Erfahrungen, mit Marianne Rumpsmüller zum Beispiel. Die kleine energiegeladene Dame war so glücklich mit ihrem Auftritt »Heidewitzka, Herr Kapitän«, dass sie nach dem Lied wieder neu ansetzte und nicht mehr von der Bühne wollte. Vor der nächsten Vorstellung ging die Theaterfrau in die Garderobe und hielt eine kleine Rede. »Liebe Leute, wir spielen ja heute Theater. Und ich möchte euch noch mal an unsere Grundregel erinnern: Wenn man eine schöne Szene hat, dann betritt man die Bühne, man spielt seine Szene und dann tritt man auch wieder ab! Denn andere Menschen wollen ja auch ihre

Szenen spielen. Und wenn man auf der Bühne bleibt, dann können die das ja nicht. – Das habe ich ganz eindringlich gesagt. Und, erstaunlicherweise, es hat funktioniert. Ich habe diese Rede dann vor jeder Vorstellung wiederholt, ab da gab es keine Probleme mehr.«

Mit ihrer Theaterproduktion will die Regisseurin überraschen. Die Besucher sollen neue Seiten bei Menschen mit Demenz kennen lernen. Gedächtnisverlust heißt nicht, dass sie damit ihre ganze Lebenserfahrung über Bord geworfen haben. Barbara Wachendorff hat ihr Herz für diese Gruppe alter Menschen entdeckt, weil sie, wie sie findet, empathisch, witzig und eigenwillig sind.

Sie weiß: Theaterspielen ist ein Grundimpuls des Menschen. Bereits Zweijährige machen Rollenspiele. Auf diese Erfahrung könne man bei Menschen mit Demenz ebenfalls zurückgreifen, erklärt sie und erläutert die Grundvoraussetzung ihrer Theaterarbeit: Den Menschen sollte bewusst sein, dass es um Rollenspiel geht. Was sie gerade erleben, ist nicht Realität, sondern ein Spiel, bei dem sie auf der Bühne stehen. Andernfalls entsteht Verwirrung, die schnell als Bedrohung empfunden werden kann.

Da gab es eine begabte ältere Dame im Casting, die plötzlich von der Bühne herunter zum Regietisch blickte und fragte: »Wieso lachen Sie jetzt? Sie lachen über mich, wer sind Sie überhaupt und was machen Sie hier?« Sie sollte eine ausgefallene Spielerin ersetzen, aber, sagt Barbara Wachendorff: »Das ging leider nicht. Davon mussten wir Abstand nehmen. Die Gefahr war zu groß, dass ihr unwillkürlich auf der Bühne etwas passiert, was sie nicht überblicken kann.«

Auf der Bühne verbessert sich die Selbstkontrolle

Erstaunlicherweise, fügt sie hinzu, hätten diese Menschen im Bewusstsein, eine Rolle zu spielen, auf der Bühne eine bessere Kontrolle über sich selbst als im Alltag. Daher habe sie nie erlebt, dass jemand beim Spiel davonlief, Inkontinenzprobleme hatte oder sich auszog.

Die Leistung dieser alten Menschen ist beachtlich. Auch hier wieder die Erfahrung: Sie können mehr, als man denkt. Für eine Vorstellung sind sie insgesamt fünf Stunden unterwegs. Ein großes Betreuerteam von insgesamt fünf Personen begleitet sie dabei. Ginge es nach Barbara Wachendorff, dann würde es in jeder Demenzeinrichtung eine Theatergruppe geben. Für sie besteht kein Zweifel: Es tut den Menschen gut, auf der Bühne zu stehen. Und es tut ihnen genauso gut, am kulturellen Leben teilzunehmen. »Die Menschen sitzen viel zu Hause oder in den Einrichtungen und sind isoliert«, sagt sie. » Es herrscht eine große Einsamkeit.«

Der Mann, der am Anfang nur gepfiffen hat, fing auf der Bühne wieder an zu sprechen. Das zu erreichen sei überhaupt nicht ihr Anliegen gewesen, sagt sie, sondern eine Begleiterscheinung. Sie ist Regisseurin und möchte in erster Linie gutes Theater machen.

ACHTES KAPITEL

VOM WERT DER ALTENPFLEGE

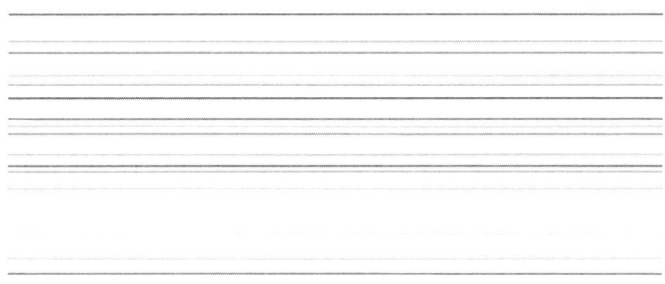

Eine entspannte Referentin

Es geschieht erstaunlich oft, dass bei Vortragsveranstaltungen zum Thema Demenz die Stimmung im Lauf des Abends immer besser wird. Das liegt an Referenten wie Cathrin Otto, die so entspannt wirkt und auch so gekleidet ist, als käme sie gerade von einem ausgedehnten Spaziergang und freue sich, bei netten Leuten angekommen zu sein. Mit dem Spaziergang liegt man vermutlich nicht ganz falsch, denn als erstes lernt man auf der Leinwand ihren Hund kennen; nach dem Hochfahren ihres Laptops taucht sein Foto auf.

Wo Cathrin Otto auftritt, steigt nach kurzer Zeit der Energiepegel im Raum, denn sie versteht die Besucher miteinander zu verbinden. Sie verzichtet auf Anklagen und Polarisieren. Die Psychologin aus Wiesbaden, 1966 geboren, überzeugt durch eine Mischung aus Fachkompetenz, persönlichen Erfahrungen, Empathie und gesundem Menschenverstand. In einem Vortrag über Menschen mit Demenz als Krankenhauspatienten erzählte sie davon, wie sie zusammen mit ihrem Mann die Schwiegermutter aus einer Klinik holte, weil diese immer verwirrter wurde. Dass die alte Dame dementiell erkrankt war, wurde dort offenbar nicht gesehen.

Während ihrer Studienzeit Ende der Achtzigerjahre hatte Cathrin Otto in einem städtischen Pflegeheim gearbeitet. Es verwirrte und schockierte sie, wie mit desorientierten Bewohnern verfahren wurde. Das Personal fühlte sich völlig hilflos, weil die alten Menschen immer nur weg wollten. »Man ist ihnen also viel nachgerannt und hat sie wieder eingefangen«, erinnert sich die Psychologin. »Es wurde viel Zwang ausgeübt.« Der Studentin wurde gesagt, sie müsse sich renitenten Bewohnern gegenüber durchsetzen, egal wie. Als sie sich zum ersten Mal dieser Situation ausgesetzt sah, brachte sie die

Härte nicht auf und verließ weinend das Zimmer. »Ich saß am Bett einer Bewohnerin, die am ganzen Körper mit Stuhlgang beschmiert war«, berichtet sie. »Ich sollte die Frau waschen, doch sie wehrte sich mit aller Macht, sie hatte sich mit beiden Händen am Bettgitter aus Metall festgekrallt, sie war völlig verängstigt.«

Ein anderes Mal sollte ein Pfleger der jungen Aushilfskraft zeigen, wie das Baden von Patienten vor sich geht, mit einem sogenannten Badelifter, der einen Menschen über den Wannenrand hievt. Und so schildert Cathrin Otto den Vorgang: Eine magere alte Frau saß nackt auf diesem Gestell und wurde damit hochgehoben. In dem Moment, als der Lifter ganz oben war, begann der Pfleger seiner Kollegin von der Mainzer Fastnacht zu erzählen. »Das Ganze ging dann so weiter, dass die alte Frau vor Angst Stuhlgang unter sich ließ. Erst da hat der Pfleger sie wieder wahrgenommen. Wir haben sie ins Wasser gelassen und konnten sie waschen.«

Schock im Badezimmer

Rückblickend weiß sie, dass der Schock im Badezimmer ihrem künftigen Berufsweg die entscheidende Richtung gab. Damals dachte sie: So geht das nicht. Da muss man doch etwas machen! Ihren Kommilitonen stellte sie die Frage, ob sich einer von ihnen vorstellen könne, als Psychologin mit alten Menschen zu arbeiten. Die Antwort war Kopfschütteln und Schweigen. Cathrin Otto verstand, dass sie dabei war, Neuland zu betreten. Als sie sich entschloss, zu diesem Thema wissenschaftlich zu arbeiten, fand sich an der Universität Mainz lange Zeit niemand, der ihre Diplomarbeit betreuen wollte. Schließlich bekam sie die nötige Unterstützung von einem Dozenten, dessen Schwiegermutter demenzkrank wurde – er hatte also ein persönliches Interesse.

Für ihre Diplomarbeit machte Cathrin Otto Interviews mit 50 alten Frauen. Zu diesem Zeitpunkt wurde das Thema Demenz so wenig beachtet, dass sie keine Unterscheidung zwischen orientierten und nicht-orientierten alten Frauen machte. Bei ihren Besuchen und Gesprächen versuchte sie herauszufinden, wie diese Frauen in ihrem früheren Leben kritische Situationen bewältigt hatten. Ob eher aktiv und zupackend oder eher ausweichend und depressiv. Die junge Frau war begeistert von dem Erfahrungsschatz, den sie antraf – und überrascht, wenn man ihr morgens um neun den ersten Schnaps anbot.

Auch bei ihrem Einsatz als frisch diplomierte Psychologin in einer Klinik kam sie in ein Pioniermilieu. Sie fand sich auf einer neu eingerichteten Station der Geriatrie, der Altersmedizin, wieder. »Diese Station wurde erst nach und nach belegt«, erzählt sie. »Und ich war ganz jung. Niemand war da, den ich fragen konnte.« In ihrer Arbeit ging es um die Einschätzung von Schlaganfallpatienten, von Menschen mit Frakturen, Diabetes etc. und solche, die zusätzlich an Demenz erkrankt waren.

Eines Tages bekam sie den Auftrag, sie möge sich umgehend um eine Patientin kümmern, die völlig uneinsichtig und aggressiv sei. »Im Bett thronte eine uralte Frau, wie aus einem Fantasy Film, mit langen grau-weißen Haaren und Rehaugen«, erinnert sich die Psychologin. »Sie sieht mich und sagt: Kind, setz dich doch erst mal hin! Ich habe natürlich gleich wieder angefangen zu heulen, denn sie hat mich an meine geliebte Oma erinnert. Die alte Dame im Bett hat sofort gemerkt, was ich eigentlich brauche. Wie überfordert ich in der Situation war.«

Während der relativ kurzen Begegnung zeigte sich die Patientin weder aggressiv noch unkooperativ. Sie ließ sich problemlos testen. Cathrin Otto erklärt: »Sie hat mich ja als eine Enkeltochter gesehen. Und ich habe genau auf das reagiert, was sie empfand. Ich habe ihre Wahrnehmung nicht korrigiert, sondern akzeptiert. Hier fing es an, dass ich Menschen mit Demenz mit anderen Augen gesehen habe.« Heute bietet sie Seminare und Coaching für Pflegekräfte an und hat Konzepte für Weiterbildungen vor Ort, in Pflegeheimen und Kliniken, entwickelt.

Immer wieder Neues ausprobieren

In erster Linie ist sie eine Praktikerin, die gern Neues ausprobiert. Dazu gehört das Überprüfen dessen, was in der Pflege geschieht und, mithilfe von Statistiken, messbar zu machen, was funktioniert. Begeistert berichtet sie von »Dementia Care Mapping« (DCM), einer Methode, die der Engländer Tom Kitwood entwickelte, um herauszufinden, was Demenzpatienten gut tut und was Störungen verursacht. »Ein unglaublich interessanter Ansatz. Der hat eine Tür geöffnet! Viele Verhaltensweisen kann man sich erklären, wenn man die Person kennt. Alles der Alzheimerkrankheit anzulasten, ist der falsche Weg.«

Da die klassischen Befragungen bei nicht-orientierten Heimbewohnern ins Leere gehen, erfordert DCM genaueste Beobachtung. Um zu messbaren Ergebnissen zu kommen, ermittelte Kitwood verschiedene Kategorien für das Erleben eines Demenzkranken im Lauf eines Tages. Der Beobachter schaut in 5-Minuten-Intervallen, welches Verhalten sich in einer bestimmten Kategorie am häufigsten zeigt. Gleichzeitig versucht er zu bewerten, wie die Affektlage, also die emotionale Befindlichkeit, im Moment ist und überträgt seine Einschätzung auf eine Skala, von −5, verheerend schlecht, bis +5, ausgezeichnet.

Die Psychologin erläutert: »Praktisch sieht es so aus, dass man eine kleine Gruppe von Kranken beobachtet, manchmal acht Stunden lang. Meistens sitze ich im Aufenthaltsraum hinter einer Zimmerpflanze, und irgendwann nimmt mich auch das Personal nicht mehr wahr.« Und dann wird es für sie interessant. Nach und nach entwickelt sie einen Blick für die Qualität der Begegnungen, zwischen Bewohnern und Pflegepersonen, zwischen Bewohnern untereinander, zwischen Angehörigen und Bewohnern. Auf diese Weise, sagt sie, lasse sich die Pflegequalität einer Station quasi wie ein Fingerabdruck erfassen. »Es sind nur acht Bewohner, die man im Auge behalten kann«, fügt Cathrin Otto hinzu, »aber über sie lässt sich danach sehr viel sagen.« Dazu erhält das Team eine Rückmeldung, und man entwickelt gemeinsam Verbesserungen für die Betroffenen. Das Beobachtungsverfahren macht deutlich, wie sich die Heimbewohner fühlen, wenn sie lange Zeit keine Aufmerksamkeit erfahren haben. Lange Zeit heißt: 30 Minuten. Danach zeigt ein Teil der Kranken auffälliges Verhalten.

Dazu schildert sie, was sie bei einer alten Dame, beobachtete, die auffällige Gesichtsverletzungen hatte. Offenbar war sie gestürzt. »Die Bewohnerin wurde lange Zeit übersehen. Schließlich, nach zwei Stunden ohne Ansprache, ließ sie sich langsam vom Stuhl fallen, wieder aufs Gesicht! Und in dem Moment kamen vier Pflegekräfte herbeigelaufen und fingen an sich zu kümmern. Ich selbst saß zu weit entfernt, um den Sturz zu verhindern. Möglicherweise hat diese Frau irgendwann gelernt: Erst wenn ich falle, ist jemand da für mich – vorher nicht.«

Tränen im Auto

Cathrin Otto kommen schnell die Tränen, dazu steht sie, davon erzählt sie. Nach ihren ersten DCM-Erfahrungen fing sie auf der Heimfahrt im Auto regelmäßig an zu weinen: Einen Menschen acht Stunden zu beobachten und zu sehen, wie dieser immer unglücklicher wird, ließ sie fast verzweifeln. Daher waren anfangs ihre Rückmeldungen an das Team nicht feinfühlig genug. Doch DCM verhalf ihr zu einer realistischeren Einschätzung der Arbeitsbedingungen im Pflegeheim, und dem hat sie ihre Änderungsvorschläge angepasst. »Wenn man es gut anstellt«, fügt sie hinzu, »kann man die Mitarbeiter auf seine Seite holen.«

Die Erfahrung zeigt: Werden Menschen mit Demenz wie Möbelstücke behandelt, mag das kurzfristig funktionieren, aber langfristig ergibt sich daraus für die Pflegekräfte eine Menge zusätzlicher Arbeit. Oft ist es so, dass die Heimbewohner sich verweigern, nicht mehr erreichbar sind, auf nichts mehr reagieren, oder dass sie aggressiv werden, fortlaufen wollen und – wenn man sie daran hindert – randalieren.

Mich interessiert in diesem Zusammenhang das Thema Körperkontakt, weil ich immer wieder hörte, dass er alte Menschen beruhige. Ja, er spiele eine enorme Rolle, bestätigt Cathrin Otto. Auf Seminaren wird ihr stets versichert: Natürlich machen wir ganz viel Körperkontakt. Doch die Psychologin hat häufig auch fragwürdige Situationen beobachtet, zum Beispiel wenn eine vierzigjährige Altenpflegerin einer Achtzigjährigen, die vor ihr im Rollstuhl sitzt, gönnerhaft in die Wange kneift. »Auch das ist Körperkontakt, aber unangemessen«, stellt sie fest. »Es ist gut, wenn ich so etwas sehe und rückmelden kann.«

Bei Schwerst-Demenzkranken ist es so, dass sie ihren Körper oder Teile ihres Körpers nicht mehr spüren. Wenn sie aber über zehn Minuten fest und sicher gehalten werden, nimmt die Körperspannung ab, es entspannt sich auch das Gesicht. Wie Kitwood entdeckte, ist es ein Zeichen für gute Pflegequalität, wenn der Körperkontakt von den Bewohnern ausgeht: wenn sie die Hand einer Mitarbeiterin nehmen oder sich einhaken. »Oder ein alter Mensch macht Kontakt, indem er etwas von seinem Frühstück anbietet«, sagt die Psychologin. »Das alles sind Zeichen, dass es gut läuft.«

Missverständnisse

Viele schwierige Situationen beruhen auf Missverständnissen. Sie erzählt von einem Bewohner, der immer schrie: Essen, Essen, Essen! Aber wenn man ihm einen Teller brachte, warf er ihn weg. Cathrin Otto stellte im Team die Frage: Vielleicht ist bei ihm die Sprache beeinträchtigt, und er meint etwas ganz anderes? Sie schlug vor, einen guten Kontakt zu ihm herzustellen, um herauszufinden, was er sich tatsächlich wünsche. Damit stieß sie nicht unbedingt auf Zustimmung. Sie sagt: »Viele Pflegekräfte haben noch die Haltung, man dürfe einen solchen Bewohner nicht auch noch für sein anstrengendes Verhalten mit Aufmerksamkeit belohnen.« Erst wenn verstanden wird, dass dies ein Weg sein kann, die Arbeit zu erleichtern, wächst die Bereitschaft, etwas im Umgang mit den Kranken zu verändern.

Der Blick von außen, den die Psychologin mitbringt, kann viel zur Lösung von Problemen beitragen. Da gab es einen alten Herrn, der sich plötzlich abends weigerte, ins Bett zu gehen. »Er konnte sich kaum noch sprachlich ausdrücken, und so war es an uns, ihn sehr genau zu beobachten«, erläutert Cathrin Otto. »Es ging darum herauszufinden, in welcher inneren Welt er sich gerade befand, wenn er an Schlaf nicht denken mochte. Er war Immobilienmakler gewesen und offenbar, so wurde in der Fallbesprechung herausgearbeitet, interessierte ihn der Neubau, der gerade auf dem Heimgelände errichtet wurde, als Immobilienobjekt. »Schließlich hatten wir eine These, warum er sich so stark wehrte, ins Bett gebracht zu werden: Er war noch bei der Arbeit! Da zieht man sich nicht aus, da geht man nicht schlafen.«

Daraufhin wurde im Team verabredet, ihm den Übergang zu erleichtern, indem alle Mitarbeiter, die mit ihm zu tun hatten, sagten: Endlich Feierabend! Wie gut! Sind Sie auch schon müde? Damit wurde der Bewohner allmählich auf die Bettzeit eingestimmt, und es gab mit ihm keine Probleme mehr.

In diesem Fall ermöglichte das Wissen über den früheren Beruf, die innere Welt des alten Herrn zu erfassen. Aber Cathrin Otto weiß auch, dass Informationen aus der Biografiearbeit, in der es darum geht, die Vorgeschichte eines Bewohners zu erfassen, in die falsche Richtung führen können. Sie sagt, bei Pflegekräften herrsche meistens die Vorstellung, ein ehemaliger Lehrer müsse vom Charakter her durchsetzungsfähig sein. Dem hält sie entgegen: Es gibt auch stille, in sich gekehrte Lehrer. Und schließlich ein Beispiel aus ihrem persönlichen Erfahrungsschatz: »Meine Oma väterlicherseits ist im Krieg vergewaltigt worden. Wenn so etwas in der Biografie steht, heißt es oft automatisch: Es darf nicht sein, dass ein Mann sie wäscht. Stimmt nicht. Meine Oma ließ sich viel lieber von den Jungs waschen als von den Mädels. Die Informationen aus den Biografiebögen müssen anhand des aktuellen Verhaltens der Bewohner überprüft werden.«

Worauf war Ihre Mutter stolz?

Die Psychologin wünscht sich in den Biografiebögen andere Fragen wie: Worauf war Ihre Mutter stolz? Welche Leistung hat ihr so viel bedeutet, dass sie auch später immer wieder darauf zu sprechen kam? »Da kann die Antwort lauten: Buttercremetorten backen«, erklärt sie. »Dass sie einmal drei Fremdsprachen konnte, ist für sie heute ohne Bedeutung. Das Kuchenbacken war ihr eine Herzensangelegenheit, nicht aber ihre Berufstätigkeit.«

In einem ihrer Fortbildungskonzepte in Pflegeheimen werden Mitarbeiterinnen dazu angeregt, für einzelne Bewohner Patenschaften zu übernehmen, bis zu deren Lebensende. Nicht nur Pflegende können sich dazu bereit erklären, auch die Küchenchefin oder die Hausschneiderin. Patenschaft bedeutet in diesem Fall: Man verbringt pro Woche eine Stunde private Zeit mit einer Bewohnerin oder einem Bewohner, und, nicht unwichtig, diese Zeit wird als Arbeitszeit vergütet. Es geht darum herauszufinden, was gemeinsam Spaß macht – in den Supermarkt oder in den Zoo gehen, ein Café oder eine Kirche aufsuchen, ein Bild malen oder Marmelade kochen.

»Da entstehen sehr enge Beziehungen«, erzählt Cathrin Otto, »und natürlich schmerzt es mehr als sonst, wenn diese Bewohnerin verstirbt. Es ist dann wirklich ein persönlicher Verlust. Aber bereut haben die Patinnen es nicht.« Sie hatten bei alten Menschen unvermutete Ressourcen entdeckt, eine Ernte, die auch das Team immer wieder zum Staunen brachte: Wie bitte, Frau Schmidt kann malen? Hätten wir nicht gedacht …

Noch immer überwiegt in der Bevölkerung die Meinung: In der Demenz macht das Leben keinen Sinn mehr. Sie übersähen dabei, sagt die Psychologin, dass der Mensch bis zum letzten Atemzug die Kapazität habe, sich zu verändern, sich zu entwickeln, und zwar positiv zu entwickeln. Und wieder war es ihre Großmutter, von der sie Entscheidendes lernte. Diese hatte Zyankali im Schrank; Suizid war für sie immer eine Option. Doch schließlich hatte sie einen sanften Tod, im Schlaf. »Wenn man ihr 10 oder 15 Jahre vorher gesagt hätte: Irgendwann wirst du nur noch drei Prozent Sehfähigkeit haben, du wirst herzkrank sein und viele Schmerzen haben, dann hätte meine Oma bestimmt gesagt: Dann bringe ich mich um. Aber als es dann soweit war, hat sie an jedem Tag noch etwas Positives gefunden.«

Auch in der Demenz, sagt Cathrin Otto, könne man glücklich sein.

Streitpunkt künstliche Ernährung

Ein Thema, das bislang noch nicht angesprochen wurde, heißt »Sterben und Demenz«. Wenn man anfängt, sich darüber Gedanken zu machen, stößt man auf Begriffe wie »Lebensqualität beim Sterben«. Es ist gut, sich damit auseinanderzusetzen, bevor der Ernstfall eingetreten ist. Das Nachdenken über Patientenverfügungen kann einen solchen Prozess in Familien fördern. Eine der Kernfragen lautet: Soll ein alter Mensch, der das Essen verweigert, künstlich ernährt werden? In der Fachsprache wird das Verfahren PEG genannt, eine Abkürzung für »perkutane endoskopische Gastrostomie«. Die Ernährung durch eine Magensonde wurde in den achtziger Jahren als vorübergehende intensivmedizinische Maßnahme entwickelt. In der Langzeitpflege wird eine PEG überwiegend auf Dauer gelegt.

Als Ziele der künstlichen Ernährung werden Lebensverlängerung, Verbesserung der Nahrungsaufnahme und der Lebensqualität sowie schnellere Wundheilung und verringertes Verschlucken genannt. »Leider sagen aber die gesamten wissenschaftlichen Studien, die es zu diesem Thema gibt, dass kein einziges dieser Therapieziele mit der Anlage einer PEG-Sonde bei Patienten mit fortgeschrittener Demenz zu erreichen ist«, schreibt der Palliativ-Mediziner Gian Domenico Borasio in seinem Buch »Über das Sterben«. Dennoch würden pro Jahr in Deutschland über 100 000 neue Sonden gelegt, die meisten davon bei Pflegeheimpatienten, von denen über 70 Prozent dement seien. Borasio kommt grundsätzlich zu der Einschätzung, dass derzeit in deutschen Krankenhäusern und Pflegeheimen vieles in bester Absicht getan wird, was die Menschen ungewollt aber aktiv am friedlichen Sterben hindert.[43]

Die Frage, warum sich wissenschaftliche Erkenntnisse zum Thema PEG nur langsam in Pflegeeinrichtungen herumsprechen, veranlasste die Autorin Beate Lakotta aufzulisten, welche Vorteile sich bei einer Sondenernährung für ein Heim ergeben können: »Es muss dann auch keiner mehr während der Essenszeit im Zimmer bleiben, der Kontakt lässt sich auf das Anhängen des Nahrungsbeutels beschränken. Für das Pflegeheim ist die Schlauch-Gastronomie billiger als normales Essen. Anders als beim Käsebrot übernimmt die Krankenkasse die Kosten, und das Personal hat, während die Nahrung durch die Sonde fließt, Zeit für andere Tätigkeiten.«[44]

Borasio warnt nachdrücklich vor zu viel Flüssigkeitszufuhr, weil auch dies den Sterbeprozess negativ beeinflusst. Wenn ein alter Mensch nicht nur das Essen sondern auch das Trinken verweigert, signalisiert er damit in den meisten Fällen, dass er sterben möchte. Daher solle man ihn möglichst nicht, so Borasio, wie heute üblich, an den Tropf hängen. Gegen den trockenen Mund hilft eine gezielte Mundpflege, regelmäßiges Anfeuchten. Das ist den meisten Angehörigen nicht auf Anhieb zu vermitteln. Sie stellen sich vor, dass Mutter oder Vater qualvoll verdursten. Das Gegenteil von qualvoll ist der Fall. Ein ausgezehrter alter Körper reagiert völlig anders als ein gesunder, wenn er sich nicht mehr entgiften kann. Er produziert angstlösende und schmerzstillende Stoffe, und der Tod, der in der Regel schon nach wenigen Tagen eintritt, ist, wie Mediziner ihn beschreiben, überwiegend ein allmähliches Hinüberdämmern.

»Menschenverachtende Bedingungen«

Gian Domenico Borasio, Professor der Palliativmedizin am Klinikum der Universität München, ist inzwischen eine Stimme mit Gewicht. Er schreibt: »Die Zukunftsfähigkeit einer Gesellschaft wird sich auch daran messen lassen, wie sie mit ihren schwächsten und hilfsbedürftigsten Mitgliedern umgeht. Dazu gehören an erster Stelle pflegebedürftige Hochbetagte.« Angesichts der zum Teil menschenverachtenden Bedingungen, unter denen in Altenheimen gearbeitet werden muss, stellt er fest: »Wenn sich daran nicht grundlegend etwas ändert, wird irgendwann das Stichwort des »sozialverträglichen Frühablebens« uns alle viel direkter betreffen, als wir derzeit zu denken wagen.«[45]

Seine Mahnung ist ernst zu nehmen, und mein Eindruck ist, dass dies zunehmend geschieht. Die Tatsache, dass sein Buch »Über das Sterben« mit dem Untertitel »Was wir wissen – was wir tun können – wie wir uns darauf einstellen können« zum Bestseller wurde, macht Hoffnung. Gerade in der Generation derer, die in den fünfziger und sechziger Jahren geboren wurden, finden die Themen Alter, Demenz, Sterben viel Beachtung. Das ist ein großer Unterschied zu den Jahrgängen ihrer Eltern, die als Kriegsgenerationen mit viel Angst und Schrecken konfrontiert waren. In jungen Jahren wurden sie darauf trainiert, die Erinnerungen daran auszublenden, eine Haltung, die ihnen in Fleisch und Blut überging und sich auch auf andere dunkle Bereiche des Lebens übertrug. Daher die weit verbreitete Abwehr, sich rechtzeitig mit dem eigenen Altwerden und zunehmender Gebrechlichkeit auseinanderzusetzen. Bei ihren Kindern, zumal in der Generation der Babyboomer, ist diese Angst deutlich verringert. Es spricht sich allmählich herum, dass sie die Strukturveränderungen für eine menschenwürdige Pflege im Alter selbst in die Hand nehmen müssen.

Interview

»In Schweizer Heimen müssen deutsche Kollegen erst einmal entneurotisiert werden«

Christian Müller-Hergl zur Situation der stationären Demenzpflege

Auf der Suche nach einem Experten, der mir helfen sollte, entscheidende Fragen zur Situation und Struktur der stationären Demenzpflege zu klären, wurde mir von mehreren Seiten der Name Christian Müller-Hergl genannt, immer mit dem Hinweis, er verfüge über ein großes Forschungswissen. Müller-Hergl, Jahrgang 1957, studierte Theologie und Philosophie in Bochum und Oxford und arbeitete in Deutschland als Theologe in der katholischen Kirche. In seinem ersten Beruf wurde er nicht heimisch, das geschah erst mit seinem Wechsel zur Pflege. Eine jahrelange Tätigkeit als examinierter Altenpfleger schloss sich an, darunter die Pflegedienstleitung einer großen Einrichtung in Dortmund. Heute ist er am Institut für Pflegewissenschaft, Dialogzentrum Demenz, an der Universität Witten/Herdecke tätig und freiberuflich als Ausbilder und Supervisor unterwegs.

Wie begann Ihr Interesse an der Pflegeforschung?
Ich wollte herausbekommen, ob die Interventionen der Demenzpflege auf die Menschen überhaupt einen Effekt haben. Also solche Dinge wie Zehn-Minuten-Aktivierung, Gedächtnistraining, Ergotherapie. Ich fragte mich, ob diese Programme für die meisten Kranken tatsächlich so wichtig sind und suchte nach einem Instrument der Evaluierung. Mitte der Neunziger Jahre gab es dazu nichts in Deutschland, ich entdeckte dann in Großbritannien das Dementia Care Mapping

von Tom Kitwood. Dort habe ich mich ausbilden lassen, auch mit Kitwood zusammengearbeitet und schließlich das Verfahren nach Deutschland gebracht, wo ich bis heute dazu Seminare mache.

An welcher Stelle begegnet Ihnen die Forschung zur Demenzpflege?
Hier im Dialog- und Transfer-Zentrum Demenz der Universität Witten/Herdecke. Es geht um Informationstransfer. Was ich mache: Ich kümmere mich darum, dass internationale Forschungsergebnisse auch wirklich in der Demenzpflege ankommen. Ich verfolge die internationale Literatur genau und übertrage eine verklausulierte Wissenschaftssprache, die normalerweise kein Altenpfleger liest, in eine allgemeinverständliche Sprache. Die Zusammenfassungen von je zwei Seiten werden als Newsletter herumgeschickt und regelmäßig von 1000 Menschen in der Altenpflege gelesen.

Dann haben Sie ja einen guten Überblick. Wie steht Deutschland da, im Vergleich zu anderen Ländern?
Deutschland hat mit der Versorgungsforschung, was Menschen mit Demenz angeht, zehn Jahre später angefangen. Führend sind Großbritannien und die Niederlande, auch Dänemark. Inzwischen gibt es eine ganze Menge recht guter Pflege- und Versorgungsforschung in Deutschland. Wobei man in Großbritannien schon länger, ähnlich wie jetzt in Deutschland, ein umfassendes Wissen generiert darüber, was Menschen mit Demenz brauchen, was ihre Bedürfnisse sind, was ihnen gut tut – aber die Rahmenbedingungen machen es kaum möglich, dies in die Praxis zu überführen. Die Schere zwischen dem, was man weiß und dem, was machbar ist, geht immer weiter auseinander. Bei den Niederländern ist das an-

ders: Sie können tatsächlich ihre Forschungsergebnisse umsetzen.

Könnten Sie dafür ein Beispiel nennen?
Ja, und damit auch einen Vergleich: In den Niederlanden ist es üblich, dass direkt nach der Diagnose Demenz der Arzt die Betroffenen mit einer Gemeindeschwester – eine Angestellte der Kommune – bekannt macht, und diese begleitet dann die Familie. Das bedeutet: Die Gemeindeschwester wartet nicht auf den Anruf – sie ruft selbst an, sie kommt vorbei. Sie geht also auf diese Menschen zu, sie ist »proaktiv«, wie das genannt wird, bis hin zu dem Punkt, dass sie sich anbietet, bis zu zwei Wochen in dieser Familie zu leben, damit man sich dort besser an die neuen Lebensbedingungen anpassen kann. In den Provinzen, wo proaktive Hilfe praktiziert wird, gibt es weniger Heimeinweisungen, weniger Krankenhauseinweisungen, weniger Krisen.

Könnten wir das nicht auch bei uns einführen?
So etwas ist in Deutschland de facto nicht finanzierbar. Wenn hier die Diagnose Demenz gestellt wird, werden Patienten und Angehörige an die Beratungssysteme verwiesen. In der Realität bedeutet das: Wenn der Arzt sagt, da gibt es die Alzheimer Gesellschaft, da gibt es diese und jene Beratungsstelle, gehen die Betroffenen selten hin.

Also keine Aussicht, dass das holländische Beispiel bei uns Schule macht?
Kaum. Vermutlich liegt es an den verharzten Bedingungen von Strukturen. Zum Beispiel gibt es für den Arzt keinen finanziellen Anreiz, jemanden in der Praxis anzustellen oder mit jemandem eng zusammenzuarbeiten, der diese Anschluss-

arbeit nach der Diagnose macht. Die Betreuung der Patienten müsste ja relativ intensiv sein. Aus der Forschung weiß man: Der Arzt muss das in der Praxis, vor Ort, organisieren. Der Hausarzt ist ja immer die Vertrauensperson.

Lassen Sie uns in die stationäre Langzeitpflege schauen. Wie ist derzeit die Situation?
Durch die Einführung der sogenannten 87b Kräfte – den Betreuungsassistenten – hat sich hier der Berufsalltag der Altenpfleger sehr verändert. Denn die Betreuungsassistenten haben die gesamten psychosozialen Anteile übernommen, die früher zur Altenpflege gehörten. Daher sind die Altenpfleger heute eine Art Verwaltungsangestellte für Planungswesen. Sie machen die Anamnesen, die Pflegeplanung, den Kontakt mit den Ärzten, sie kümmern sich um die Behandlungspflege. Kein Wunder, dass dieser Beruf nun entsorgt werden und in eine allgemeine Ausbildung integriert werden soll. Die Ausgliederung der psychosozialen Anteile hat diesen Beruf obsolet werden lassen.

Aber wer pflegt dann?
Nun, die somatische Pflege, auch die Körperpflege, wird überwiegend delegiert an angelernte Kräfte und gelegentlich an externe Zeitarbeitskräfte. Die Altenpflegerin wird zunehmend eine Pflegemanagerin, die für die Planung und die Dokumentation Verantwortung trägt. Das bedeutet: Die Pflege selbst wird durchgeführt von sehr knapp und gering ausgebildeten Pflegeassistentinnen, die nicht Deutsch sprechen, weil sie aus anderen Ländern kommen. – Das wird die Zukunft sein.

Damit kann niemand einverstanden sein. Gibt es Gegenpro-
gramme?

Durchaus. Aber sie kommen aus einer anderen Richtung, als Sie vielleicht glauben. Um in diesem Bereich, der von struktureller Armut und Entfähigung – in der Fachsprache Deskilling genannt – geprägt ist, halbwegs Standards hinzu-kriegen, wird u. a. unter der Überschrift »nationale Experten-standards« Wissen verbindlich verdichtet. Obwohl anders ge-dacht, werden diese Vorgaben in der Praxis eng umgesetzt, so als handele es sich um industrialisierte Vorgaben, den DIN-Normen vergleichbar, wonach ein Mensch versorgt werden muss.

Was hat das mit Pflege zu tun?

Wichtig ist, dass jemand, der bettlägrig ist, so und so oft am Tag gewendet wird, dass er so und soviel Milliliter trinken muss, so und soviel Kalorieneinheiten zu sich nimmt. Das alles geschieht, um in diesem Armutsfeld ein Minimum von Sicherheit bzw. den öffentlichen Anschein von Sicherheit und Qualität zu suggerieren. Der Handlungsspielraum der Mitar-beitenden wird enorm eingeschränkt, und damit geht die Freude an der Arbeit verloren.

Sie reden von Armut. Aber auch in Holland muss eine gute Betreuung und Pflege von Alzheimerpatienten finanziert wer-den. Dort scheint das Geld vorhanden sein. Daher habe ich den Eindruck: Unser eigentliches Problem ist nicht Geldman-gel sondern Kontrolle, die sich verselbständigt hat. Ich finde, in Deutschland hat sich eine Kontrollmanie entwickelt, die beacht-lich ist.

So ist es. Wenn ich mit dem MDK – dem Medizinischen Dienst der Krankenversicherung – Schulung mache, dann höre ich, dass man dort über diesen beruflichen Auftrag oft völlig verzweifelt ist. Die MDK-Mitarbeiter sind damit nicht einverstanden. Die Forschung ist damit nicht einverstanden. Die Pflegenden sind damit nicht einverstanden. Auch die Leute in den Ministerien, mit denen ich rede, sind darüber unglücklich. Aber alle drehen sie an der Schraube weiter, noch eine Kontrolle, noch eine Auflage, noch ein Standard, noch eine Verfügung mehr …

Unsere Altenheime werden, wie mir berichtet wurde, von 20 oder mehr unterschiedlichen Stellen kontrolliert.
Ja, jede Behörde setzt ihre Partikularinteressen durch, ohne den Gesamtkontext zu sehen. Es wäre wichtig, diese vielen parallel laufenden Kontrollen bei *einem* Ansprechpartner anzusiedeln.

Wer könnte das sein?
Eine Institution, die das alles integriert – wie in Australien. Alle kontrollierenden Stellen wie Heimaufsicht, MDK, Gesundheitsamt, Genossenschaft, Brandschutz, et cetera liegen dort in den Händen *einer* Institution. Diese nimmt alle zwei Jahre eine sehr umfassende Prüfung vor, und als Ergebnis dieser Prüfung gibt es ein Lernprogramm. Also keine Auflagen, sondern es gibt mit der Einrichtung eine Vereinbarung, was sie in den nächsten zwei Jahren zu welchen Themen lernen sollte. Dafür gibt es einen speziellen Plan, dafür gibt es Begleiter, und wenn die Einrichtungen nicht deutlich spuren, dann kann die Konsequenz sein, dass keine staatlichen Gelder mehr fließen.

Bei meinen Recherchen hörte ich immer wieder den Satz:
Es gibt kein entspanntes Arbeiten in der Langzeitpflege. Wie
sehen Sie das?

Die beiden wesentlichen Parameter, die man in der Demenzpflege braucht, sind Verlangsamung und Entspannung. Das
braucht man, damit ein Mensch mit Demenz nicht zusätzlich
unter Stress gesetzt wird. Ein Pflegender in der stationären
Altenhilfe versorgt allein pro Schicht 8 bis 15 Personen. Und
im Nachmittagsdienst können es manchmal sogar 25 Menschen sein, für die er verantwortlich ist. Mehr als eine Laza-
rettversorgung ist dann gar nicht denkbar. In einigen Einrichtungen kann das Essenreichen kaum noch garantiert werden.
Auf Krisen, Bedürfnisse oder innere Nöte kann nicht eingegangen werden. Man muss daher sagen: In Deutschland ist
uns eine gute Demenzpflege nicht so viel wert wie in anderen
Ländern. Allen Bekundungen zum Trotz ist das so. Andere
Dinge sind wichtiger.

Was sagen denn Ihre Kollegen im benachbarten Ausland, wenn
sie auf diese Entwicklung in Deutschland gucken?
Insgesamt ist dort schon bekannt, dass die Verhältnisse in
Deutschland relativ schlimm sind. Ich selber mache viele Fort-
und Weiterbildungen in der Schweiz, und mir fällt auf: Die
Pflegenden sind dort frohgemuter. Oder wie die Schweizer
sagen würden: gut aufgestellt. Dort macht es Freude, etwas
umzusetzen. Obwohl in den letzten zwei Jahren auch in der
Schweiz allmählich die Ökonomisierung zuschlägt, und zwar
in den Kantonen, die finanziell nicht mehr so üppig ausge-
stattet sind. Nicht umsonst machen sie jetzt am laufenden
Band Fortbildungsprogramme mit dem deutschen MDK. –
Aber reden wir von den Einrichtungen, die finanziell gut aus-
gestattet sind. Wenn dort Deutsche, die in der Pflege arbeiten

wollen, neu eintreffen, bekommen sie einen Schweizer als Begleiter, und der hat die Aufgabe, die deutschen Kollegen zu entneurotisieren.

Wie bitte?
Die Schweizer sagen oft: Wenn die Deutschen kommen, dann betrachten wir sie als arbeitsunfähig. Sie arbeiten mit einem so irren Tempo, zum Beispiel, sie sollen jetzt 3 bis 4 Leute pflegen, und sagen dann schon um 8:00 Uhr: Ich bin fertig. Und dann sagen die Schweizer Kollegen: Aber das kann doch nicht sein! Das geht doch gar nicht. Warum nimmst du dir denn nicht mehr Zeit? Die Schweizer sagen: Die Deutschen müssen diesen Rhythmus verlieren, und das dauert ungefähr ein halbes Jahr.

Reden wir über das gesellschaftliche Ansehen des Altenpflege-berufs. In der Schweiz wird er wertgeschätzt. Auch in Holland?
Sowohl in Holland wie in der Schweiz haben Pflegende ein hohes gesellschaftliches Standing. In Holland haben die examinierten Pflegenden inzwischen alle eine wissenschaftliche Grundausbildung, auch in den skandinavischen Ländern. Das heißt: Die Gesellschaft drückt ihre Wertschätzung auch darin aus, dass sie in die Ausbildung eine Reflexionsebene einzieht. Man muss sich doch fragen: Wie kann jemand einen Menschen gut pflegen, ohne sich darüber Gedanken zu machen und sich darüber gezielt auszutauschen – und ohne die wichtigsten Forschungsergebnisse zur Kenntnis zu nehmen? Bei uns dagegen ist es häufig so: Die Resignation der Pflegenden beginnt nach dem ersten Praktikum. Danach kommen sie an die Altenpflegeschule zurück und sagen der Lehrerin: Wir glauben Ihnen nichts mehr.

Könnten Sie das erläutern?

In Deutschland ist es ja so: Wenn mal wieder zu wenig examinierte Pflegende da sind, dann heißt es: Alle Langzeitarbeitslosen ab in die Altenpflege! In gewissen Wellen passiert
es immer wieder. Das kenne ich seit den achtziger Jahren. –
Gegenvorschlag: Warum nicht alle Langzeitarbeitslosen für
die Arbeit in bundesdeutschen Ministerien qualifizieren? –
Das zeigt einfach: Die Wertschätzung der Menschen, die in
der Altenpflege arbeiten, ist niedrig. Viele Menschen – natürlich längst nicht alle –, die Sie heute in Fachseminaren antref-
fen, haben einen schwierigen Lebenshintergrund, vielerlei
Mangelerfahrung in der Sozialisation, auch Verhaltensdefi-
zite. Und genau diese Menschen sollen nun in diesem hoch-
sensiblen Bereich der Pflege von Menschen mit Demenz arbeiten. Für einen besseren Status wäre nötig: mehr Personal,
bessere Ausbildung, ein anspruchsvolleres Rollenprofil, eine
angemessene Bezahlung. Das alles müsste deutlich aufgewer-
tet werden.

*Gerade der Umgang mit Menschen mit Demenz erfordert viel
Empathie. Das bringt mich zu der Frage: Kann man Empathie
lernen?*

Zu einem gewissen Grad, ja. Einige Leute haben darüber geforscht und festgestellt: Es gibt Menschen, die das Befinden
anderer in sich schlecht abbilden können. Das scheint mit
Erfahrungen in der Herkunftsfamilie zu tun zu haben. Menschen, die gut behütet waren, die mit vielen Geschwistern
aufwuchsen, die einen reichhaltigen Austausch mit anderen
Menschen in ihrer Kindheit hatten, scheinen eher empathie-
fähig zu sein als Menschen, die in ihren Familien gelernt haben, sich weitgehend nur um sich selbst zu kümmern. Und
das ist natürlich, sag ich mal, das kapitalistische Erfolgspro-

gramm: die Perfektionierung des Einzelnen und seiner Fähigkeiten, um sich für den Markt zu optimieren.

Wie bringen Sie das mit dem Kapitalismus zusammen?
Für diese Perfektionierung des Einzelnen sind alle Dinge wie Sorge, Solidarität und Gemeinschaft genauso störend wie Kinder und Alte oder Pflege. Sich um andere zu kümmern, ist ein Markthindernis. Je kapitalistischer wir werden, desto eher sind Sorgeleistungen ein Karriererisiko.

Weiß man etwas über nationale Unterschiede in der Empathiefähigkeit?
In Australien stellen die großen Träger von Demenzeinrichtungen vornehmlich gern Mitarbeiter aus Südostasien ein – weil die Thais zum Beispiel in anderen familiären Strukturen groß geworden sind und einen ganz anderen Respekt vor alten Menschen haben. Auf diese Weise können sie auch schlechte Sprachkenntnisse ausgleichen. Dagegen werden Menschen aus dem osteuropäischen Raum, gerade aus Russland, am ungünstigsten eingeschätzt, weil diese – so wird gesagt – häufig gravierende familiäre Verwahrlosungserfahrungen mit sich trügen, so dass man ihnen die empathische Begleitung von Menschen mit Demenz am wenigsten zumuten möchte.

So etwas wird in Australien öffentlich geäußert?
Es ist natürlich schwierig, so etwas zu sagen, aber die Australier sind da ziemlich direkt und können es durch konkrete Erfahrungen gut belegen. Fazit: Nicht jeder Mensch kann empathisch sein, es braucht schon gewisse Voraussetzungen, damit sich Empathiefähigkeiten entwickeln. Ansonsten sind diese weitgehend verschüttet. Aber manchmal kommen sie durch eine gut begleitete Lebenskrise wieder hoch.

Sie machen Fortbildungen zur sogenannten personenzentrier-
ten Pflege. Das Ziel sind gute, tragfähige Beziehungen zu Men-
schen mit Demenz. Ist es eigentlich anstrengend, diese Bezie-
hungen zu praktizieren?
Das ist anstrengend. Es gibt Forschungen, die sich damit auseinandergesetzt haben. Danach empfinden Pflegende diese
Art der Beziehungen als anstrengender und belastender – zugleich aber auch als befriedigender. Und das ist halt der
Punkt: Wenn etwas insgesamt als sinnvoll erlebt wird, dann
ist die Sinnhaftigkeit immer wichtiger. Die Belastung allein
ist nicht das Entscheidende. Aber es ist in der Tat so: Es
gelingt einem nicht immer jeden Tag und nicht bei jedem
Bewohner in gleicher Weise. Und nicht jeder Mensch ist in
gleicher Weise dafür geeignet. Auch dort gibt es einige Forschungen, die das relativ gut belegen. Man kann natürlich
Rahmenbedingungen setzen, die Mitarbeiter in dieser Haltung unterstützen, indem man Supervision und Entspan-
nungstechniken anbietet.

Gibt es Anzeichen für Hoffnung?
Ja und zwar mit der Enkelgeneration. Sie hat viel positivere
Erfahrungen mit ihren Eltern und Großeltern als frühere Ge-
nerationen und kann sich unbefangener mit ihnen identi-
fizieren. Insofern denke ich schon, dass die Pflege gesamtge-
sellschaftlich ein wichtiges Thema wird. Es kommen halt
immer mehr Menschen mit dem Thema Demenz in unmit-
telbare Berührung.

Was ich unserem langen Gespräch entnehme: Wir brauchen,
um die Strukturen der Demenzpflege entscheidend zu verbes-
sern, die Suppentasse nicht neu erfinden. Wir gucken uns auf
dem Erdball um, wo gute Erfahrungen sind, wir passen sie un-

seren Bedingungen an und probieren sie aus. Was halten Sie
von meiner These, dass die Probleme lösbar sind?

Völlig richtig. Es fehlt nur am politischen Willen. Am gesellschaftlichen Willen. Das Wissen ist da, und ein reiches Land wie Deutschland hätte ganz fraglos die Möglichkeit, das zu finanzieren, wenn der politische Wille da wäre. Es geht nicht darum, eine ideale Welt zu bauen, aber darum, Bedingungen zu schaffen, in denen Pflegende gern ihrem Beruf nachgehen, dass sie einen Lebensgewinn davontragen, und sagen: Es lohnt sich, es macht Freude, es ist erfüllend.

NEUNTES KAPITEL

WO DIE ZUKUNFT SCHON BEGONNEN HAT

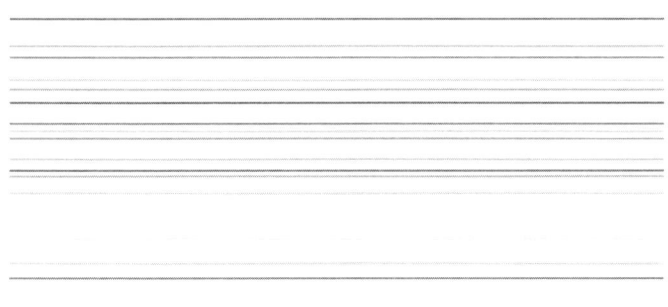

In einer Wohngemeinschaft

Meine erste Begegnung mit zufriedenen Mitgliedern einer Alten-Wohngemeinschaft hatte ich 2007 in Dresden. Fünf Damen und ein Herr lebten auf über 200 Quadratmetern zusammen. Die Wohnung war unterteilt in sechs Miniappartments mit Kochnische, Dusche und WC, plus viel Gemeinschaftsraum, darunter ein großes Pflegebad. Die Bewohner hatten nur kleine Einkommen, aber dank günstiger Mieten kamen sie finanziell zurecht. Mir wurde schnell klar, dass ich es mit unternehmungslustigen Alten zu tun hatte, fast alle körperlich fit und geistig interessiert. Sie teilten mir mit, man brächte sich gegenseitig auf gute Ideen, einer zöge den anderen mit – »Allein ist man doch oft viel zu träge« – und auch mit der Abgrenzung gebe es keine Probleme. Jeder besitze noch seine eigene Waschmaschine. Ihre Lebensform funktioniere, weil man mit sehr wenigen Regeln auskomme, wurde mir erklärt. Ihr Credo ließ sich in sechs Worten zusammenfassen: »Nicht allein – und nicht im Heim.«[46]

Ich erfuhr, sie, die Ostdeutschen, seien für das Leben in einer Wohngemeinschaft besser gerüstet als die Westdeutschen, denn als ehemalige DDR-Bürger hätten sie gelernt, im Kollektiv zurechtzukommen. Das leuchtete mir damals unmittelbar ein. Wer hätte denn ahnen können, dass kurz darauf ein bekannter Politiker zu Deutschlands berühmtestem Alten-WGler aufsteigen und damit der Verbreitung des Kollektivwohnens einen beachtlichen Schub geben sollte: Henning Scherf, Jahrgang 1938, ehemaliger Bürgermeister von Bremen. Seine Bücher über ein gutes Altern wurden Bestseller. Bis heute ist er ein begehrter Vortragsredner. Scherf hält nichts davon, die Augen vor dem Älterwerden zu verschließen. Er sagt: »Wer nach vorn schaut, bleibt länger jung.« Seiner Generation will er Mut machen: »Wir müssen die Gestaltung unseres Alterslebens selbst in die Hand nehmen.« Damit meint er konkret die Bedingungen des Wohnens und des Versorgtwerdens, wenn man hilflos geworden ist.

Sein Optimismus scheint unerschütterlich zu sein. Im Ruhestand sieht er die beste Zeit des Lebens, zwei Jahrzehnte, relativ sorgenfrei, selbstbestimmt und mit viel Zeit – vorausgesetzt, die Rente reicht, vorausgesetzt, die Menschen sind noch mobil und suchen sich sinnvolle Aufgaben.

Gleichzeitig sieht er sich als Realisten und versichert, er wolle das Altwerden nicht schön reden. Auch ihm falle es schwer, daran zu denken, dass irgendwann, vielleicht schon bald, jeder Tag mühselig werden könnte. »Aber es geht ja auch gar nicht darum, sich täglich vor Augen zu führen, was alles passieren kann«, sagt er. »Es geht darum, sich in der jeweiligen Lebensphase zu orientieren und das Beste aus dieser Zeit zu machen.«

Henning Scherf empfiehlt, sich ehrenamtlich um betagte Mitbürger zu kümmern. Auf diese Weise könne man sich am besten auf eine Zukunft als älter und schwächer werdender Mensch vorbereiten. Er selbst ging mit gutem Beispiel voran, er verschaffte sich Einblicke in Alteneinrichtungen, die den Ruf hatten, vorbildlich zu sein, vor allem auch für Demenzkranke. In seinem Buch »Altersreise« berichtet er von seinen Erfahrungen als jemand, der sich zum »Probe-Wohnen« in Gemeinschaften einladen ließ.

Gemeinschaft als Trend

Wohngruppen für alte Menschen liegen im Trend. Laut Umfragen können sich bereits 20 Prozent der Generation

60 plus für die eigene Zukunft ein Zusammenleben mit Gleichaltrigen vorstellen. Wohn- und Hausgemeinschaften gibt es
in unterschiedlichsten Ausprägungen, vielfältig sind die
rechtlichen Konstruktionen, doch allen Einrichtungen ist gemeinsam: Die Zahlen wachsen ständig. Allein in Nordrhein-
Westfalen ermittelte 2013 das zuständige Ministerium (das
MGEPA, eine notwendige Abkürzung) 570 ambulante Wohngruppen für Alte und Pflegebedürftige, für Menschen mit Behinderungen – überwiegend sind es Menschen mit Demenz.

Der Krankenpfleger Volker Hülsewiesche kann darüber
viel erzählen. Vor vielen Jahren hat er einen ambulanten Pflegedienst gegründet, er ist Arbeitgeber für eine noch immer
wachsende Zahl von Angestellten. Darüber hinaus hat er im
Ruhrgebiet mehrere Wohngruppen initiiert, eine davon in
Herne, im Stadtteil Wanne-Eickel. Hülsewiesche sagte am Telefon: »In der WG vergessen die alten Leute ihre Demenz. Am
besten, Sie kommen her und machen sich selbst ein Bild. Die
Gemeinschaft hat mir erlaubt, Sie einzuladen.«

Wir treffen uns am Bahnhof. Er ist ein Mann in den Fünf-
zigern, lebhaft, ein sprudelnder Erzähler, mit einem auffälligen Vollbart. Auf dem Weg zur Wohngruppe bekomme ich
zunächst einen Überblick über die Rahmenbedingungen seiner Arbeit: die oft unübersichtliche rechtliche Lage, die nicht
immer einleuchtende Wirkung von Gesetzen, aber eine zunehmende politische Unterstützung, die wiederum nötig ist,
um in Verhandlungen mit Ämtern und anderen Entschei-
dungsstellen beharrlich zu bleiben.

Mein Besuch in Herne gilt einer sogenannten selbstbe-
stimmten Wohngruppe. Sie besteht seit neun Jahren. Aus
dem Pool der Beschäftigten von Hülsewiesches Pflegedienst
ging das Team hervor, das für die Gemeinschaft, in der acht
alte Menschen leben, rund um die Uhr zuständig ist. Hier

tragen die Angehörigen die Verantwortung. In ihren Händen liegen die Entscheidungen für das Wohlergehen der Bewohner. Die Angehörigen sind die Mieter, sie sind zuständig für Möblierung und Renovierungsarbeiten in der Großwohnung. Und – besonders wichtig – sie selbst sind die Auftraggeber des Pflegeteams. Bei Unzufriedenheit mit der Arbeit können sie den Vertrag kündigen und eine andere Firma wählen. Für privat organisierte Wohngemeinschaften ist der Vertrag mit einem personell gut ausgestatteten Pflegedienst von Vorteil: Er ist flexibler als kleine Firmen, wenn es darum geht, eine wegen Krankheit ausgefallene Teamkraft zu ersetzen.

Die Wohngemeinschaft für Menschen mit Demenz lebt im Obergeschoss eines Fünfziger-Jahre-Wohnblocks, direkt am Busbahnhof und in Blickweite der Fußgängerzone. Das Gebäude, dem wir uns nähern, wird belagert von mehreren Baustellen. Man fühlt sich an Leipzig Ende der Neunzigerjahre erinnert. Leer stehende, heruntergekommene Läden. Schön soll es erst noch werden. Aber wann? Bekanntlich steht es nicht gut um die Kassen der Kommunen des Ruhrgebiets. Doch wenn man als Fußgänger die Hindernisse überwunden hat und sich dem Backsteingebäude von der Rückseite nähert, dankbar, dass an diesem Sommertag zwei riesige Bäume Schatten spenden, wenn man sieht, dass Aufzüge und Balkone angebaut wurden und man dann noch entdeckt, dass die Hauseigentümergesellschaft in einem Flachbau ein Café eingerichtet hat, dann weicht die Skepsis. Kein Provisorium, sondern der Neubeginn einer menschlichen Wohnnachbarschaft.

Erschwingliche Mieten

Nachkriegsbauten, die in einer zerstörten Stadt in Eile errichtet wurden, können trotz umfangreicher Sanierungen die heute üblichen Standards nicht bieten. An niedrigen Decken zum Beispiel lässt sich nichts ändern. Das ist auch in dieser Wohngemeinschaft der Fall. Dafür sind die Mieten erschwinglich, außerdem kann man davon ausgehen, dass den betagten WG-Mitgliedern niedrige Zimmer nicht unbekannt sind. Zurzeit leben hier keine Männer. Ein Bewohner, der schon seit der Gründung dabei war, verbrachte hier neun Jahre; er starb in seiner vertrauten Umgebung, die ihm zum Zuhause geworden war. Sterbebegleitung ist Teil der Pflege und Betreuung. Fast alle Menschen mit Demenz bleiben hier bis zu ihrem Tod.

Jede der Frauen hat ein eigenes Zimmer, aber dort halten sie sich tagsüber selten auf. Offenbar fühlen sie sich in Gemeinschaft wohler als allein. Selbst auf Hanne trifft das zu, obwohl sie als einzige über zwei Zimmer mit Bad verfügt. Gern war sie bereit, mir ihr Apartment zu zeigen. Die Teppiche, erzählte sie mir, habe sie selbst geknüpft. Nach dem Tod ihres Mannes zeigte sich, dass sie das Haus und den Garten nicht mehr allein versorgen konnte.

»Lieber hier als im Heim«, so kommentiert sie ihre Lebenssituation. Den Satz werde ich noch öfter hören. Nun sitzt Hanne wieder im Wohnzimmer auf der Couch, ganz nah bei Hilde, die tags zuvor schlimm gestürzt ist und seitdem einen Gipsarm hat. Schwach wirkt sie, fast zerbrechlich, sie leidet. Hanne sagt leise Tröstendes und streicht über Hildes kastanienbraun gefärbten Bürstenschopf. Was mir sofort aufgefallen ist: Drei WG-Frauen haben kastanienbraunes Haar und zwei von ihnen knallrot lackierte Fingernägel. Sich schön machen zu wollen, hört in der Demenz nicht automatisch auf, manchmal entsteht dieser Wunsch erst dann.

Das Wohnungsambiente überrascht mich nicht, entspricht es doch dem Geschmack vieler alter Menschen. Wuchtige dunkelbraune Schränke, Vertikos, dicke Polstermöbel, verspielte Deckenleuchten. Jede Generation hat ihre eigenen Vorlieben. 1968 machte es den Studenten nichts aus, in ihren Wohngemeinschaften zwischen Regalen aus Apfelsinenkisten zu leben. Bettgestelle waren verpönt und Gardinen erst recht. Damals verriet die Wanddekoration den unterschiedlichen Geschmack der WG-Mitglieder und niemand nahm daran Anstoß. Nicht anders ist es hier in der Gruppe für Demenzkranke. Im Wohnzimmer eine Landschaft mit Alpen, daneben Abstraktes, daneben ein Blechrelief einer Stadtansicht, Wattenscheid 1890. Im Flur das Poster eines Tigerbabys. In der Wohnküche, wo es mittags Nudelauflauf gab, hängen zwei sepiabraune Ahnenfotos an der Wand, daneben die berühmten Lilien von Vincent van Gogh.

Morgens kann jeder aufstehen, wann er will

Als die Frauen in die WG aufgenommen wurden, gab man ihnen das Versprechen, sie könnten aufstehen und ins Bett gehen, wann sie wollten. Ein neuer Lebensabschnitt hatte begonnen. Keine pflegende Tochter, kein pflegender Ehemann drängte sie mehr, endlich das Bett zu verlassen. Stattdessen ein Stück neugewonnene Freiheit. Wie ist soviel Großzügigkeit möglich? Bringt das für die Mitarbeiter nicht den gesamten Tagesablauf durcheinander? Die Antwort liegt im Personalschlüssel 1 zu 4. Tagsüber sind in der Wohngruppe wenigstens zwei und oft drei Teammitglieder im Einsatz.

Auch nachts ist immer jemand da. Die Mitarbeiter – auch hier handelt es sich meistens um Mitarbeiterinnen – haben die Zeit und die Ruhe, sich auf jede einzelne alte Dame einzustellen. Der Personalschlüssel 1 zu 4 erklärt auch, warum die Gesamtkosten für das Leben in dieser Gemeinschaft nicht geringer sind als in einem Pflegeheim.

Wobei noch nachzutragen ist: Nach relativ kurzer Zeit passen sich alle Neuen dem allgemeinen Zeitrhythmus an. Es wird gemeinsam gegessen. Genauso kennt man es in intakten Familien. Man duzt sich. Offenbar empfinden die Bewohnerinnen ihre Umgebung als Zuhause. Entsprechend wohl fühlen sich die Mitglieder des Pflegeteams. Alle, mit denen ich sprach, sind froh, nicht mehr im Heim arbeiten zu müssen. »Das war doch Fließband-Pflege« sagt Kay, examinierter Altenpflegehelfer. »Da musste ich morgens 8–12 Bewohner waschen, anziehen, et cetera. Hier sind es nur vier und ich habe Zeit für den gemeinsamen Alltag.«

Die Frauen in der Wohngruppe führen ein altersgerechtes normales Leben. Sie helfen im Haushalt mit, da, wo sie es können und möchten. Sie nehmen an Ausflügen teil. Sie zeigen deutlich, was sie ärgert und was sie freut. Es wachsen auch neue Freundschaften. Niemand ist apathisch, weil ihn Medikamente ruhig stellen. Ich hatte das Glück, bei der Übergabe im Pflegeteam dabei zu sein. Dort wurde über jede einzelne der acht Frauen ausführlich gesprochen und ein Protokoll verfasst: wie bislang Pflege und Versorgung waren, die medizinisch notwendigen Extras, die aktuelle Stimmungslage.

Starke Stimmungsschwankungen

Bei Edeltraud hieß es, sie zeige starke Schwankungen. Es wunderte mich nicht, auch ich hatte sie vorher so erlebt. Als sie, über 90 Jahre alt, im Rollstuhl sitzend nach dem Mittagsschlaf ins Wohnzimmer geschoben wird, grüßt sie mit einem freundlichen, ausgesprochen jung klingendem »Hallo«. Auch ihre Augen sind jung, sie hält ausdauernd Blickkontakt. Kay, Anfang 30, kündigt an: »Jetzt hast du mal einen netten jungen Mann im Arm.« Dann hievt er sie langsam und aufmerksam aus dem Rollstuhl, plaziert sie auf einem der Sofas, rückt die Kissen zurecht und fragt: »Sonst noch einen Wunsch?«

»Ja – dich lieben!« Kay hält ihr die Wange hin. Edeltraud haucht ein Küsschen darauf.

Sie trägt ein großgeblümtes Sommerkleid. Ihre Augen schauen immer noch so klar, wie man es sonst nur bei kleinen Kindern kennt. Ich denke, sie fühlt sich wohl, aber das stimmt nicht. Sie hat starke Stimmungsschwankungen, die sich nacheinander in scheinbar zusammenhanglosen Sätzen äußern, ohne, dass sich der nüchterne Tonfall verändert:

»Ich will dieses Leben nicht mehr leben. Etwas einnehmen! Dann bin ich weg!!

Dann: »Ich will rausgehen mit euch«.

Dann: »Manche könnte ich so in die Schnauze hauen!«

Dann: »Ich hatte zwei Hunde und einen großen Garten.«

Unmittelbar danach ist Edeltraud erschöpft. Sie schläft ein. Ihr Kopf rutscht zur Seite, bis er an Mariannes Schulter ruht. Auch Marianne hatte einmal einen Hund, einen weißen Schäferhund – Senta. Mit dem Hund ist sie in die Wohngruppe eingezogen. Er schlief in einem Extrabett neben ihrem Pflegebett. Inzwischen ist er tot, aber sein Bett steht immer noch da, nicht aus Nachlässigkeit, sondern weil es Marianne beruhigt.

Kay hat das Wohnzimmer verlassen und kommt mit vier Aktenordnern in die Sofaecke zurück. Für ihn und Kollegin Marie-Luise, ebenfalls mit ihren Ordnern beschäftigt, nähert sich das Ende der Schicht. Es fehlt nur noch die Pflegedokumentation. Zwischendurch ermuntert die examinierte Altenpflegerin die eine oder andere Bewohnerin, etwas zu trinken.

Edeltraud ist wieder aufgewacht. Ihre Hände bereiten ihr großen Kummer, sie sind ständig zu Fäusten verkrampft. Bis vor kurzem gelang es nicht einmal den Pflegenden, die Fäuste zu öffnen. Ein Physiotherapeut wurde hinzugerufen, der eine Spezialbehandlung vornahm. Altenpflegerin Marie-Luise möchte nun, dass auch Edeltraud etwas Saft trinkt und öffnet Finger für Finger deren Faust, bis die alte Dame selbst den Becher halten kann.

Der Alltag für Hochbetagte ist anstrengend

Nachdem die alten Menschen morgens gewaschen und angezogen wurden, haben sie häufig das Gefühl und sagen es auch, sie hätten »schwer gearbeitet«. Auf eine der Frauen trifft es ganz besonders zu. In einem Pflegeheim würde man sie als Bettlägerige einstufen, und sie würde vermutlich die meisten Stunden allein verbringen müssen. Aber diese alte Dame hält sich den Tag über in der Gemeinschaft auf. Jeden Morgen wird sie mit einem erheblichen Aufwand an Zeit und viel Ideenreichtum – was sich Außenstehende gar nicht vorstellen können – im Wohnzimmer in den bequemsten Sessel gebettet. Auch für sie ist der ganze Vorgang einschließlich Körperpflege, Ankleiden und Frühstück schwere Arbeit. Während des größten Teils der Stunden, die ich mich im Wohnzimmer aufhalte, schläft sie. Ist sie wach, bleibt sie stumm und schaut mit unbewegtem Gesicht vor sich hin. Aber einmal hebt sie den Kopf und strahlt mich plötzlich an. Es ist wunderbar. Als ginge die Sonne auf. Solche Momente sind kostbar, weil sie so rar sind und weil man nicht mit ihnen rechnet.

Etwas habe ich vorher bei der Aufzählung der Wanddekoration vergessen. In einem Bilderrahmen zeugt eine große Fotosammlung von glücklichen Menschen mit Demenz. Die Fotos erzählen von gelungenen Ausflügen: zur Kirmes, in den Zoo, ins Heimatmuseum, auf einen Ponyhof. Volker Hülsewiesche hat mich über die Anstrengungen, die damit verbunden sind, aufgeklärt. »Es gibt immer viele gute Ideen«, sagt er, »aber von zehn Vorschlägen erweisen sich acht als nicht praktikabel.« Ausflüge erfordern eine Betreuung von 1 zu 1, eine exakte Planung und vorher ein genaues Auskundschaften der Wege und Ziele. Sind sie barrierefrei, also für Rollstuhlfahrer geeignet? Sind ausreichend Toiletten und vor allem in nicht allzu großer Entfernung vorhanden? Gibt es garantierte schattige Orte, um auszuruhen? Wie belastend werden diese Stunden für Menschen mit Demenz sein? Was können wir ihnen zumuten? Manchmal hilft nur Ausprobieren, auf die Gefahr hin zu scheitern. Nicht alle Faktoren lassen sich im Vorfeld genau berechnen. Ich erfahre von einer missglückten Unternehmung: ein Zoobesuch mit unvorhersehbarem Massenandrang, was die alten Menschen verwirrte, auch der Lärm, die Unruhe. Auf den Toiletten herrschten Zustände wie in einem überfüllten Flüchtlingslager; die Schüsseln waren verstopft und liefen über.

Aber kürzlich, meint Hülsewiesche, sei ihm wieder eine gute Idee gekommen. Er möchte das Bochumer Planetarium dafür gewinnen, speziell für Menschen mit Demenz in regelmäßigen Abständen schöne Musik unter dem Sternenhimmel anzubieten. Er hat die Bedingungen schon getestet: Die

Musikanlage im Planetarium ist ausgezeichnet, keinerlei Hindernisse bei Toilettengängen, keine Probleme für Rollstühle. Er wird es den Angehörigen und dem Team vorschlagen, und wenn sie zustimmen, wird man gemeinsam überlegen, wie man die Sache angehen und organisieren kann.

Orte des Staunens

Worüber können wir heute noch staunen? Die Raumfahrt stagniert. Der Mauerfall ist lange her, auch der von Christo verpackte Berliner Reichstag. Bleiben noch die Top-Touristenziele: die Cheops Pyramide, der Grand Canyon. Nun ja. Wirklich neu ist das nicht. Man kennt es doch hundertfach aus dem Fernsehen. Der Zauber des ersten Mals, das Staunen, das Ergriffen sein bis hin, dass die Tränen fließen – wo erlebt man das noch?

Doch zum Glück: Orte des Staunens bilden sich immer wieder neu. Es sind solche, die von Utopien getragen werden. Hier hat die Zukunft schon begonnen. Normalerweise denken wir an Wunderwerke der Architektur, der Technologie. Es kann aber auch eine gelebte Utopie sein. Häufig steht ein Guru im Mittelpunkt – wir erinnern uns an Poona –, und je mehr der Tabubruch zum Alltag gehört, umso größer das Interesse der Medien.

Es gibt aber auch Orte des Staunens, die für die Masse der Fernsehzuschauer ungeeignet sind, weil Sensationen oder Skandale fehlen. Selten findet etwas Spektakuläres statt und wenn doch, ist es nicht vorhersehbar, daher für Filmteams ungünstig. Bilder mit starken optischen Reizen sind auch nicht zu erwarten. Stattdessen ein stilles, entspanntes Geschehen, ein eingespieltes menschliches Miteinander, eine Verständigung, die weitgehend ohne Worte auskommt – alles in allem ein gesellschaftliches Biotop, in dem Schnelligkeit, lautes Auftreten und reines Effizienzdenken überhaupt nicht gut ankommen.

Während meiner Recherchen zu einer guten Demenzpflege habe ich einige sehr überzeugende Einrichtungen kennen gelernt. Aber würde man mich fragen, an welchem Ort die Zukunft schon begonnen habe, fiele mir an erster Stelle »Die Sonnweid« ein. Hier in Wetzikon, im Kanton Zürich, werden 150 Bewohner von 240 Beschäftigten, darunter 150 Vollzeitangestellte, umsorgt. Ein Platz im Heim ist begehrt. Auf der Warteliste stehen 200 Namen.

Der »Erfinder« der Sonnweid heißt Michael Schmieder, er stammt aus Offenburg im Schwarzwald. Ein großer Mann von Ende Fünfzig, mit Schnauzbart, väterlicher Ausstrahlung und tiefen Überzeugungen. Er ist gelernter Krankenpfleger und hat seinen Master im Studienfach Ethik gemacht. Er und seine Frau Monika leiten die Einrichtung, die im Besitz eines Privatmannes ist. Den Kanton Zürich bezeichnet Schmieder als ein »Paradies der Langzeitpflege«, damit meint er natürlich die finanziellen Bedingungen, auch die Bereitschaft zu Sponsorenschaft und Spenden.

Ein Heimplatz für 6000 Euro

Für jemanden, der aus Deutschland angereist ist, klingen die mit 6000 Euro bezifferten Heimkosten erst einmal erschlagend. Auf der Webseite liest man: »Die Tarife der Sonnweid sind so gestaltet, dass auch Menschen, die auf staatliche Unterstützung angewiesen sind, in der Sonnweid leben können.« Die Einrichtung finanziert sich zur Hälfte aus staatlichen

Zusatzleistungen. Doch gemessen an den Schweizer Einkommen ist das Heim in Wetzikon nicht teurer als ein vom Standard her vergleichbares Haus in Deutschland, dessen Gesamtkosten im Monat bei 4000 Euro liegen können. Nun sind in der Schweiz die Lebenshaltungskosten erheblich höher als in Deutschland und entsprechend auch die Gehälter. Ein Schweizer Altenpfleger verdient 30 bis 40 Prozent mehr als sein deutscher Kollege.

Die Sonnweid gilt europaweit als eine der besten Einrichtungen für Demenzkranke. Wahrscheinlich ist sie die innovativste. Ständig, und das seit einem Vierteljahrhundert, wird Neues ausprobiert, um das Wohlbefinden der Menschen mit Demenz zu bessern. Lang ist daher die Liste derer, die wegen einer Hospitation anfragen. Auf diesem Weg werden die guten Erfahrungen weitergegeben, und sie tragen Früchte. Das Konzept der sogenannten »Pflegeoase« zum Beispiel, eine gemeinschaftliche Intensivpflegestation, in der sich Bettlägerige einen großen Raum teilen, wurde nach anfänglichen Widerständen auch in Deutschland vielfach übernommen.

Dahinter steht der Gedanke, dass Menschen mit Demenz im weit fortgeschrittenen Stadium nicht mehr allein gelassen werden dürfen. Sie brauchen die ständige Anwesenheit anderer Menschen, vor allem auch die eines Pflegenden, der sie gut kennt – jemand mit hoher Fachkompetenz und zugewandter Aufmerksamkeit. Denn was brauchen Kranke, die sich nicht mehr äußern können? Sie wollen gesehen werden. Sie wollen verstanden werden. Jemand soll erkennen, dass sie unter Schmerzen leiden, dass sie Angst oder kalte Füße haben.

In einer Selbstdarstellung des Hauses heißt es: »Das Betreuungskonzept der Sonnweid in Wetzikon beruht auf dem Gedanken, dass diese Menschen – unabhängig ihres Krankheitsstadiums und ihres Krankheitsverlaufs – ihren eigenen, individuellen Weg gehen können. Aus diesem Anspruch heraus sind 14 verschiedene Wohn- und Lebensmöglichkeiten entstanden.« Die Patienten leben in Wohngemeinschaften, im Heimbereich oder auf der gemeinschaftlichen Oasepflegestation.

In der Ferne die schneebedeckten Alpen

Alle Räumlichkeiten sind großzügig geschnitten und modern möbliert. Keine alte Kinderwiege, kein Herd mit Klappe für Feuerholz, um an frühe Erinnerungen anzuknüpfen. Trotz der großen Räume und Flure, trotz des Verzichts auf Teppiche und Gardinen ist die Akustik frei von Verzerrungen; man wird also in eine gute Schalldämpfung investiert haben. Einem Gemeinschaftsraum schließt sich eine geschlossene Veranda an und der wiederum eine offene Terrasse. Ein überraschend großer Garten bietet einen Rundgang von 1,2 Kilometern. Ein Wasserlauf, ein erhöhter Gartenpavillon, Platz für Haustiere, ein Springbrunnen – alles unauffällig eingezäunt –, dahinter Wiesen und in der Ferne schneebedeckte Alpen.

Mehrere Gebäude, über die Jahre entstanden, sind miteinander verbunden. In den Häusern gibt es keine verschlossenen Türen. Auch bei Regenwetter kann jemand mit starkem Bewegungsdrang große Strecken hinter sich bringen. Doch schon nach kürzester Zeit wird er einen freundlichen, farbenfroh gekleideten Menschen an seiner Seite haben, der ruhig fragt, ob man ihn begleiten dürfe. Die Mitarbeitenden tragen als Arbeitskleidung Polohemden zu langen Hosen in gelb, grün, rot, blau – bunt wie die Ostereier. Und sie sind viele! Man sieht sie überall.

Tagsüber gilt ein Personalschlüssel von 1 zu 3. Als ich einmal in einem Seminar für deutsche Altenpfleger davon erzählte, entstand großes, unüberhörbares Staunen. Es war in der Tat so, als hätte ich paradiesische Zustände beschrieben, von denen man in Deutschland nur träumen könne. Und dann der Satz, den ich so oder ähnlich immer wieder hörte: »Es gibt kein entspanntes Arbeiten in der Langzeitpflege.« Aber ich frage mich: Warum sollten wir das nicht ändern können? Selbst auf den Demenzstationen in Oberösterreich wird im Verhältnis von 1 zu 3 betreut und gepflegt.

Mittagszeit in einem der Gemeinschaftsräume der Sonnweid. Es wimmelt geradezu von bunten Helfern. Sie werden gebraucht für ein Dutzend Menschen, die nicht mehr selbständig essen können. Fast alle werden gleichzeitig umsorgt. Ruhe und Zugewandtheit statt Hektik und Stress. Keine Mitarbeiterin käme auf die Idee, einer alten Dame beim Essen zu helfen und gleichzeitig mit einer Kollegin am Nachbartisch zu plaudern. Am meisten überrascht mich die entspannte Atmosphäre. Der Umgang der Pflegenden untereinander, der Umgang der Pflegenden mit den Kranken. Keine flüchtigen, gedankenlosen Kontakte, kein »Hallo, geht's guat?« und dann weitereilen. Überhaupt keine Eile. Stattdessen – fast durchgängig – eine Aufmerksamkeit, wie man sie Kleinkindern schenken sollte, damit sie sich geborgen fühlen. Hektik und Stress würden der ethischen Grundhaltung widersprechen, die von allen Beschäftigten mitgetragen wird.

Ethik als Pflichtfach

Ein wichtiger Bestandteil der hausinternen Fortbildung, eine Pflichtveranstaltung für jeden, egal ob Fachkraft oder Helfer, ist Ethik. Jede Abteilung hat einen Ethikbeauftragten, der sich von Mitarbeitern, die sich einer Sache nicht sicher sind, gern ansprechen lässt. Das schafft eine Kultur der Offenheit und der Bereitschaft, grenzwertige Situationen zu reflektieren. Führt das Gespräch zu keinem Ergebnis, wird sich die Ethikkommission des Heims mit dem Fall befassen. Das dreiköpfige Gremium trifft fast täglich zusammen.

Der Geist der Sonnweid zeigt sich in unzähligen kleinen Vorgängen des Miteinanders, genauso wie in Entscheidungen von großer Tragweite. So wurden mit dem dritten Erweiterungsbau keine neuen Heimplätze geschaffen, sondern mehr Platz für die Bewohner. Keine Treppen mehr, sondern eine Rampe zwischen den drei Stockwerken. Aber nicht nur Platz ist reichlich vorhanden, auch für mehr Helligkeit wurde dank großer Fenster und Oberlichter gesorgt. Dazu kommt sogenanntes Vollspektrumlicht, das dem natürlichen Licht in seinen tageszeitlichen Veränderungen entspricht. Es hilft, Schlafstörungen und Depressionen zu mildern.

Leiter Michael Schmieder führt mich durchs Haus. »Wir arbeiten nach dem Normalitätsprinzip«, sagt er. »Wir schränken nicht ein. Wir verschließen die Türen nicht. Wer gern lange schläft, soll das tun. Im Grunde ist es Anarchie: Jeder hat seine eigenen Regeln und trotzdem funktioniert es.« Er erzählt von einer Frau, die gern Pflanzenkübel herumträgt und neue Standorte für sie aussucht. Am Tag darauf erfahre ich von den Vorlieben einer anderen Frau. Tagsüber legt sie sich gern in fremde Betten. Zur Essenszeit wird nach Frau Klein* gesucht, es wird im ganzen Haus herumtelefoniert, solange, bis sie gefunden ist. Manchmal gibt es Ärger mit dem eigentlichen Besitzer des Bettes, weil sie inkontinent war. Ihn muss man dann beruhigen und den Schaden beheben. Alles kein Grund, Frau Kleins Ausflüge zu unterbinden.

In »Perspektiven«, einem periodisch erscheinenden News-letter der Sonnweid, schreibt die Pflegedienstleiterin He-lene Grob, warum man in ihrem Haus nichts davon hält, Be-wohner festzubinden. Sie beginnt mit drei unbequemen Fragen: »Ist es wirklich unsere Pflicht, die uns anvertrauten Menschen durch bewegungseinschränkende Maßnahmen zu schützen? Oder wollen wir einfach unsere Ruhe haben? Warum schützen wir jemanden, der sich vielleicht nicht schützen lassen will?« Als Gründe für Fixationen werden meist Unruhe und Sturzgefährdung oder der Schutz anderer Personen genannt. Doch Helene Grob setzt dem entgegen, man wisse, dass Einschränkungen zu noch auffälligerem Ver-halten und zu schwereren Verletzungen führen könnten. Die Sturzgefährdung steige bei Bewegungseinschränkung stetig. Deshalb seien diese Maßnahmen kaum die richtige Lösung.[47]

Wenn Heimbewohner sich verlieben

Kein Bewohner wird daran gehindert, das zu tun, was ihm Freude macht, Sex eingeschlossen. Wenn zwei Menschen ein Paar werden, haben sie die Unterstützung des Mitarbeiter-teams. Aber auch Ehepartner brauchen in diesem Fall ein-fühlsamen Beistand, denn drastischer kann nicht gezeigt wer-den, dass die langen Jahre einer Ehe bei dem Demenzkranken ausgelöscht sind.

In der Schweizer Einrichtung herrscht der Grundsatz, in der Pflege müsse man sein Verhalten an das der Bewohner anpassen und nicht umgekehrt, denn die Menschen mit De-menz könnten es nicht. Bei Patienten, die ständig schreien, die zu Gewaltausbrüchen neigen oder den eigenen Kot ver-schmieren, geht es darum, die Gründe für sogenanntes »herausforderndes Verhalten« herauszufinden und bessere Bedingungen für den jeweiligen Kranken herzustellen. Ist dies nicht möglich, besteht die Aufgabe des Pflegeteams darin, gut abgesprochene Strategien des Beruhigens zu entwickeln. Gelegentlich wird ein Patient mit einem Sedativum behandelt, möglichst vorübergehend, möglichst niedrig dosiert. Das Verschmieren von Kot, sagt Michael Schmieder, sei in erster Linie ein Zeichen für Unterforderung – Langeweile – oder Überforderung. Er glaubt, insgesamt seien die Bewohner der Sonnweid schon deshalb ruhiger als anderswo, weil sie sich nicht eingesperrt fühlten. »Es gibt auch nur selten Nachtaktive«, fügt er hinzu. Woher das kommt? »Sie sind abends müde.«

Das Wertschätzen der Menschen mit Demenz zeigt sich bei Schmieder durchgängig, auch in Entscheidungen, die andernorts Pflegende fassungslos machen: zum Beispiel der Verzicht auf Rollstühle und Rollatoren. Selbst bei schwerer Gehbehinderung sollen in der Sonnweid die Kranken nicht aufhören, ihre Beine zu bewegen. Jederzeit stehen Mitarbeiter bereit, um ihnen zu helfen, denn in diesem Haus ist man davon überzeugt: Durch mehr Bewegung tun die Kranken ihrem Körper und ihrer seelischen Verfassung etwas Gutes. Auch ihr Schlaf verbessert sich.

Die Teams haben jene Menschen, die sich ohne Hilfe nicht mehr aus dem Sessel erheben können, genau im Blick. Wer sich länger als eine halbe Stunde an einem Ort aufhält, wird gefragt, ob er Lust habe, sich woanders hinzusetzen. Da ist die alte Dame, die sich den ganzen Tag mit Puppen beschäftigt. Eine Weile habe ich sie beobachtet, wie sie eine große Negerpuppe ankleidet und dann auszieht, immer wieder. Sie ist vollkommen vertieft. Ein Pfleger fragt, ob sie vielleicht den Platz wechseln wolle. Sie schüttelt den Kopf, als wolle sie sagen: Ich bin beschäftigt, merkst du das nicht … Aber eine Viertelstunde später ist sie zu einem Umzug bereit. Eine Mitarbeiterin kommt hinzu, sie massiert der alten Dame die Beine, damit sie diese wieder spürt. Dann wird die Bewohnerin von zwei Seiten gestützt, und sie bewegt sich vorwärts, ganz langsam, Schritt für Schritt. Der Pfleger hält derweil wie ein liebender Vater die Negerpuppe im Arm.

Die Umkehrung dessen, was in Altenheimen üblich war und heute teilweise noch ist, macht den Weg frei zu einer menschenwürdigen Pflege und Betreuung: Nicht die Bewohner passen sich dem Arbeitsablauf des Personals an, sondern die Mitarbeiter passen sich den Bedürfnissen der Bewohner an. Niemand wird in der Sonnweid gedrängt, das zu tun, was ihm nicht entspricht. Geregelte Mahlzeiten sind nicht jedermanns Sache. Es gibt Menschen, die essen lieber dann und wann; andere haben immer Hunger. Daher stehen im Flur in regelmäßigen Abständen große Teller mit Appetit anregenden Häppchen und aufgeschnittenem Obst bereit, immer frisch und hübsch angeordnet. Es ist eben für alles und jeden gesorgt.

Die kleinen Glücksmomente

In den Pflegeteams nimmt man sich die Zeit, die Bedürfnisse jedes einzelnen Kranken zu erfassen. Wer braucht Hilfe? Wem kann ich etwas Gutes tun? Wie wäre es mit einer kleinen Aufmunterung? Worüber würde sich der alte Herr jetzt freuen? So sieht die Begleitung von Menschen mit Demenz in der Sonnweid aus: Verwöhnen, Wellness, kleine Glücksmomente schaffen.

*

Zum Nachmittagskaffee gibt es diesmal keinen Kuchen, sondern Eis am Stiel. Eine große Portion Vanilleeis eingehüllt in Schokolade. Kann das gut gehen? Wird man den Bewohnern Lätzchen umbinden? Pardon, in Alteneinrichtungen gibt es dafür den Begriff »Wäscheschutz«. Aber egal, wie man das Ding bezeichnet, es sieht an alten Menschen würdelos aus. Darum wird hier darauf verzichtet. Stattdessen wird genau geschaut, wer in der Lage ist, sein Eis am Stiel problemlos zu lutschen und wer Unterstützung braucht: die Hand bis zum Mund führen und wieder zurück, so lange, bis das Eis verzehrt ist. Manchmal wird es auch in eine Dessertschale getan und mit einem Löffel gereicht. – Es tut gut zu sehen, dass nicht nur das Eislutschen die alten Menschen glücklich macht, sondern auch die Helferinnen und Helfer, die es ermöglicht haben.

*

Langsam bewegt sich eine kleine Gruppe eine Rampe hinunter. Sie wirkt wie eine verschworene Gemeinschaft. Offenbar hat man gerade zusammen etwas Schönes erlebt. Sport oder gar Tanzen? Oder Malen? Musik? Man hält sich zu zweit an erhobenen Händen. Die Anführerin singt: *»Oh wie so trügerisch sind Weiberherzen.«*

*

Im Flur steht eine Schachtel mit der Aufschrift »Männerkasten«. Darin liegen eine Straßenkarte, Autoschlüssel und Lederhandschuhe, an den Knöcheln ausgeschnitten, wie man sie früher am Lenkrad trug. Heimleiter Schmieder stellt fest: »Da fehlt ein Playboy.« Eine Mitarbeiterin, die gerade vorbeikommt, erhält den Auftrag, die Zeitschrift zu kaufen und sich das Geld gegen Quittung wiedergeben zu lassen. »Ist das Ihr Ernst?« frage ich. Schmieder nickt. »Natürlich. Es sind doch Männer, keine Neutren.«

*

Viele Menschen mit Demenz haben wenig Appetit. Die Freude am Essen schwindet. Als Gegenmaßnahme wurde der Schlaraffenlandwagen erfunden. Er zieht einmal im Monat durch das Heim und bringt ausgewählte Köstlichkeiten aus der Küche zu den Bewohnern. Es geht, wie es in einer Ankündigung heißt, ausschließlich ums Genießen, Stimulation der Sinne und einen Augenblick der Freude für alle.

*

Es gibt in diesem Heim einen Raum der Stille. Er ist recht dunkel und hat runde Wände. Einzelne Vitrinen sind beleuchtet. Dort stehen Figurengruppen – kleine Prozessionen, die sich scheinbar vorwärts bewegen. Die Tonfiguren sind etwa 20 cm hoch, abstrakt gestaltet und voller Leben. Es handelt sich um Werke von Bewohnern. Sie entstanden kurz nach dem Einzug. Denn jeder Neuankömmling wird dazu angeleitet, aus je zwei leicht biegsamen Stäben zwei Figuren zu formen. Nach seinem Tod wird eine der Familie übergeben, die zweite bleibt in der Sonnweid.

*

Bernanda Stocker gehört zur Pflegedienstleitung. Wir sind verabredet. Ich sehe sie die Rampe hochkommen, eine schlanke, elegante Frau in einem Jackenkleid mit dezenten Punkten. Ein älterer Mann folgt ihr. Ich bin mir unsicher, ob er ein Patient ist. Doch, stimmt. Verständlich, dass er gern sich gern in Frau Stockers Nähe aufhält. Gemeinsam steuern wir auf einen Tisch zu, und ich denke, sie wird den Mann nun freundlich bitten, uns allein zu lassen. Tut sie nicht, sondern fordert ihn auf, sich zu uns zu setzen. Erst irritiert mich seine stumme Anwesenheit, dann denke ich: Warum denn nicht?

*

Eine improvisierte Küche im Flur. Ein Tisch mit Stühlen. Es werden Magdalenas gebacken. Erschienen ist Fiorentine. Eine Frau mit Charme, schwarzen Locken, weißer Rüschenbluse, dunklem Rock, Pumps. Sie hat alles mitgebracht. Zutaten, Schüssel, Rührlöffel, ein Sieb für das Mehl, zwei Backformen. Aus einem einfachen tragbaren CD Player erklingt leise Tango-Musik. Es kommen immer mehr Bewohner. Fiorentine lässt sie an der Vanille riechen, den Teig kosten, verwickelt sie in kleine Gespräche; es geht um den Wohnort, um die Vorliebe für Kuchen und Lieder. Fiorentine stimmt *Am Brunnen vor dem Tore* an, manche singen mit. Eine Frau rührt den Teig, eine andere schnappt sich das Mehlsieb und läuft davon. Egal, inzwischen ist der Teig fertig und wird in die Formen gefüllt. Der Backofen steht in einem Raum nebenan, dessen Tür bleibt offen, damit der Kuchenduft in den Flur zieht. Zeit für ein Gedicht: *Herr Ribbeck auf Ribbeck im Havelland.* Dann ändert sich die Musik, diesmal stammt sie aus einem Musical, *Oh What a Beautiful Mornin'.*

Eine Begegnung wie ein Tanz

Kleine Glücksmomente. Der Duft von Vanille, ein bisschen Plaudern, ein amerikanischer Evergreen, ein klassisches Gedicht, ein altes Volkslied, das Kosten von frisch gebackenem Kuchen. Eine empathische Frau erspürt, was einzelne Menschen gerade brauchen und geht ein Stück mit. Es wird einfach nur für eine Stunde der Alltag beiseite geschoben. Jede Begegnung so leicht, wie ein Tanz. – Sie meinen es ernst in diesem Haus mit dem Umgang auf Augenhöhe. Hier wird nicht manipuliert, es werden Angebote gemacht. Niemand wird geschoben, es wird getanzt. Niemand wird bedrängt, es wird geflirtet.

Ich bin mit Bernanda Stocker zu einem weiteren Gespräch verabredet, diesmal in ihrem Büro. Sie ist noch im Haus unterwegs. Schließlich kommt sie, ein wenig verspätet, und nennt mir auch den Grund: Es habe sich ein zufälliges Wiedersehen ergeben, mit einer sehr betagten Bewohnerin und deren Tochter. Wichtiger als Pünktlichkeit sei ihr gewesen, die beiden ein Stück durch das Haus zu begleiten und dabei die alte Dame beim Gehen zu unterstützen. Sie lächelt und sagt: »Drei Menschen haben etwas Schönes erlebt. Das sind die kleinen Glücksmomente. Danach macht auch die Arbeit am Schreibtisch wieder mehr Spaß.«

In der Demenzpflege sind die Auffassungen darüber, was Menschen hilft und was ihnen schaden könnte, teilweise sehr konträr. In der Sonnweid gibt es nur Zweibettzimmer. Das zu akzeptieren ist für Angehörige zunächst nicht leicht. Aber aus der Hürde ergibt sich ein Anlass, sich mit dem besonderen Konzept des Hauses auseinanderzusetzen. Hier ist man davon überzeugt: Es beruhigt Menschen mit Demenz, wenn sie andere in ihrer Nähe wissen. Dagegen der Trend in Deutschland: Laut Gesetz muss es bis 2018 in Altenheimen 80 Prozent Einbettzimmer geben, Zweibettzimmer gelten als unzumutbar.

Michael Schmieder ist ein entschiedener Gegner von Scheinwelten in Demenzeinrichtungen. Vielerorts schwört man darauf mit der Begründung, es erhöhe das Wohlbefinden der Kranken: die Simulation eines Zugabteils, eine Bushaltestelle, an der nie ein Bus hält, die aber der Sehnsucht Rechnung trägt, »nach Hause« zu wollen. Manche Einrichtungen sind Dörfern nachgebildet, sogenannte »Demenzdörfer«, wo die Bewohner glauben, einen Supermarkt zu betreten, der in Wahrheit nur vorgetäuscht ist. An der Kasse steht eine Betreuungskraft, die so tut, als ob hier ein Einkauf stattfindet. Schmieder dagegen glaubt, es gehe immer nur darum, einen Kranken »betreubarer« zu machen. In den »Perspektiven« schreibt er: »Partnerschaftliche Beziehung ist unmöglich, wenn wir Täuschung bewusst einsetzen – wissend, dass der Kranke sie nicht durchschauen kann. Wir missbrauchen seine Inkompetenz. Auf wen soll der Kranke sich denn verlassen können, wenn nicht auf uns?«[48]

Biografiearbeit und die falschen Schlüsse

Am meisten hat mich Michael Schmieders Haltung zur Biografiearbeit überrascht. Er hält wenig davon. »Möchten Sie wirklich an alles in Ihrem Leben erinnert werden?« Seine Frage macht mich sprachlos. Nie habe ich etwas anderes gehört, als dieses: Es handele sich um eine Suche nach Ressourcen, die Menschen mit Demenz hilft, solange wie möglich Reste ihrer alten Persönlichkeit zu bewahren. Es sei sinnvoll, biografische Daten mit den wichtigsten Lebensereignissen zu sammeln, um einen Heimbewohner besser erfassen zu können. Dass man daraus auch genau die falschen Schlüsse ziehen kann, war mir bekannt.

Schmieder sagt: »Das, was einem Menschen aus seiner Vergangenheit immer noch wichtig ist, erfahren wir auch so – im täglichen Umgang.« Und er gibt zu bedenken: »Was macht man, wenn eine Lebensgeschichte eine dunkle Seite hat?« Er erzählt von einem ausländischen Bewohner, der in jungen Jahren aktiver Unterstützer einer Folter-Diktatur gewesen war, genau genommen gehörte er dem Geheimdienst an. Als alter Mann mit Demenz war er einfach nur liebenswert und sanftmütig. »Was wäre der Gewinn, würden wir die Vorgeschichte im Pflegeteam bekannt machen?«

Aber historisches Grundwissen sei wichtig, fügt er hinzu. Es gebe Informationsmappen, jeweils zur Geschichte der Schweiz, Österreichs, der Bundesrepublik und der DDR im 20. Jahrhundert. Die Mitarbeiter müssten wissen, dass es in West-Deutschland die 1968-Bewegung gab und in der DDR die Stasi.

Während meines Aufenthalts wurde in unmittelbarer Nähe für eine Flugschau geprobt. Ein seltenes Ereignis spielte sich vor den Fenstern ab. Die Maschinen donnerten im Formationsflug herbei und verschwanden wieder – um kurz darauf erneut ihre Runde zu drehen. Der Krach war ungeheuerlich. In einem Altenheim im Ruhrgebiet, wo bereits Silvesterraketen Probleme schaffen, hätte der Höllenlärm der Flieger lautes Schreien ausgelöst. Viele Menschen mit Demenz wären kaum noch zu beruhigen gewesen. So mancher Kranke hätte unter dem Tisch Deckung gesucht. In der Schweiz dagegen reagierten die Heimbewohner überhaupt nicht darauf, sie schienen die Flieger nicht einmal zur Kenntnis zu nehmen. So ist das in einem Land, das keinen Luftkrieg kennt.

Die Freiheit eines Heimleiters

Vor 25 Jahren hat Michael Schmieder mit seinem Konzept den Eigentümer der Sonnweid überzeugt; seitdem arbeiten sie Hand in Hand. Finanzierungsbedarf wird im direkten Gespräch mit dem Mann geklärt, der über das Geld verfügt. Was für eine Freiheit! Auch davon kann man in Deutschland nur träumen: eine flache Hierarchie, kleine Dienstwege als Grundvoraussetzung für das Ausprobieren neuer Ideen. In der Schweiz sind solche Strukturen nicht ungewöhnlich. Die meisten Altenheime gehören den Kommunen. Bürger fühlen sich mit »ihrem Heim« verbunden. Sie wissen, es könnte auch *ihre* letzte Heimat sein. Der dafür zuständige Verantwortliche ist ihnen bekannt und wird bei Missständen direkt angesprochen.

Ganz anders ist es in Deutschland, wo die Langzeitpflege im Wesentlichen von den großen Wohlfahrtsverbänden wie Caritas, Diakonie oder Arbeiterwohlfahrt getragen wird. Diese Institutionen sind über 100 Jahre alt. Sie wurden geschaffen, als im Zuge der Industrialisierung nicht mehr im eigenen Zuhause oder in der Nachbarschaft gearbeitet wurde. Hilfsbedürftige Menschen, nicht nur Alte, auch Kranke, konnten nicht mehr in den Familien versorgt werden. Ursprünglich waren es also die Wohlfahrtsverbände, die in der Gesellschaft humanere Bedingungen herstellten. Heute erweisen sich ihre Strukturen vielfach als hemmend.

Wie in allen großen Institutionen, die in die Jahre gekommen sind, stemmt sich – fast immer siegreich – Beharrungsvermögen gegen Innovation. Die Folge ist ein ungeheurer Kräfteverschleiß bei jenen, die an der Basis arbeiten und genau wissen, welche Verbesserungen dringend erforderlich wären. Eine Altenheimleitung muss Neuerungen ab einer bestimmten Größenordnung mit Geschäftsführern im Verband aushandeln. Diese kennen sich in der Demenzpflege nicht aus. Es sind auch nicht die Pflegenden, die in Kostenverhandlungen den Vertretern der Kassen gegenübersitzen, sondern Spitzenkräfte der Verbände.

Nicht nur bei Beschäftigten in der stationären Langzeitpflege, auch bei Angehörigen von Demenzkranken erzeugen die Strukturen der Wohlfahrtsverbände wie auch die großer privater Heimkonzerne vielfach Frust und Ohnmachtsgefühle. Man sucht nach Alternativen, denn man will sich nicht länger mit einer prekären Personalsituation abfinden. Das ist der Grund für das schnelle Wachstum der ambulanten Wohngruppen, wo letztlich die Angehörigen das Sagen haben.

ZEHNTES KAPITEL

WIR ALLE KÖNNEN ETWAS TUN

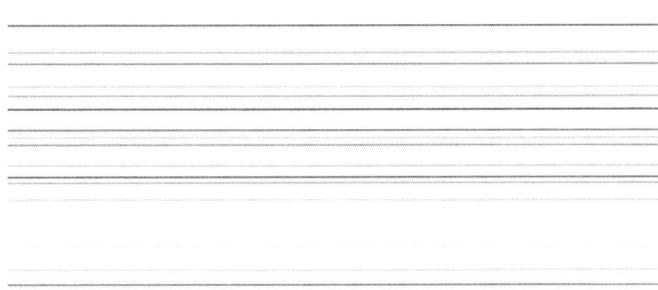

Eine peinliche Situation

Es sind unsere Nachbarn, ehemalige Arbeitskollegen, Bekannte aus der Jugendzeit. Man kennt sie schon ewig, hatte aber nie viel miteinander zu tun. Und dann eine zufällige Begegnung auf der Straße. Das soll der Klaus sein! Der Lauteste von allen, der mit dem losen Mundwerk. Und nun dies. Unscheinbar ist er geworden, so hilflos, mit unsicheren Schritten. Lässt sich von seiner Frau an der Hand führen … Was jetzt? Man kann doch nicht sagen: »Hallo Klaus, lange nicht gesehen, wie gehts.« Die Straßenseite wechseln? Zu spät. Am besten, man tut so, als wäre nichts. »Na ihr beiden. Schöner Abend, da muss man vor die Tür gehen, oder? – Tut mir leid, muss mich beeilen, der Supermarkt macht gleich zu … «

Peinliche Situation. Später schämt man sich. Das war nicht in Ordnung so zu reagieren. Aber wie sonst? Ist es nicht normal, dass man einen Mordsschreck kriegt, wenn jemand so rapide abbaut? Soll man seine Frau anrufen? Schwer zu sagen, man kennt sie ja kaum.

Menschen mit Demenz sind mitten unter uns. Wenn jemand sich auffällig verhält, wenn er im Park alle und jeden anspricht, nicht mehr merkt, wann es genug ist und damit sein Gegenüber in Verlegenheit bringt, wenn er vielleicht etwas Anzügliches sagt oder der Fall eintritt, dass er plötzlich die Hose runterzieht – dann braucht er an seiner Seite eine Ehefrau mit gutem Selbstbewusstsein. Andernfalls wird sie die täglichen Runden durch den Park streichen, weil sie Reaktionen befürchtet, denen sie sich nicht gewachsen fühlt.

Zum Glück lässt sich dank guter Beratung und Selbsthilfegruppen mit der Zeit eine Haltung erwerben, die zu einem halbwegs normalen sozialen Leben mit einem altersverwirrten Familienmitglied führt. In Beratungsstellen weiß man aber auch: Angehörige holen sich meistens erst dann Hilfe, wenn sich die Erkrankung nicht mehr verbergen lässt oder die Familie auseinanderzubrechen droht.

Die Medien haben das Thema Demenz aus der Tabuzone herausgeholt. Was noch fehlt, ist ein Allgemeinwissen darüber, wie man im Alltag damit umgehen soll, als Nachbar zum Beispiel. Man fühlt sich hilflos, wenn man weiß: Da ist jemand nebenan, der das Haus nicht mehr verlässt, weil es für seine Frau zu viel Stress bedeutet. Man fühlt sich unbehaglich, wenn man ihr auf der Straße begegnet. Angehörigen bliebe viel erspart, lebten sie in einem Umfeld, das sich klargemacht hat: Alzheimer und andere Demenzerkrankungen sind Teil des Alterns. Entweder werden wir selbst betroffen sein oder jemand aus der Familie. Menschen mit Demenz zu erkennen und ihnen unbefangen zu begegnen, wird daher unvermeidlich Teil unserer gesellschaftlichen Umgangskultur werden.

»Wir sind Nachbarn«

Der Weg dahin heißt Aufklärung der Bürgerschaft, und vielerorts wurde schon eine gute Strecke zurückgelegt. »Man muss ja nur ins Internet schauen«, sagt Gabriele Beck hinsichtlich der unzähligen Initiativen und Projekte. »Demenzkampagnen gibt es inzwischen zu Hunderten.« Sie lebt in einer Stadt, die sich heute ohne Übertreibung eine »demenzfreundliche Kommune« nennen darf. In Ostfildern bei Stuttgart waren sie eine der ersten in Deutschland, die im Jahr 2007 eine groß angelegte Aufklärungsoffensive starteten, unter der Überschrift »Wir sind Nachbarn«.

Federführend war die »Leitstelle für Ältere«,[49] mit Gabriele Beck an der Spitze, eine begabte – um nicht zu sagen begnadete – Netzwerkerin. Frauen wie sie habe ich während meiner Recherchen immer wieder getroffen. Ihre besonderen Merkmale: viel Lebenserfahrung, gut im Kontakt mit ihrem Gegenüber, klare Kommunikation, ansteckende Begeisterungsfähigkeit.

Was braucht es, damit sich in einer Stadt ein demenzfreundliches Klima entwickelt? Zunächst einmal nicht mehr als ein halbes Dutzend engagierter Menschen, darunter die Person, die vor Ort am meisten zu sagen hat, in diesem Fall Oberbürgermeister Christof Bolay. Seine Haltung: »Wenn wir heute als Kommune familienfreundlich sein wollen, dann müssen wir auch demenzfreundlich sein. Und das braucht politischen Rückhalt.«[50] Dass man in Ostfildern der Zukunft viel Gutes zutraut, drückt sich unübersehbar in der Architektur des neuen Stadthauses aus. Ein futuristisches Design, außen wie innen, obwohl dort nichts anderes als die überall üblichen Schaltstellen, Servicebüros, Kultureinrichtungen und Veranstaltungsräume untergebracht sind.

Ostfildern mit seinen 37000 Einwohnern ist eine Kunststadt, sie ist aus fünf kleinen Gemeinden entstanden – jede hat heute noch ihr Zentrum und Eigenleben, mit rund 200 tragfähigen Vereinen. Daraus ergibt sich eine gute Infrastruktur für stadtteilbezogene Altenarbeit. Diese wurde schon früh entwickelt, weshalb sich Gabriele Beck eine Veteranin nennt. Sie arbeitete schon mit dem früheren Oberbürgermeister zusammen, der bereits vor einem Vierteljahrhundert die Aussagen zur demographischen Entwicklung ernstnahm und eine gezielte Altenhilfeplanung aufbaute. Der Zeitpunkt war günstig, es gab noch Geld in den öffentlichen Kassen. Für eine gute Idee fand sich auch eine Finanzierung. Zudem hatte man in Ostfildern das große Glück, mit der Erich und Liselotte Gradmann-Stiftung eine Förderin in der Stadt zu haben, die kluge, innovative Konzepte und Projekte, insbesondere im Schwerpunkt Demenz, bereit war zu unterstützen.

Vernetzung der Altenhilfe

Mitten in die Zentren der Stadtteile wurden Treffpunkte sowie Wohnanlagen für Ältere gebaut und damit Wohnnachbarschaften geschaffen. Auch gelang es, alle Anbieter der Altenhilfe, die bis dahin mehr oder weniger nebeneinander gearbeitet hatten, gut zu vernetzen. Dafür wurde die »Leitstelle für Ältere« eingerichtet, eine neutrale Instanz, mitfinanziert von der Gradmannstiftung. »Die Leitstelle ist ein Dienst für die Dienste«, erklärt Gabriele Beck. »Es ging darum, Netzwissen herzustellen: Wer tut was – alle Dienste sollten wechselseitig ihre Angebote kennen. Wir wollten gute Übergänge schaffen, zum Beispiel von der stationären Versorgung hin zu ambulanten Netzwerken, immer unter Einbindung von bürgerschaftlichem Engagement.« Das ist gelungen. Die unterstützende Arbeitsgemeinschaft hatte zu Beginn nur 8 Mitglieder, heute sind es 40, die sich in regelmäßigen Abständen treffen.

Gabriele Becks Arbeit besteht neben Netzwerken in Projektentwicklung. In ihrer Leitstelle liefen alle Fäden für die Demenzkampagne »Wir sind Nachbarn« zusammen. Dies hat – rückblickend lässt es sich gut erkennen – die Umgangskultur in der Stadt verändert. Viele Bürger haben eine neue Achtsamkeit erworben. Und das Beispiel machte Schule. Andere Kommunen wurden durch die Impulse aus dem Schwabenland ermutigt, einen ähnlichen Weg zu gehen oder doch zumindest eine Wegstrecke. Eine der Schaltstellen ist die »Aktion Demenz«, unterstützt von der Robert Bosch Stiftung.

Laut Selbstbeschreibung handelt es sich um eine deutschlandweite bürgerliche Initiative, mit dem Ziel, »Mitbürgerinnen und Mitbürger dafür zu gewinnen, sich für Wohlergehen und gesellschaftliche Teilnahme von Menschen mit Demenz und ihrer Begleiter zu engagieren.«[51]

In Ostfildern lockte man die Bürger mit 30 Veranstaltungen: Informationsabende, Konzerte, Lesungen, Filmvorführungen, Ausstellungen. Das Außergewöhnliche war, dass die ganze Stadtverwaltung sich aufgerufen fühlte, sich an der Kampagne zu beteiligen: ganz vorn die kommunale Altenhilfe mit ihrer Beratungsstelle für Ältere und der Tagespflege. Mit im Boot waren Stadtbücherei und Volkshochschule, wie auch die Musikschule und das Jugendzentrum bis hin zur städtischen Galerie – sie alle haben sich mit eigenen Veranstaltungen für ein »besseres Leben mit Demenz«, wie sie es nannten, eingesetzt. Die Qualität dessen, was geboten wurde, vor allem auch das Klima der Offenheit, sprach sich dank Mithilfe der Medien unter den Bürgern herum. Nach und nach überwog bei vielen Zögerlichen die Neugier, mit dem Ergebnis, dass manche Veranstaltungen wiederholt werden mussten. Man zählte mehr als 2000 Besucher innerhalb von acht Monaten.

»No risk no fun«

Als Spitzenereignis erwies sich eine Veranstaltung des Oberbürgermeisters mit Talk und Festessen im Stadthaussaal. Die Einladung richtete sich an Bürger in der Stadt, verbunden mit der »Auflage« – ganz im Sinn des Kampagnentitels – anstelle ihres Partners oder der Freundin einen Nachbarn mitzubringen. Niemand wusste, wie die Reaktion sein würde. Doch drei Tage nach Bekanntmachen der Einladung waren alle 140 Plätze ausgebucht. Wer Freude ernten will, muss etwas riskieren. »No risk no fun«, sagen die Amerikaner.

»Wir sind Nachbarn – dieser Spruch verfolgt uns auf wunderbare Weise«, stellt Gabriele Beck dankbar fest. Die greifbarsten Auswirkungen der Kampagne, die wissenschaftlich begleitet und evaluiert wurde, sind in regelmäßigen Abständen stattfindende Veranstaltungen: Gottesdienste für Menschen mit und *ohne* Demenz, Bewegungsangebote für Alzheimerkranke beim Sportverein, Betreuungsnachmittage in der Diakoniestation, und ein Vormittag der Operettenmusik. »Wunschkonzert« nennt sich der Kulturevent, zu dem der Oberbürgermeister persönlich einmal im Jahr einlädt. Partner ist die Yehudi Menuhin Stiftung. Gabriele Becks Begrüßungsworte enthalten immer die gleiche Botschaft: Hier darf sich jeder von der Musik verführen lassen. Man darf mitsingen, mitsummen, klatschen, und wer das Bedürfnis hat aufzustehen, der kann dies hier ohne größeres Aufhebens tun. »Das bedeutet weniger Stress für die Angehörigen«, erläutert sie mir. »Einmal hat ein Mann leise und doch hörbar mitgepfiffen, so ergriffen war er von der Musik. Das war für alle in Ordnung.« Sie stellt sich vor, dass selbst Konzertstar Yehudi Menuhin, würde er heute noch leben, seine Freude daran hätte. »Der große Violinist hat ja gesagt: Musik heilt, Musik tröstet, Musik macht Freude, darum muss man sie zu jenen Menschen bringen, die nicht mehr zur Musik hingehen können.«

Als Veranstaltungen von hohem Aufklärungswert erwiesen sich die je dreistündigen »1. Hilfe-Kurse-Demenz« für Sportvereine, Firmen- und Ladeninhaber sowie für die Polizei. 40 Beamte nahmen an den Kursen teil, die Hälfte von ihnen, obwohl sie ihren freien Tag hatten. Polizisten treffen besonders häufig auf verwirrte Personen, und sie sind besonders geeignet, diese zu beruhigen. Zum Beispiel so: Eine alte Frau glaubt, ein Eindringling sei in ihrer Wohnung, und ein Polizist kommt zu ihr. Allein die Uniform und die Tatsache, dass der Beamte ihr seine ungeteilte Aufmerksamkeit schenkt, reichen aus, um die alte Dame wieder zu beruhigen. Er schaut sich gründlich um und sagt dann: »Es ist niemand mehr da! Jetzt ist alles in Ordnung! Gut, dass Sie mich gerufen haben – man muss ja heutzutage so aufpassen!« Ihr zu sagen, sie bilde sich alles nur ein, wäre keine Lösung des Problems gewesen. Die alte Dame hätte wahrscheinlich immer wieder bei der Polizei angerufen …

Eine Kampagne findet Nachahmer

In allen Berufen mit Publikumsverkehr verschafft Wissen über den Umgang mit Menschen mit Demenz Erleichterung. Im schwäbischen Esslingen am Neckar, wo man mit der »Demenz-Offensive 2010« die guten Erfahrungen von Ostfildern aufgriff, wird in der Beratung gern die Geschichte einer Kaufhauskundin erzählt, die fast täglich eine Handtasche erwarb. Deren Tochter bat darum, der Mutter nichts mehr zu verkaufen. Doch ihr wurde gesagt: »Das machen wir anders. Sie bringen alle Handtaschen am Monatsende zu uns, und wir geben Ihnen das Geld zurück.«

Das größte Projekt, das sich aus »Wir sind Nachbarn« entwickelt hat, ist das »Nachbarschaftshaus«, das durch die Gradmann-Stiftung ermöglicht und 2012 eröffnet wurde. Es ist mit seinen unterschiedlichen Betreuungs- und Versorgungsangeboten ein Lebens- und Wohnort für Menschen mit Demenz geworden und gilt als Modell für einen völlig unbefangenen Umgang mit der Krankheit. Hier hat auch die »Leit-stelle für Ältere« ihre Räume. Das Haus ist gleichzeitig Stadt-teiltreffpunkt; ein »Garten der Sinne« und ein sogenanntes »Offenes Atelier« laden zu Begegnungen von Menschen mit und ohne Demenz ein. Was für Alzheimerpatienten der Zu-gang zum freien Malen bedeuten kann, davon erzählen die im Flur aufgehängten Bilder, die keineswegs Konfusion oder Grenzenlosigkeit ausdrücken. Sie sind von großer Farbkraft und auch in ihrer Formgebung gelungen.

Ausführlich erzählt Gabriele Beck vom Umfang des bürger-schaftlichen Engagements im Nachbarschaftshaus, und wie notwendig es war, den bisher geltenden Vorstellungen vom »Ehrenamt« einen neuen Geist einzuhauchen. Auch hier zeigt sich wieder, dass fundierte Sozialplanung viel erreichen kann. Sie begann mit einer Initiative im Landkreis Esslingen in den neunziger Jahren. Das Ehrenamt hatte keinen besonders guten Ruf. Bei Umfragen tauchte immer wieder die Vorstellung auf, man werde dort für geistlose Arbeiten eingesetzt, man sei »der Dumme für die anderen«. Ganz unberechtigt war das nicht. In den USA dagegen hatte sich eine Kultur der »Volonteers« ent-wickelt, die nicht länger an Altruismus appellierte, sondern das Bedürfnis nach Sinn stiftenden Aufgaben, sicheren Struk-turen und Gemeinschaft in den Mittelpunkt stellte. Damit war das bürgerschaftliche Engagement geradezu aufgeblüht.

Die Esslinger Initiativgruppe nahm sich ein Jahr Zeit, um Grundsätze zu erarbeiten, die sich im Wesentlichen auf die amerikanischen Erfahrungen stützten. Um einen kulturellen Wandel deutlich zu machen, wurde auch der Begriff »Volon-teers« übernommen. Wichtig sind verlässliche Strukturen. Über Einsatzort, die genaue Aufgabenbeschreibung und die festen Uhrzeiten wird ein Vertrag abgeschlossen.

Für hauptamtlich Beschäftigte bedeutete dies ein Umdenken, dem zunächst nicht alle folgen konnten. Manchmal war ein Generationenwechsel nötig. Wer Zeit seines Lebens mit folgsamen Ehrenamtlichen zu tun hatte, fiel es schwer einzusehen, warum auf einmal unbezahlte Helfer »Volonteers« hießen, warum die Bedingungen einer Sinn stiftenden Tätigkeit sorgfältig zu entwickeln seien und warum ein Sommerfest und ein Händedruck des Bürgermeisters als Dankeschön nicht mehr ausreichten.

Volunteers: eine Kultur der Wertschätzung

»Es ging uns vor allem darum, eine Kultur der Wertschätzung zu schaffen« erläutert Gabriele Beck. »Volonteers erhalten Gratifikationen, indem ihnen vor allem fundierte und inspirierende Weiterbildungen und eine fachliche Begleitung ihres Engagements geboten werden.« Hier verbindet sich Fachwissen mit Persönlichkeitsentwicklung; es wachsen neue Kontakte und die Freude an Aufgaben, die den eigenen Kompetenzen und Neigungen entsprechen. Im Landkreis Esslingen arbeiten inzwischen weit mehr als 100 Initiativen aus den Bereichen Soziales, Natur- und Umweltschutz und Kultur nach den Grundsätzen der Volonteers. Es gibt kritische Stimmen, die sagen, das Freiwilligen-Engagement bedrohe Arbeitsplätze. Bei Volonteerprojekten wird immer sorgsam darauf geachtet, dass sie professionelle Unterstützungsangebote ergänzen. Sie sind das Sahnehäubchen. Viele soziale Einrichtungen und kulturelle Angebote würden nicht mehr existieren, sie wären längst aus finanziellen Gründen gestrichen, gäbe es keine Volonteers – oder das, was andernorts immer noch Ehrenamt genannt wird, was vielleicht heutzutage keinen großen Unterschied mehr macht.

Die Arbeit in Ostfilderns Nachbarschaftshaus, in dem auch die Besuchsdienste für Haushalte organisiert werden, wäre ohne das Engagement von 100 Freiwilligen nicht zu leisten. Eine seit der ersten Stunde ist Minna Bylow-Schiele. Ich treffe sie im Offenen Atelier, wo sie eine Bewohnerin und einen Bewohner aus der »WG Lichtblick« beim kreativen Arbeiten unterstützt. Die Drei verstehen sich sichtlich gut. Der Mann, dem sie gerade beim Fertigen einer Collage hilft, strahlt sie an mit den Worten: »Was hab' ich für ein Glück!«

Früher hat Volonteer Bylow-Schiele einen der Treffpunkte in der Stadt geleitet, seit 2001 ist sie im Ruhestand. Zunächst engagierte sie sich im Besuchsdienst für verwirrte ältere Menschen. Mit Entstehen des Nachbarschaftshauses betrieb sie zusammen mit anderen die Gründung einer ambulant betreuten Wohngemeinschaft für Menschen mit Demenz, die WG Lichtblick. Aus der Initiative ging ein Verein hervor, dessen Vorstand sie heute noch angehört. Mit ihrem direkten Einsatz in der Wohngemeinschaft und der Vereinsarbeit kommen im Monat 16–20 Stunden Volonteerarbeit zusammen.

Eine demenzfreundliche Gemeinde

Sie kennt viele Begebenheiten, die das Image einer demenzfreundlichen Stadt bestätigen. Im Supermarkt kam sie mit einem Ehepaar aus Stuttgart ins Gespräch. Die Frau erzählte, ihr Mann habe die Eigenschaft, alle Kunden anzusprechen. Aber anders als in Stuttgart störe sich hier niemand daran. Daher fahre sie zum Einkaufen immer nach Ostfildern.

In einer zweiten Geschichte geht es um einen altersverwirrten Mann, der aus der Wohngruppe im Nachbarschaftshaus weggelaufen war. Nach zwei Stunden hielt ein Autofahrer vor der Tür. Er hatte den Gesuchten bei sich, der ihm als völlig desorientierter Fußgänger aufgefallen war. Offenbar besaß der Autofahrer ein gutes Gespür für den wortlosen alten Herrn, denn er brachte ihn dazu einzusteigen und sich heimbringen zu lassen. Nur, wohin? Der aufmerksame Mitbürger sagte sich: Im Nachbarschaftshaus werden sie schon wissen, wo er hingehört – und lag damit völlig richtig.

Und auch eine dritte Geschichte mit gutem Ausgang erzählt von den Früchten der Demenzkampagne »Wir sind Nachbarn«. Gabriele Beck schickt voraus: »Wir müssen uns klarmachen: Demenz ist eine Lebensphase, es gibt sehr schwere Verläufe, aber sie sind die Ausnahme. Bürger, Freunde und auch Nachbarn können ohne großen Aufwand viel dazu beitragen, damit Kranke und damit letztlich auch ihre Angehörigen sich wohler fühlen.«

Dann berichtet sie mir von einem Ehepaar, das alle 30 Veranstaltungen der Aufklärungsoffensive besuchte. Bis zu diesem Zeitpunkt hatte niemand wissen sollen, dass die Ehefrau an Demenz erkrankt war. Doch nachdem sie gemeinsam das Kulturprogramm absolviert hatten, gaben sie ihr Versteckspiel auf. Das Ehepaar ging nun selbstbewusst auf die Kirchengemeinde zu, der sie angehörten. Die beiden erzählten von ihrem Alltag und beantworteten Fragen. Die wichtigste lautete: Was braucht ihr? Danach wurde für das Paar vieles leichter. Die Ehefrau erfuhr, dass sie noch gebraucht wurde. Man bat sie, doch weiterhin das Austragen der Gemeindebriefe zu übernehmen, und zudem war ihre Mithilfe bei den »Gottesdiensten für Menschen mit und ohne Demenz« gefragt. Dort übernahm sie bei dem anschließenden Kaffeenachmittag die Bewirtung der Gäste. Es gelang ihr nicht nur hervorragend, sondern sie tat es mit dem größten Vergnügen.

Das Gesamtkonzept des Nachbarschaftshauses nennt Gabriele Beck »Pflege in gemeinschaftlicher Verantwortung«, ein Zusammenspiel von Professionellen, Angehörigen und Volonteers. Es wird das Konzept der Zukunft sein. Anders wird eine menschenwürdige Demenzpflege nicht zu leisten und nicht zu finanzieren sein.

Zeit schenken, gute Ideen umsetzen

In einem Interview, in dem Ursula von der Leyen sehr persönlich über ihre Beziehung zu ihrem demenzkranken Vater sprach – es handelt sich um Ernst Albrecht, den früheren Landesvater von Niedersachsen –, plädierte sie dafür, »dass wir, wenn wir mal älter sind, unseren Zeitreichtum denen geben sollten, die noch älter sind als wir. Damit können wir die Generation, die nachwächst, entlasten. Und darauf hoffen, dass irgendwann auch uns jemand Zeit schenkt, der gar nicht mit uns verwandt sein muss.«[52]

Zeit schenken. Gute Ideen umsetzen. Darum geht es vor allem, wenn Bürger sich für alte Menschen engagieren. Die meisten Senioren leben noch in ihren vier Wänden, die häusliche Pflege vermag viel, aber ohne Unterstützung von außen kann die Einsamkeit für einen altersverwirrten Menschen unerträglich sein. Selbst bei jemandem, der früher ein ausgeprägter Individualist war und auf Zugehörigkeiten keinen Wert legte, ist es sehr wahrscheinlich, dass sich seine Bedürfnisse ändern, wenn die Orientierung in der Gegenwart verloren geht. Wie Erich Schützendorf es zu Beginn dieses Buches darstellte, hängt das Gefühl der Geborgenheit eines Schwerkranken davon ab, ob immer ein Gesunder in seiner Nähe ist, und zwar in Blicknähe. Für einen Menschen, der sich nirgendwo mehr zuhause fühlt, ist es das einzige, was ihm wirklich Halt gibt.

Alleinsein kann Panik auslösen. Und Menschen sind viel allein, wenn eine Wohnung großzügig geschnitten ist und die Betreuungsperson gleichzeitig den Haushalt führen muss. In dem Fernseh-Drama »Die Auslöschung« (2013), mit Klaus Maria Brandauer in der Hauptrolle, lebt ein früherer Literaturprofessor weiterhin in seiner luxuriösen Altbauwohnung, umgeben von tausenden von Büchern, die einmal seine Welt bedeuteten. Für einen verwirrten Mann, der sich danach sehnt, Stallkaninchen zu füttern, war dies, so schien mir, nicht das richtige Milieu. Die zwei Frauen, die ihn abwechselnd liebevoll umsorgten, waren noch mit anderen Dingen in der Wohnung beschäftigt; sie konnten den Kranken nicht ständig im Blick behalten. In den Rezensionen zum Film wurden die Qualen der inneren Not ausschließlich der Alzheimerkrankheit zugeschrieben. Es hat sich in der Bevölkerung noch nicht herumgesprochen, dass ein Mensch mit fortgeschrittener Demenz so viel Einsamkeit nicht mehr erträgt, dass dies zu Panikattacken führen kann.

Hundebesuchsdienst

Volonteers und Ehrenamtliche leisten wichtige Aufklärungsarbeit, indem sie von ihren Besuchen und den damit verbundenen Aktivitäten erzählen. Oft sind es verblüffend einfache Ideen, und man fragt sich, warum man nicht schon selbst darauf gekommen ist. Zum Beispiel Mechthild Haase, eine Angestellte der Caritas Remagen und Ahrweiler in Rheinland-Pfalz, die 2008 einen Hundebesuchsdienst ins Leben rief. Er kommt nicht nur Demenzkranken zugute, sondern generell alten Menschen, die noch zuhause oder in Heimen leben. Inzwischen wurden drei Gruppen mit Hundehaltern und deren Tiere ausgebildet. »Therapiehunde«, wie sie gezielt in der Krankenbehandlung eingesetzt werden, sind sie damit nicht, sondern verlässliche Begleiter, die sorgfältig auf ihre neue Rolle vorbereitet wurden.

Bevor ein Kurs beginnt, schaut sich eine Referentin, die über Erfahrung in tiergestützter Therapie verfügt, die Hunde genau an: Sind sie gesund, nehmen sie Kontakt auf, können sie Aufzug fahren und auf einem glatten Boden laufen? Lassen sie sich streicheln? Wie gut kennt ein Hundehalter sein Tier – bekommt er mit, wenn es gestresst ist? Die Anwesenheit von acht kranken Menschen kann einen Hund in Unruhe versetzen. Ein Besuch dauert etwa eine dreiviertel Stunde. Bettlägerige Patienten könnten schon mit mehr als sieben Minuten überfordert sein. Der Besuchsdienst leistet also mehr als zu einem Spaziergang mit Hund einzuladen.

Man erwartet vielleicht, dass alle Hundehalter im Rentneralter sind, aber auch eine Gymnasiastin beteiligte sich. Mechthild Haase berichtete zudem von relativ jungen Frauen, die als Mütter kleinerer Kinder bestimmt keine Langeweile hätten, sondern ihren Besuch als eine sinnerfüllte Aufgabe betrachteten. Über einen Zeitraum von einem dreiviertel Jahr ergeben sich für die Ausbildung acht Treffen. Vor dem ersten Einsatz ist ein kurzer »Schnupperbesuch« nötig, damit das Tier über die Nase mit der neuen Umgebung Kontakt aufnimmt. Ob Heimbesuch oder Hausbesuch: Einfache Spiele bringen viel Spaß – ein Leckerchen wird versteckt, der Hund sucht danach – und es können neue Spiele erfunden werden.

Überwiegend wird der Besuchsdienst von Sponsoren finanziert. Sie anzusprechen, verrät Initiatorin Haase, funktioniere am besten, wenn auch sie Hundehalter seien.

In Düsseldorf setzt man auf »zentrum plus«

Kommunen können für bürgerschaftliches Engagement in
der Altenarbeit werben. Dabei erreichen sie aber nur diejenigen Menschen, die schon so weit sind, eine sinnvolle Aufgabe zu übernehmen. Vielleicht müssen erst noch ganz andere Hemmnisse überwunden werden. Vielleicht reicht die
Kontaktfähigkeit nicht aus, und jemand traut sich deshalb
ehrenamtliche Mitarbeit nicht zu. Besonders in Großstädten
leben Rentnerinnen und Rentner oft zurückgezogen in Ein-Personen-Haushalten mit wenig Kontakt zu den direkten
Nachbarn oder den Bewohnern des eigenen Viertels. Das
Problem ist erkannt und die Suche nach Antworten schlägt
sich in dem Fachbegriff »Quartiersentwicklung« nieder. Hier
setzt – um nur eines von vielen Beispielen zu nennen – ein
Projekt der Stadt Düsseldorf an. Es nennt sich »zentrum
plus«. Die Initiatoren entwickelten zunächst einmal stadt-teilbezogene Kontaktangebote. Vor dem Hintergrund, dass in
Düsseldorf womöglich 200.000 ältere bis alte Menschen leben – die Zahlenangaben sind ungenau und ändern sich ständig –, wollte man erstmal nur einen Stein ins Rollen bringen.

Konkret geschah Folgendes: In den Vierteln der Stadt wurden unter dem Begriff »zentrum plus«, inzwischen ein Markenname, 32 Kontaktstellen eingerichtet, geleitet von jeweils
einer Fachkraft. Sie fördert die Begegnung unter den Senioren, sie bietet Beratung zum Netz der Altenhilfe an. Wenn
Viertelbewohner Lust dazu haben, können sie hier in eigener
Regie zum Kursprogramm beitragen: Fotografieren zum
Beispiel oder Nähen, auch PC Schulung, falls ein Raum mit
Computern zur Verfügung steht. Inzwischen liegt der überwiegende Teil der Programme in der Verantwortung von
Ehrenamtlichen. Ein solches Engagement zu fördern, stärkt

die Verantwortung des Einzelnen für seine Zukunft: Menschen im Ruhestand sollten früh genug anfangen, sich verlässliche Beziehungen in nächster Umgebung aufzubauen, wissend, dass man zum Schluss auf diese Gemeinschaft angewiesen sein wird. Man kann nicht alle Probleme des Alters den eigenen Kindern aufbürden.

»zentrum plus« war fünf Jahre lang ein Modellversuch, und es zeigte sich, dass die Idee zündete. Der Zulauf hat die Erwartungen der Initiatoren bei weitem übertroffen Inzwischen werden die hauptamtlichen Mitarbeiter so stark beansprucht, dass ihre Zahl aufgestockt werden müsste. Wie es finanziert werden soll, ist noch nicht klar. Dennoch will man in Düsseldorf die Anlaufstellen weiterführen, weil Quartiersarbeit enorme Vorteile bietet. Sollen Gemeinsinn und Nachbarschaftshilfe unter den älteren Mitbürgern gestärkt werden, sind die Chancen im begrenzten Viertel am besten. Die Leitung einer Kontaktstelle kann sich auf die jeweils typischen sozialen Bedingungen wie Einkommen, Altersstruktur und Migrationshintergrund einstellen und bereits bestehende Vereine und Initiativen in den Prozess einbeziehen.

Rechnet man volkswirtschaftlich und nicht betriebswirtschaftlich, kann es gar nicht anders sein, als dass insgesamt Kosten eingespart werden – exakt nachweisen lässt es sich nicht. Sollte sich zeigen, dass die Zahlen der Heimunterbringungen und damit die städtischen Ausgaben sinken, wäre dies ein Argument für potentielle Nachahmer. Ein entsprechendes Engagement in anderen Großstädten scheiterte bislang an der Finanzierung. Vielleicht wäre es anders, würde man der Einsicht folgen, dass wir Projekte wie »zentrum plus« brauchen, weil Bürgersinn und Engagement von älteren Menschen uns helfen werden, die Herausforderung Demenz zu bewältigen.

Aber nicht nur deshalb, weil sie über Zeit und Lebenserfahrung verfügen, sind Senioren besonders geeignet, altersverwirrten Menschen beizustehen, sondern weil sie deren inneren Stress besser nachvollziehen können als Jüngere.
Ruheständler kennen die wachsende Unsicherheit, weil sich
im Alltag ständig etwas ändert. Das neueste Modell eines elektronischen Geräts lässt ihre Herzen nicht höher schlagen.
Auch sie haben womöglich schon einmal die Fernbedienung
mit dem Handy verwechselt. Senioren bestätigen sich gern gegenseitig, dass die Welt um sie herum immer verrückter werde.

»Alzheimer ist ein Sinnbild für den Zustand unserer Gesellschaft«, schreibt Arno Geiger. »Der Überblick ist verloren
gegangen, das verfügbare Wissen nicht mehr überschaubar,
pausenlose Neuerungen erzeugen Orientierungsprobleme
und Zukunftsängste. Von Alzheimer reden heißt von der
Krankheit des Jahrhunderts reden.«[53]

Es geht um Menschenrechte

Zum Glück wachsen in unserer Gesellschaft die Kräfte, die
sich in Fragen des Umgangs mit alten, gebrechlichen Menschen nicht länger von Kosten-Nutzen-Rechnungen leiten
lassen, sondern von den Menschenrechten. Sie wissen: Die
seit 20 Jahren beklagten Probleme der Langzeitpflege beruhen nicht auf Inkompetenz oder Menschenverachtung, auch
nicht auf Profitgier, wie manche meinen, sondern sie begleiten uns als Dauerthema, weil hierfür ein umfassendes soziales Verantwortungsgefühl fehlt.

Wir haben als Gesellschaft ein großes ethisches Problem.

Es mag peinlich sein, darauf gestoßen zu werden, weil wir
Deutschen uns so gern als Bürger sehen, die mehr sind als nur

gute Demokraten. Unsere hohen moralischen Standards machen uns glauben, dass mit unserem sozialen Bewusstsein alles in Ordnung ist. In bestimmten Bereichen trifft es zu, ganz besonders in Fragen des Umweltschutzes und der alternativen Energien. Doch Demenzpflege hat im kollektiven Gewissen keinen Platz.

Andererseits stehen wir nicht mehr bei null, wir kennen die Richtung, und wir alle können etwas dazu beitragen, damit eine Transformation gelingt. Frühere Entwicklungen machen dazu Mut. Vor 20 Jahren begann ein Umdenken mit dem Ziel, das Thema Tod nicht länger zu tabuisieren. Was sich seitdem kulturell getan hat, ist erstaunlich. Dass der Tod zum Leben gehört und dass eine solche Haltung bereichern, ja sogar zu einem Reifeschritt führen kann, davon wird in den Medien ständig berichtet. Die Beiträge sind tröstlich, und sie machen uns stärker, weil klar wird: Wir können den Tod nicht abschaffen, wir können ihn nicht ignorieren, aber wir können lernen mit ihm zu leben. Nicht anders ist es mit der Alzheimerkrankheit als ein Teil des Alters.

Es ist an der Zeit, mit Demenz Frieden zu schließen. Horrorszenarien führen nicht weiter, im Gegenteil, sie verbauen den Blick auf das, was heute für eine tragfähige Zukunft getan werden muss. Demenz ist kein GAU – sie ist eine Lebensphase. Häufig auch eine schwierige Phase. Doch eine Katastrophe wird Demenz meist erst dann, wenn Kranke, Angehörige und Pflegende wegen dauernder Überlastung eine entspannte, warme Atmosphäre nicht mehr kennen.

Wir alle müssen uns darum kümmern. Wir alle können etwas tun.

ANMERKUNGEN

1 Gugutzer, R.: Alter(n) und die Identitätsrelevanz von Leib und Körper, in: Z Gerontol Geriat 41, 2008, S. 182–187

2 Kitwood, Tom: Demenz. Bern 2008, S. 116

3 Ebenda, S. 77

4 Ebenda, S. 204

5 Rohra, Helga: Aus dem Schatten treten. Frankfurt am Main 2011, S. 99

6 Hellberg, Annette/Vetter, Beate: »Schwimmen ist mein Leben, oder: Wie komme ich ins Wasser?« In: Haus im Park Bremerhaven (Hg.), Demenz braucht Kompetenz. Bremerhaven 2010, S. 86

7 Rosenberg, Martina: Mutter, wann stirbst du endlich? München 2013, S. 111

8 Bayley, John: Elegie für Iris. München 2002, S. 53

9 Ebenda, S.55

10 Ebenda, S.238

11 Förstl, Hans/Kleinschmidt, Carola: Das Anti-Alzheimer-Buch. München 2009, S. 135

12 Karenberg, Axel/Förstl, Hans: Geschichte der Demenz und ihrer Behandlung. www2.psykl.med.tum.de/geschichte_history/karenberg_demenzen.html

13 Charlier, Siegfried (Hg.): Fachpflege Gerontopsychiatrie. München 2012, S. 29

14 Whitehouse, Peter J./George, Daniel: Mythos Alzheimer. Bern 2009, S. 75–76

15 Ebenda, S. 320

16 Ebenda, S. 72

17 Ebenda, S. 107

18 Spektrum der Wissenschaft: Alzheimer 3/2012

19 ebenda

20 Geiger, Arno: Der alte König in seinem Exil. München 2011, S. 8

21 Ebenda, S. 10

22 Conde-Sala, JL/Garre-Olmo, J./Turro-Garriga, O./Vilalta-Franch, J./Lopez-Pousa, S. (2010): Quality of Life Patients with Alzheimer's Disease: Differential Perceptions between Spouse and Adult Child Caregivers. Dementia and Geriatric Cognitive Disorders, 29, S. 97–108

23 Jelloun, Taher Ben: Meine Mutter, mein Kind. Berlin 2012, S. 190

24 Jens, Tilman: Demenz. München 2010, S. 129

25 Geiger, Arno: Der alte König in seinem Exil. München 2011, S. 9

26 Ebenda, S. 101–102

27 Ebenda, S. 60

28 Ebenda, S. 118

29 Ebenda, S. 45

30 Offermans, Cyrille: Warum ich meine demente Mutter belüge. München 2007, S. 90

31 Ebenda, S. 92 und 93

32 Ebenda, S. 124

33 Charlier, Siegfried: Fachpflege Gerontopsychiatrie. München 2012, S. 32

34 Thimm, Katja: Vatertage. Frankfurt am Main 2011, S. 59

35 Ebenda, S. 257

36 Ermann, Michael, in: Spiegel 9/2009: Der Körper vergisst nicht. www.spiegel.de/spiegel/print/d-64283811.html

37 Bode, Sabine: Die deutsche Krankheit – German Angst. Stuttgart 2006, S. 96–98

38 Radebold, Hartmut: Die dunklen Schatten der Vergangenheit. Stuttgart 2005

39 Wörn, Astrid: Pflegelesebuch. Grafschaft 2011, S. 9

40 Feil, Naomi/Viki de Klerk: Validation. München/Basel 2010,
S. 34

41 Jens, Tilman: Demenz. München 2010, S. 151

42 Ebenda, S. 17

43 Borasio, Gian Domenico: Über das Sterben. München 2012,
S. 114

44 Lakotta, Beate, in: Spiegel Wissen: Leben am Schlauch.
1/2010

45 Borasio, Gian Domenico: Über das Sterben. München 2012,
S. 36

46 Bode, Sabine: Wir Alten. Düsseldorf 2008, S. 151–160

47 Perspektiven. Newsletter der Sonnweid AG, Januar 2012,
Nr. 14, www.sonnweid.ch/477.html

48 Perspektiven. Newsletter der Sonnweid AG, September
2012, Nr. 15, www.sonnweid.ch/477.html

49 www.demenz-ostfildern.de

50 Bruns, Annette, in: Wir sind Nachbarn. Spiegel Wissen
1/2010

51 www.aktion-demenz.de

52 SüddeutscheZeitung Magazin: Ich habe mich oft geschämt,
28/2013

53 Geiger, Arno: Der alte König in seinem Exil. München 2011,
S. 58

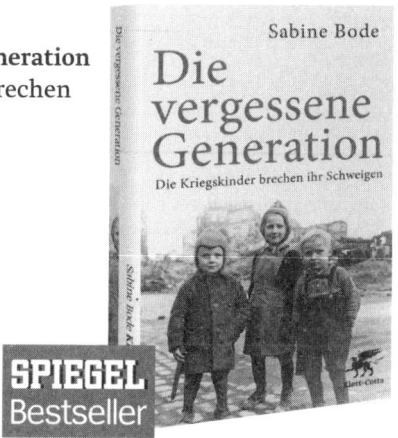
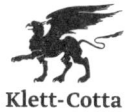

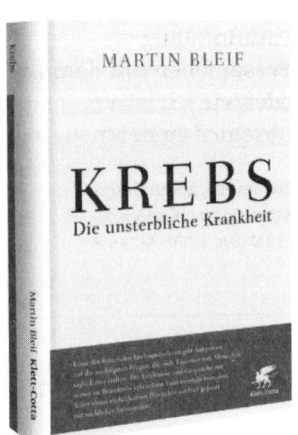
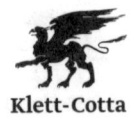

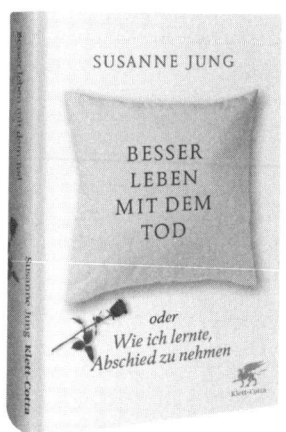
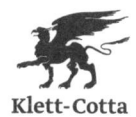